皮肤病彩色图谱

第 4 版

虞瑞尧　漆　军　编著

科学出版社

北京

内 容 简 介

本书是作者从医 60 年潜心积累的宝贵资料。全书共 35 章，内容丰富，涉及面广，并配有 1400 余幅图片，全面、系统地介绍了 700 余种皮肤性病科的常见病、多发病和一些少见病、疑难病，包括皮肤病基本损害和不同原因所致的各类皮肤病，以及美容皮肤科等内容，并尽可能纳入皮肤科最前沿的观点、进展和疗法。

本书图片清晰、内容全面，充分体现了权威性、实用性和先进性，可供中高级皮肤科医师参考使用。

图书在版编目（CIP）数据

皮肤病彩色图谱/虞瑞尧，漆军编著．—4 版．—北京：科学出版社，2019.8

ISBN 978-7-03-061763-7

Ⅰ．皮…　Ⅱ．①虞…　②漆…　Ⅲ．皮肤病－图谱　Ⅳ. R751-64

中国版本图书馆 CIP 数据核字 (2019) 第 122298 号

责任编辑：俞　佳　杨小玲 / 责任校对：张小霞

责任印制：霍　兵 / 封面设计：黄华斌

科学出版社 出版

北京东黄城根北街 16 号

邮政编码：100717

http://www.sciencep.com

北京汇瑞嘉合文化发展有限公司印刷

科学出版社发行　各地新华书店经销

*

1988 年第　　一　　版　　开本：787×1092　1/16

2019 年 8 月第　四　版　　印张：26 1/4

2025 年 2 月第十三次印刷　　字数：603 000

定价：298.00 元

（如有印装质量问题，我社负责调换）

第 4 版前言

《皮肤病彩色图谱》首次出版于 1988 年。为满足广大读者的需求，于 1997 年和 2011 年相继出版了第 2 版和第 3 版。本书受到广大读者的欢迎，甚至有的皮肤病患者也购买了本书。时隔 8 年，科学出版社再次邀请我编写第 4 版。我虽年事已高，仍在临床一线工作。工作中注意收集和积累资料，患者也十分配合。第 4 版在第 3 版的基础增加了新病种，重点补充了第 34 章"皮肤病相关综合征"内容。书中不当之处欢迎同道们多多批评、指教。

虞瑞尧

2019 年于北京

第3版前言

《皮肤病彩色图谱》首发于1988年，由科学出版社出版，发行以来深受广大读者的欢迎，销售情况极佳。时隔9年，又推出了第2版。第2版的皮肤病图片已达844张，出版后同样又受到广大读者的欢迎，并先后4次印刷，以满足广大读者的需求。最近，应科学出版社之邀撰写了本书第3版。第3版在第2版的基础上增加了"美容皮肤科"等内容。为跟上科学发展的新形势，每一章节均增添了新内容。图片增加到千余张。在病名、病因、诊断和治疗等方面尽可能地把最前沿的观点、进展与疗法纳入书中。因本人年事已高，故请我的同事——工作勤恳、事业心强的漆军医师作为本书的第二作者，为将来出版第4版、第5版培养接班人。本书的撰写曾得到恩师李洪迥教授的指导，也得到我最尊敬的忘年之交钱信忠老部长的鼓励。我牢记他们的教诲，以尊重科学、尊重实践、尊重知识的精神，本着对读者负责的宗旨写好《皮肤病彩色图谱》第3版，奉献一本既科学又高质量的好书。我深知自己知识肤浅、水平有限，若书中有谬误之处，恳望前辈和同道给予批评、指正。

解放军总医院皮肤科主任医师、教授

虞瑞尧

2011年6月于北京

目　　录

第三十五章　性传播疾病

第一章　皮肤病基本损害
（essential skin lesions）

1.1　炎症性红斑（inflammatory macules）　是指因感染、物理、化学或免疫等原因引起皮肤血管扩张、水肿，伴有炎症细胞浸润导致的红斑，压之退色，去压后红色又可恢复原状。炎症性红斑大小和形态不一，较小的如麻疹样红斑，较大的如丹毒（图1-1）。

1.2　渗出性红斑（erythema exudativum）　炎症性红斑因血管扩张及炎症，并有浆液渗出时为渗出性红斑。渗出较少者可呈靶形或虹彩形；渗出较多时可以形成水疱、大疱或血疱。渗出性红斑多见于肢端、手、足、面部和耳郭等处（图1-2）。

1.3　离心性红斑（erythema centrifugum）　是由炎症性红斑自中央向四周离心性扩大而形成，红斑之边缘可有或无鳞屑，离心性扩大到一定程度后可断开；数个离心性红斑可以互相融合而呈弧形、蛇形或多环形。

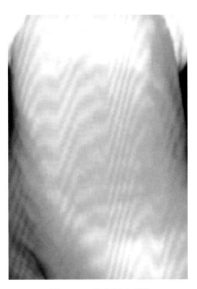

图 1-1　炎症性红斑

离心性红斑常见于离心性环状红斑、匐行性回状红斑等疾病（图1-3）。

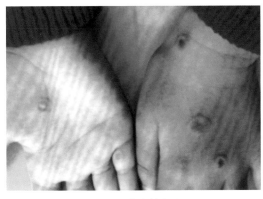

图 1-2　渗出性红斑

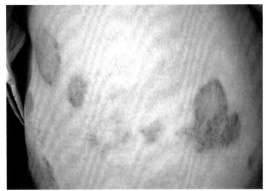

图 1-3　离心性红斑

1.4　色素沉着斑（pigmentary macula）　因种种原因造成局部皮肤色素增加的改变称为色素沉着，既可为局限性色素沉着，如黄褐斑，固定性药疹后色素沉着；也可为弥漫性色素沉着，如黑变病；还可为全身性色素沉着，如 Addison 病等。有时与皮肤色素沉着的同时，黏膜也可伴发色素沉着（图1-4）。

1.5　色素减退斑（hypopigmentation）　某些皮肤病表现为局部色素减退，皮损呈

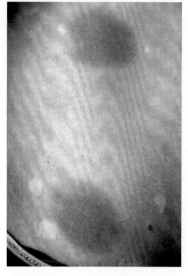

图 1-4　色素沉着斑

浅白色斑片状改变称为色素减退斑。例如好发于儿童面部的白色糠疹，其皮损为边界不清的浅白色斑片，表面有少许秕糠状鳞屑；又如花斑糠疹，因马拉色糠秕孢子菌有抑制黑素细胞的作用，愈后的皮肤上残留大小不等、形态不规则的浅白色斑，此为花斑糠疹后色素减退斑（图 1-5）。

1.6　色素脱失斑（depigmentation macule）　因炎症、外伤、自身免疫等原因，使基底层细胞的黑色素完全脱失而使皮肤呈白色的皮肤改变称为色素脱失斑。当发生在毛发部位时，因皮肤和毛发的黑色素均脱失而使该处皮肤和毛发呈完全白色。有时色素脱失斑处中间有色素性斑点或有周边部色素沉着，使白斑边界更加分明，主要见于白癜风等病（图 1-6）。

1.7　文身或火药沾染（tattoo or gunpowder stain）

欧美人较普遍在皮肤上做文身，图案各异，国内也有不少人文身，但有时又会要求去除文身。在战争、排除哑炮或放鞭炮时，粉尘和炸药可溅到人体皮肤内，发生毁容性的火药沾染，一段时间后可能会形成异物肉芽肿（图 1-7）。

1.8　贫血性斑（anaemic macule）　正常皮肤的某处可有血管畸形、发育不良，而使血管持续性收缩，在光滑的皮肤上出现不规则的白色斑片，用手指摩擦患处后，正常皮肤因充血而发红，而病变部位血管不发生扩张，相比之下其白色斑片更加明显，此见于贫血性痣（图 1-8）。

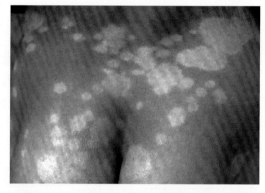

图 1-5　色素减退斑

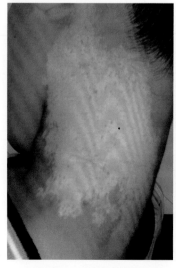

图 1-6　色素脱失斑

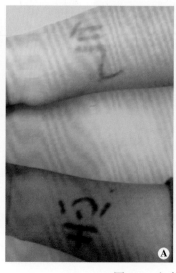

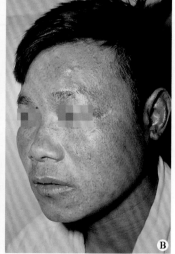

图 1-7　文身、火药沾染

1.9 血管斑（vascular macule） 是指因表皮下、真皮浅层的毛细血管扩张而形成边界不清的、形状不规则的鲜红色斑片，压之可退色，去压后复又呈红色。血管斑多数为先天性病变，即出生时就有。血管斑的范围可大可小，一般不随人体长大而增大，有时可自行吸收，如鲜红斑痣（图1-9）。

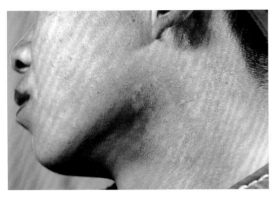
图 1-8 贫血性痣

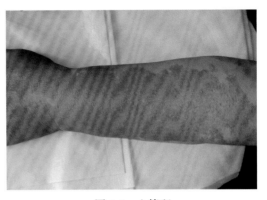
图 1-9 血管斑

1.10 毛细血管扩张（telangiectasia） 在皮肤表面有持久性的毛细血管扩张，呈红色或紫红色，既可呈条索状、线状，又可互相融合成网状或斑片状；既可单独存在，也可与某些皮肤病同时发生，如酒渣鼻、盘状红斑狼疮、遗传性出血性毛细血管扩张症等。近30年来乱用、滥用糖皮质激素制剂导致局部毛细血管扩张的病例甚多（图1-10）。

1.11 蜘蛛痣（spider nevus） 可以见于正常儿童，好发于面部，皮损中央为一芝麻粒大红色小丘疹，周围有呈放射状的弯弯曲曲的血丝。蜘蛛痣的血管属于微动脉，故可有搏动，压迫中央红点后周围血丝即消失，解除压力后又恢复原貌。酒精中毒、肝硬化患者的皮肤上可出现多发性蜘蛛痣，其发生与体内雌激素水平升高有关（图1-11）。

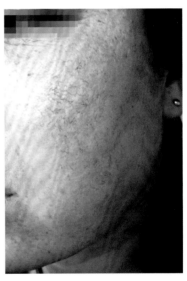
图 1-10 毛细血管扩张

1.12 瘀斑（ecchymosis） 皮下大面积的出血性称为瘀斑。它可以由血管破裂引起的皮下出血，也可以是由维生素C缺乏或纤维蛋白质的大量耗尽而引发的大面积皮下出血。当发生弥散性血管内凝血（DIC）时，常可出现瘀斑，各种急性传染病也会出现瘀斑，长期应用大剂量糖皮质激素制剂也会引起瘀斑（图1-12）。

1.13 紫癜（purpura） 紫癜为红细胞渗出血管外而在皮下形成的出血小点，其最大特点是压之不退色，因为红细胞已逸出血管外。紫癜可以发生于变态反应，如过敏性紫癜；也可以因血小板减少而发生出血性斑片，如血小板减少性紫癜。过敏性紫癜预后较好，过一段时间可消退、吸收，血小板减少性紫癜则预后较差，难以吸收，还可能增多、加重（图1-13）。

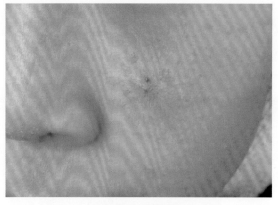

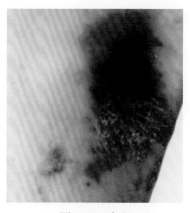

图 1-11　蜘蛛痣　　　　　　　　　　　图 1-12　瘀斑

1.14　丘疹（papule）　为局限性隆起于皮肤表面的实质性损害。皮损直径小于 1cm，可以是尖顶状、圆顶状或扁平状，可以为皮肤色、红色、褐色不等。丘疹是原发性皮损的最初阶段，面部痤疮即炎性丘疹，为典型的丘疹；而扁平疣为扁平的小丘疹，如果丘疹上有小水疱则称之为丘疱疹（图 1-14）。

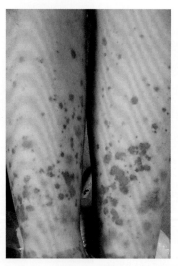

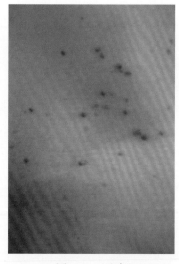

图 1-13　紫癜　　　　　　　　　　　图 1-14　丘疹

1.15　黑头粉刺（black comedo）　指由于皮脂腺毛囊口扩大，角质碎屑、毛发、皮脂及污物堆积在毛囊口处，使毛囊口呈现黑色小点状改变，镶嵌在毛孔处形成的黑色丘疹。它见于痤疮、粉刺样痣和职业病氯痤疮等。老年人发生的光老化导致弹力纤维变性病也可形成显著的黑头粉刺（图 1-15）。

1.16　白头粉刺（white comedo）　是指由于毛囊皮脂腺单元产生的角质物堵塞毛囊口而形成半球状隆起的白色丘疹。黑头粉刺是向外开放的，而白头粉刺不向外开放，是封闭的，故不容易被挤出。它见于痤疮、面部播散性粟粒狼疮等（图 1-16）。

1.17　斑块（plaque）　较多的丘疹融合成的斑片称为斑块，其直径一般在 1cm 以上。斑块浸润较深，皮损较厚，触之有些发硬；形态可以是规整的，也可以是不规整的；

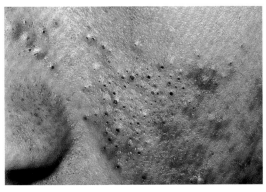
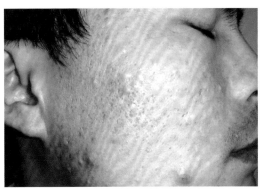

图 1-15　黑头粉刺　　　　　　　　　　图 1-16　白头粉刺

边界可以清晰，也可以不清晰。斑块上可以无鳞屑，也可以有鳞屑；可以瘙痒，也可不痒。它见于副银屑病或蕈样肉芽肿等病（图 1-17）。

1.18　毛囊性丘疹（follicular papule）　顾名思义，毛囊性丘疹是发生在毛囊处的丘疹。丘疹不一定发生在毛囊处，而毛囊性丘疹一定发生在毛囊处。在毛囊口上有正常肤色、暗红色、紫红色或灰褐色的丘疹，如果表面角化，可有棘刺状小刺，触之如锉刀样感，一般无自觉症状，也可伴有瘙痒。它见于毛发红糠疹、小棘苔藓或毛囊角化病（图 1-18）。

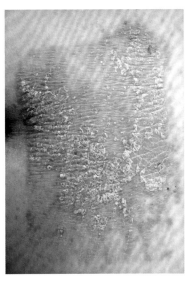
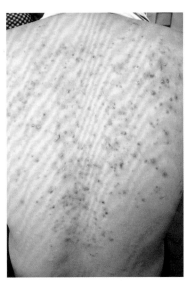

图 1-17　斑块　　　　　　　　　　　图 1-18　毛囊性丘疹

1.19　湿疹性丘疹（eczematous papule）　湿疹一词起源于希腊语，意思是煮沸、起小泡。湿疹为多形性皮损，可有红斑、丘疹、水疱、渗出、糜烂、结痂等损害，但最先发生的是丘疱疹样皮肤损害，继而发生水疱，它可致自觉瘙痒，经搔抓后会结痂、渗出，此乃湿疹性丘疹的特点，而且还是多形性皮损，并伴有瘙痒。它见于各种类型的湿疹（图 1-19）。

1.20　苔藓（lichen）　苔藓即地衣。在高山的阴面、大树根部等长年照不到太阳的阴冷、潮湿处会有苔藓生长。皮肤损害表现为密集的丘疹融合在一起，因形似苔藓而得名。丘疹多为扁平形，许多皮肤病以苔藓命名，如扁平苔藓、光泽苔藓、黏液性苔藓等，凡有苔藓样改变一般多伴发瘙痒，因瘙痒而致搔抓，搔抓后苔藓进一步加重（图1-20）。

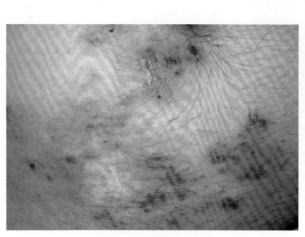

图 1-19　湿疹性丘疹　　　　　　　　　　图 1-20　苔藓

1.21　苔藓化（lichenification）　苔藓化与苔藓不同，苔藓化皮损一般先有该部位皮肤瘙痒，致人自觉或不自觉地去搔抓，局部皮肤随着搔抓发生粗糙、肥厚改变而呈现皮丘隆起，丘疹间的皮沟加深、皮肤发硬，表面有许多抓痕，此称为苔藓化，但即或是搔抓，也不会表现出明显渗出。皮损处越被抓、瘙痒越剧，病情越重，皮损越厚，典型者见于神经性皮炎（图1-21）。

1.22　结节（nodule）　是皮下局限性实质性损害，一般直径均大于1cm，结节比丘疹大，比丘疹深，可以位于真皮，也可位于皮下；可以是圆形、椭圆形或不规则形。发于皮下结节，也可以部分隆凸于皮肤。结节可以为非炎症性，也可以为炎症性；非炎症性者不痛，炎症性者可有疼痛，如结节红斑、痛风结节或类风湿结节等（图1-22）。

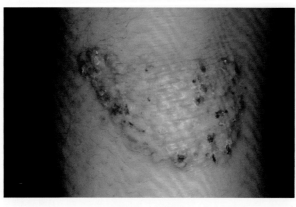
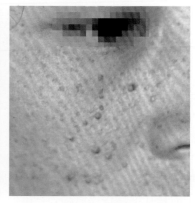

图 1-21　苔藓化　　　　　　　　　　　　图 1-22　结节

1.23　红斑结节（erythematous nodule）　是一种炎症性结节，皮肤表面是充血性红色斑片，用手触摸可触及皮下结节，多数会有触痛。红斑结节可以发于任何部位，但以双下肢多见，可归纳为红斑结节性疾病，如结节性红斑、硬结性红斑等。结节吸收后一般不会留下瘢痕，但结节较深，并发生破溃时，愈后会留下瘢痕（图 1-23）。

1.24　风团（wheal）　　是皮肤病常见的一种皮损，是突然发生在皮肤上的红色水肿斑片，多伴有瘙痒。风团一般为多发，可以为红色，水肿较明显时呈白色；可以为斑片状，也可呈圈环状，大小不等。昆虫叮咬后发生的风团样丘疹中央常有小丘疱疹。风团见于荨麻疹等病（图 1-24）。

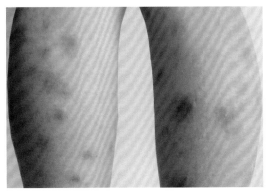
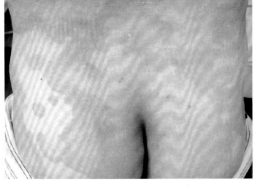

图 1-23　红斑结节　　　　　　　　　　　　　　图 1-24　风团

1.25　皮肤划痕症（dermatographism）　　皮肤先有瘙痒，用手指搔抓后，在瘙痒处产生与搔抓位置一致的条状红斑和风团，此称为皮肤划痕症。严重者在手表带、裤带或带松紧带处也会发生条状风团；在肩部、手腕部挂着皮包带处也可出现条状风团。患者自觉瘙痒而搔抓后，条状皮损混乱，说明病人敏感性较高。本症可同时伴发荨麻疹（图 1-25）。

1.26　水疱（vesicle）　　为局限性隆起损害，其中心为空腔、含有液体，故称为水疱。水疱直径在 1cm 内，可以为半圆形、圆锥形或中央有凹陷的脐窝形。水疱内的疱液清澈透明，水疱破后可有渗液，表面形成点状糜烂面。水疱可以散在分布，也可集簇分布。水疱可以为皮肤色，也可因底部炎症而呈红色。水疱最常见于湿疹，可伴发瘙痒（图 1-26）。

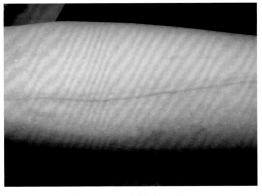
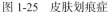
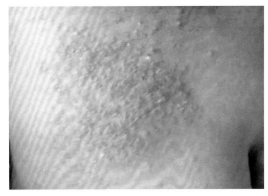

图 1-25　皮肤划痕症　　　　　　　　　　　　　图 1-26　水疱

1.27　疱疹（herpes）　　集簇性成群的小水疱称为疱疹。疱疹的壁发亮，疱液清澈透明，疱液有时可含有红细胞，也可含有脓细胞，疱疹周围常有红晕。典型的疱疹见于单纯疱疹，而带状疱疹以带条状分布为特点，可伴有出血，更伴有疼痛。疱疹样皮炎的疱疹常呈圈环状排列并常伴有瘙痒。疱疹样脓疱病的疱疹为脓疱，进一步发展可形成脓湖（图 1-27）。

1.28　松弛性大疱（flaccid bullae）　直径在 1cm 以上的水疱称为大疱。由于表皮棘层细胞间的松解而形成的大疱为松弛性大疱，疱的部位浅，疱壁松弛，极易破溃；疱的侧壁因为松弛而与皮肤平面构成钝形；松弛性大疱的糜烂面不易愈合。在松弛性大疱上加压，可以使水疱扩大、延伸，此乃棘层细胞松弛之故，此称为尼科利斯基征（Nikolsky征，简称为尼氏征）征阳性。松弛性大疱多见于天疱疮（图 1-28）。

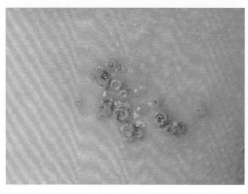 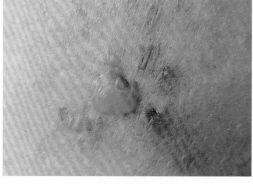

图 1-27　疱疹　　　　　　　　　　　图 1-28　松弛性大疱

1.29　张力性大疱（tense bullae）　这种大疱发于表皮基底层与真皮之间，疱壁为完整的表皮，所以疱壁比较厚且张力大，大疱的侧壁与皮肤平面构成的夹角为锐角。在张力性大疱疱壁上加压不会使其扩大和延伸，故尼氏征为阴性。张力性大疱疱液清澈，也可为血性；水疱为半球形，中央吸收后可呈环形。张力性大疱见于类天疱疮（图 1-29）。

1.30　脓疱（pustule）　是局限性的水疱，但其内容物为脓液（即含脓细胞），因脓细胞较稠密，故疱液呈乳白色或黄绿色。脓疱周围常伴有炎性充血。细菌感染引起的脓疱炎症和充血较重，可在脓液中找到细菌、真菌和病毒等致病微生物，如脓疱病。非感染性脓疱性疾病如角层下脓疱病、疱疹样脓疱病、掌跖脓疱病等，在这些脓疱液中找不到致病菌（图 1-30）。

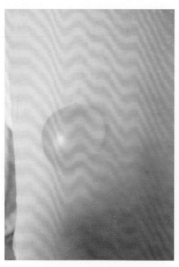 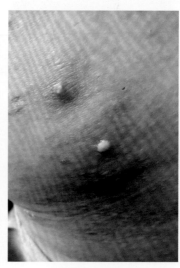

图 1-29　张力性大疱　　　　　　　　图 1-30　脓疱

1.31 良性肿瘤（benign tumor） 由于某一组织过度增生而形成的新生物称为肿瘤，因生长缓慢、不转移而称为良性肿瘤，通常在过度增生组织的后面加一个瘤字即得名。如脂肪瘤由脂肪组织增生所形成，纤维瘤由纤维组织增生所形成，平滑肌瘤由平滑肌增生所形成，血管瘤由血管增生所形成，依此类推。良性肿瘤可以高出皮肤表面，为实质性肿瘤，一般对生命没有威胁（图1-31）。

1.32 恶性肿瘤（malignant tumor） 由于机体免疫监督系统或免疫防御系统功能下降，身体某一组织发生肿瘤并无限制地增生，而且可以转移，对人体造成致命性的威胁，此称为恶性肿瘤。恶性肿瘤发展快，破坏性大且可致命。表皮系统的恶性肿瘤称为癌，实体组织发生的恶性肿瘤称为肉瘤，淋巴组织系统发生的恶性肿瘤称为淋巴瘤，如鳞状细胞癌、隆突性皮肤纤维肉瘤、血管肉瘤和恶性淋巴瘤（图1-32）。

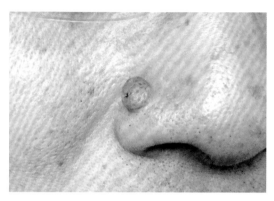

图1-31 良性肿瘤

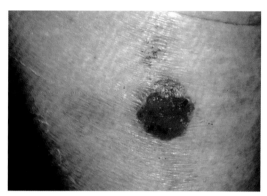

图1-32 恶性肿瘤

1.33 囊肿（cyst） 特指内容物含有液体、半固体或固体物质的囊性损害，其特点是有完整的囊壁、囊腔内充满内容物，故肿物多突出于皮肤表面，但也可以位于皮下，触之有囊肿样感或弹性感。囊肿的内容物既可为角化物质，也可为皮脂、黏液；既可单发，也可多发。单发者可见于外伤性表皮囊肿，多发者可见于多发性脂囊瘤（图1-33）。

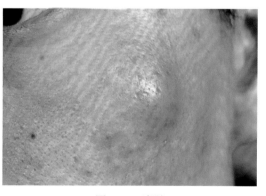

图1-33 囊肿

1.34 鳞屑（scale） 鳞屑是脱落的表皮角质细胞。在病态情况下，角质形成细胞的代谢周期缩短，就会形成鳞屑脱落下来。鳞屑的有无、形态和颜色对诊断有参考意义，鳞屑细小呈秕糠状见于单纯糠疹和头皮屑，鳞屑较多、干燥并呈银白色见于银屑病，鳞屑呈大片状、大量脱落见于剥脱性皮炎。白色糠疹有细小的鳞屑，白癜风无鳞屑（图1-34）。

1.35 表皮剥脱（excoriation） 表面皮肤受到伤害出现的长条状或斑片状皮肤缺损称为表皮剥脱。表皮剥脱只限于表皮范围内，不会达到真皮，如因皮肤瘙痒而用手指或物品搔抓皮肤形成搔抓后的条状擦伤，可有少许渗出、结痂或干燥，愈后不会留有瘢痕，可有色素沉着。表皮剥脱常见于皮肤瘙痒症、皮肤划痕症、人工性荨麻疹等病（图1-35）。

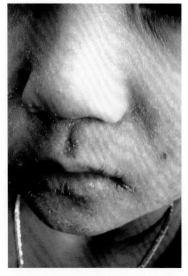

图1-34　鳞屑

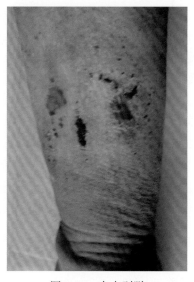

图1-35　表皮剥脱

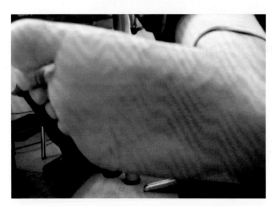

图1-36　浸渍

1.36　浸渍（maceration）　皮肤长时间地浸泡在液体中而形成的表面改变称为浸渍，表现为皮肤表面发白，可以形成皱褶，时间更长一些可以发生表皮剥脱。浸渍好发于大、小皱褶处，如可见于腋窝、腹股沟等部位，常见于慢性良性家族性天疱疮。指间或趾间浸渍发白，浸渍的皮肤呈白膜状，多见于间擦疹。臀部大片皮肤浸渍发白，多见于尿布皮炎（图1-36）。

1.37　糜烂（erosion）　在表皮范围内的皮肤缺损称为糜烂。因表皮浸渍发白、脱落后形成的糜烂有渗出及裸露残存的表皮。水疱和大疱疱壁破溃后会形成糜烂面，天疱疮的大疱疱壁破溃后形成有渗液、充血的糜烂，疼痛。这种浅糜烂面经表皮修复后不会留下瘢痕，可有色素沉着。维生素 B_2（核黄素）缺乏等可发生口角糜烂。糜烂常见于寻常性天疱疮、大疱性表皮坏死松解症等（图1-37）。

1.38　溃疡（ulcer）　深达真皮或真皮以下的皮肤缺损称为溃疡，是由结节、肿瘤、外伤或感染性损害等演变而来，感染性损害可以由细菌、病毒、螺旋体、真菌等引起。由于皮肤缺损深达真皮，经结缔组织修复后会形成瘢痕。不同疾病的溃疡大小、深浅、形状、边缘、颜色，溃疡的基底，肉芽组织，分泌物和愈后情况有很大的差异。小腿发生溃疡的概率最高（图1-38）。

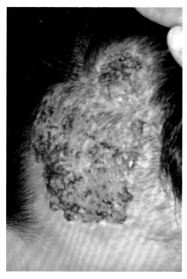
图 1-37　糜烂

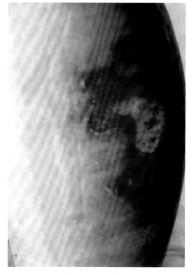
图 1-38　溃疡

1.39　渗出（exudation）　表皮剥脱、糜烂或溃疡时多伴有组织液的流出，称为渗出。渗出液多时不易结痂，渗出液少时容易结痂。稀薄的脓液也可发生渗出。感染性皮肤病的渗出液中会有致病菌，有较强的传播性，如脓疱病等。湿疹容易形成明显的渗出，所以病名中带有"湿"字。多形渗出性红斑因渗出不明显，现在改称为多形红斑。渗出更多见于湿疹（图 1-39）。

1.40　皲裂（fissure）　皮肤上发生与皮肤垂直的线状裂开称为皲裂，它好发于活动和受挤压部位，如手掌、足跖、口角、肛门及趾间等。皮肤干燥、角化、肥厚、慢性炎症等因素容易导致皲裂。浅皲裂只发生于表皮，而深皲裂可达真皮。皲裂可导致局部活动时疼痛。浅皲裂不会出血，深皲裂可有出血。皲裂多见于掌跖角化症等病（图 1-40）。

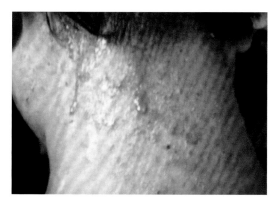

图 1-39　渗出

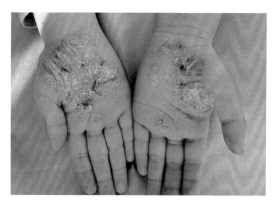
图 1-40　皲裂

1.41　硬化（sclerosis）　一些皮肤病可引起胶原纤维变性或增生，使皮肤丧失原有弹性而发生硬化。硬化可以由血管性、炎症性、代谢障碍性或先天性等原因引起。硬化

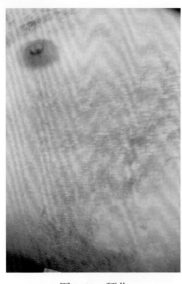

图 1-41　硬化

也可根据范围分为局限性、弥漫性或全身性等。硬化表现为触之皮肤发硬，严重者硬如木板，皮肤表面光亮，可有色素沉着或色素减退，累及毛囊、汗腺和皮脂腺时，硬化处毛发脱落、汗液和皮脂的分泌减少或停止。硬化常见于硬皮病（图 1-41）。

1.42　结痂（crust）　在糜烂、渗出、水疱、脓疱等情况下，皮损表面的浆液、血液、脓液、脱落的表皮碎屑、细菌、药物等的混合凝固物称为结痂。大多数结痂对皮肤有保护作用。以浆液为主的结痂呈蜜黄色，以血液为主的结痂呈暗红色，以脓液为主的结痂呈黄绿色，以污物为主的结痂呈暗褐色。结痂可以很薄，也可以很厚，如蛎壳状结痂（图 1-42）。

1.43　乳痂（crusta lactea）　婴儿的头皮上有较多的皮脂分泌，皮脂结成脂性厚痂称为乳痂，也称为摇篮帽（cradle cap）。乳痂是由皮脂、脱落的表皮（主要为角质层）和微生物等凝结而成。为粗糙、油腻的皮脂壳，呈污黄色，较厚，牢固地黏附在皮肤上，触之松软，有油腻感，其下方的皮肤稍有潮红。婴儿的皮脂分泌旺盛与母亲有关，6 个月后皮脂分泌减少，故乳痂只见于婴儿。乳痂常见于婴儿脂溢性皮炎（图 1-43）。

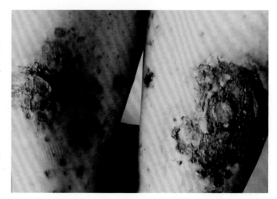

图 1-42　结痂

1.44　萎缩（atrophy）　表皮、真皮、皮下组织各层次均可发生萎缩。不同的皮肤病可使不同层次的皮肤变薄而形成萎缩。表皮萎缩表现为皮肤变薄，比较透明，可见毛细血管扩张。真皮萎缩表现为皮肤稍有凹陷、低下，血管明显可见，如萎缩纹。皮下组织层萎缩表现为表皮正常，表皮紧贴在萎缩、凹陷的皮下组织上并呈明显凹陷状，见于皮下脂肪萎缩症（图 1-44）。

1.45　萎缩性瘢痕（atrophic scar）　一些皮肤病可侵犯真皮或更深的部位，形成结缔组织替代正常组织而成萎缩性瘢痕。天花后的"麻子"现已少见，面部播散性粟粒狼疮愈后会发生像"麻子"样萎缩性瘢痕，显性或隐性营养不良性大疱性表皮松解症所导致的瘢痕也属于萎缩性瘢痕，梅毒、结核、麻风等病皮损痊愈后也会留下萎缩性瘢痕（图 1-45）。

1.46　肥大性瘢痕（hypertrophic scar）　真皮或更深部位的皮肤缺损经结缔组织修复可发生肥大性瘢痕。深达真皮层的烧伤、烫伤愈后会发生肥大性瘢痕。临床上多见的是瘢痕疙瘩，常发生在特殊体质的人群，多在皮肤张力较大处，如胸骨柄、肩背部自发性出现形态各异、大小不一、数目不定的肥大性瘢痕，因有向外生长、扩大和分叉的特点，故俗称蟹足肿，可伴有痒感或痛感（图 1-46）。

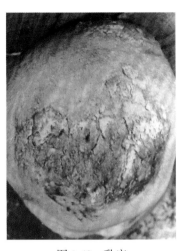

图 1-43　乳痂

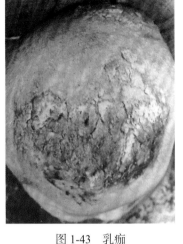

图 1-44　萎缩

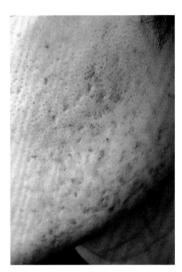

图 1-45　萎缩性瘢痕

1.47　痣（nevus）　　痣是特指由痣细胞（变性的黑素细胞）所构成的局限性肿物。绝大多数痣有色素。痣细胞所处的部位有不同，可在表皮处、真皮处或表皮与真皮交界处，分别称为表皮痣、皮内痣和混合痣。有的皮损虽然不是由痣细胞发展而来，但也是表皮或真皮的异常改变，也称为痣，如皮脂腺痣、血管痣、蜘蛛痣等（图 1-47）。

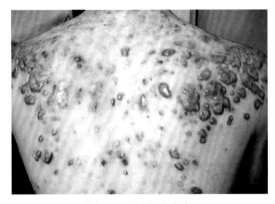

图 1-46　肥大性瘢痕

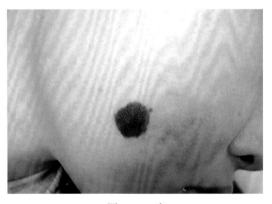

图 1-47　痣

1.48　疣（verruca）　　皮损表面干燥、粗糙，呈乳头瘤样角化性小肿物称为疣。疣在组织病理学上呈现乳头瘤状，由人乳头瘤病毒感染引发的寻常疣为典型代表。扁平的帽针头大的疣为扁平疣。中央有脐窝的半球形珍珠色的疣为传染性软疣，因有传染性软疣小体排出疣外，容易发生新疣，故称传染性。疣的名称也被广泛借用，如睑黄疣、脂溢性疣、甲下外生骨疣等（图 1-48）。

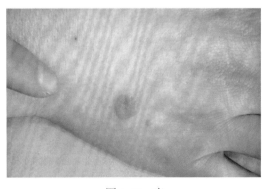

图 1-48　疣

1.49　胼胝（callosity）　皮肤长期受压迫、摩擦时因发生保护性角质增生而形成的斑片称为胼胝。此种情况多见于足跖部，由于足趾骨畸形或因鞋太小而挤脚，长期摩擦后发生局限性角质层增厚，因光线的作用外观呈淡黄色。局限性的角化增厚上有正常的皮肤纹路。因胼胝突出于皮肤，加上不断地挤压、摩擦，皮损越发加重，可导致走路时疼痛。由于皮损是角质层的增厚，故呈半透明状（图 1-49）。

1.50　疣状增生（warty grouth）　皮肤损害系由于微生物的侵入，加上局部刺激和机体的保护反应，使皮损呈疣状、斑块状增生称为疣状增生，好发于手足，也可发生于躯干突出处；由于皮肤真皮层和表皮层显著增生而呈大的片状疣状损害；它可以呈环形、弧形或特殊图形等。疣状增生愈后会发生瘢痕，常见于慢性经过的皮肤病，如疣状皮肤结核、着色真菌病等（图 1-50）。

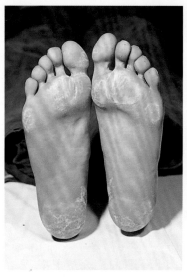

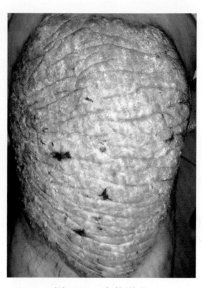

图 1-49　胼胝　　　　　　　　图 1-50　疣状增生

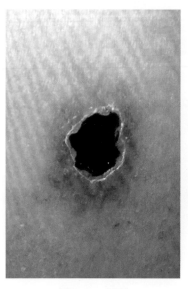

图 1-51　坏死

1.51　坏死（necrosis）　由物理、化学、机械、微生物感染等原因造成皮肤局部血液供应阻断，致使局限性皮肤组织发生坏死。大面积组织、器官或肢体发生缺血性坏死称为坏疽（gangrene），可分为干性坏疽或湿性坏疽，最终病变组织坏死、变性、发黑、脱落。坏死常见于冻伤、烧伤、注射液渗漏等（图 1-51）。

1.52　脓疡（abscess）　局限性的组织储脓称为脓疡。脓疡可由细菌性感染如痈、真菌性感染如着色真菌病、原虫感染如皮肤阿米巴病等因素所致。脓肿为深在性，触之有波动感。急性细菌感染所引起的脓肿有明显的红、肿、热、痛，称为炎性脓肿。结核感染造成的深部脓肿无红、肿、热、痛，最后破溃、流出结核性脓液，称为寒性脓疡（图 1-52）。

1.53　隧道（bullow）　是只见于疥螨传播的疥疮，

疥螨寄生于人体皮肤后，钻进表皮角质深层，一面吞噬角质物，一面向远处钻行，疥螨在表皮钻行的路径称为隧道。疥螨白天钻在隧道顶端，夜晚爬出来进食，导致奇痒。隧道是疥螨寄生的场所，还有许多虫卵。隧道在皮肤上表现为弯曲的线状纹，为确认其存在，可在隧道处滴一滴墨水，墨水进入隧道而使其显现，见于疥疮（图1-53）。

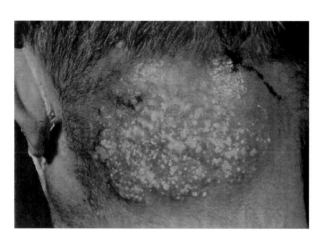

图 1-52 脓疡

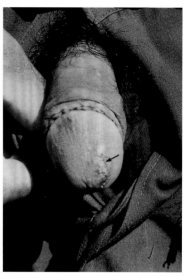

图 1-53 隧道

1.54 皮赘（skin tag） 老年和肥胖者皮肤的大皱褶处，如颈、腋、腹股沟等处，可出现大小不一的疣赘，它的头部较大，根部较细，呈蒂状，淡褐色或黑色，柔软、松弛，可以捏起。一般为散在性多发，可影响皮肤外观，洗脸或搓澡时经常会刺激皮损而发生疼痛。它属于皮肤的累赘，故称为皮赘（图1-54）。

1.55 瘘管(fistula) 细菌、真菌、病毒、螺旋体等多种致病性微生物的感染可造成深

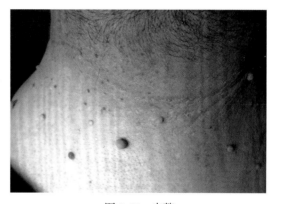

图 1-54 皮赘

部组织的脓疡，日久后脓疡排出脓液，在脓液排出的通道发生结缔组织增生，形成脓液流出的管状通道，称为瘘管。瘘管出口处组织可有肿胀、增厚、流出脓液，纤维组织形成的管壁不容易吸收。瘘管常见于结核性皮肤病、真菌性皮肤病或梅毒（图1-55）。

1.56 鱼鳞病（ichthyosis） 皮肤上角质物堆积形成褐色或深褐色角化性干燥鳞屑，大面积群集的鳞屑形成鱼鳞状或蛇皮状，大片的鳞屑呈斜四方形，鳞屑与鳞屑之间有间隔，皮肤干燥，可有瘙痒，冬重夏轻，患者脱内衣裤时会有面粉状干燥鳞屑脱落。先天性鱼鳞病属于遗传性疾病，后天性鱼鳞病（5岁以后发病）可能为恶性疾病的表现（图1-56）。

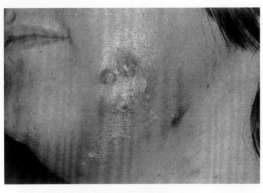

图 1-55　瘘管

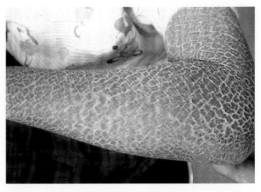

图 1-56　鱼鳞病

1.57　红皮病（erythroderma）　全身皮肤潮红、肿胀并有干燥性鳞屑脱落，大皱褶处有白色浸渍，称为红皮病。当红皮病病情加重时，全身皮肤潮红明显，鳞屑大量脱落，此时称为剥脱性皮炎（exfoliative dermatitis）。红皮病和剥脱性皮炎只是病情的轻重程度不同。银屑病、毛发红糠疹、药物过敏均可以发生红皮病，严重药物过敏均可以发生剥脱性皮炎，皮肤病用大量激素控制后，突然停用激素会致病情反跳而发生红皮病或剥脱性皮炎（图 1-57）。

1.58　皮肤异色病（poikiloderma）　皮肤异色病是一种特殊的皮肤损害。可以局限，但更多的是泛发，表现为皮肤色素沉着、色素脱失、皮肤萎缩和毛细血管扩张。色素沉着常为褐色或深褐色，间以点状色素减退而呈网状外观。皮肤异色病相当于亚红皮病的状态，例如血管萎缩性皮肤异色病、皮肤异色病性皮肌炎等（图 1-58）。

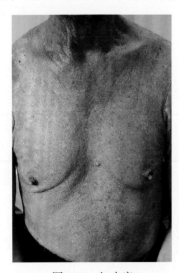

图 1-57　红皮病

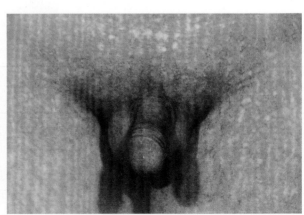

图 1-58　皮肤异色病

第二章　病毒性皮肤病
（virus skin diseases）

2.1　单纯疱疹（herpes simplex）　本病是由人类疱疹病毒感染引起。单纯疱疹Ⅰ型病毒（HSV-Ⅰ）感染好发于面部，尤其是口周、眼周或躯干部。皮损为集簇性小水疱，周围有红晕。新发水疱为亮晶晶小水疱，3～5个成簇，稍陈旧者为小脓疱。患者自觉有轻度烧灼感。10余日后能吸收、自愈，但极易复发，不易根治。本病发病时可口服或外用抗病毒药，如伐昔洛韦300mg，每日2次，或外用1%喷昔洛韦乳膏，每日5次（图2-1）。

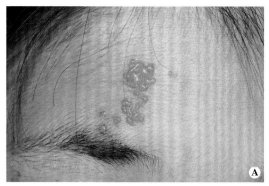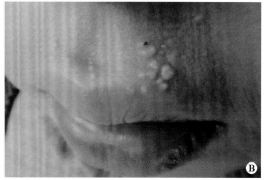

图2-1　单纯疱疹

2.2　复发性疱疹性结角膜炎（recurrent herpetic keratoconjunctivitis）　是面部复发性单纯疱疹最严重的类型，其疱疹发于一侧眼的周围，进而侵犯结膜或角膜，使角膜发生急性病毒性疱疹，致角膜发生浑浊、溃疡，严重影响视力；而且经常反复发生，其后果极为严重。对本病的治疗要积极而及时，静脉滴注阿昔洛韦500mg，每日2次（白天间隔8小时），治疗6～8天，也可选用阿糖腺苷200mg静脉滴注（图2-2）。

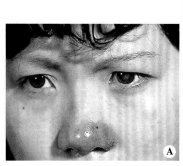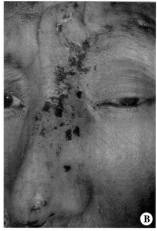

图2-2　复发性疱疹性结角膜炎角膜有浑浊

2.3　带状疱疹（herpes zoster）　是指由水痘-带状疱疹病毒（VZV）感染引起的疾病。本病好发于春秋季，发疹处先有局部疼痛，2～5天后沿着受累神经发生集簇性水疱，呈带条状分布，不会越过身体中线。随着疱疹的发生，自觉疼痛加重，呈针刺样、烧灼样、挠拧样疼痛，影响睡眠。集簇性水疱沿着神经走行分布，10余日能吸收、自愈。本病愈后可获终身免疫，极少复发。治疗原则是抗病毒，缩短病程，减轻疼痛。口服或静脉滴注抗病毒药，如伐昔洛韦300mg，每日2次。必要时肌内注射维生素B_1和维生素B_{12}（图2-3）。

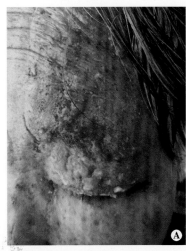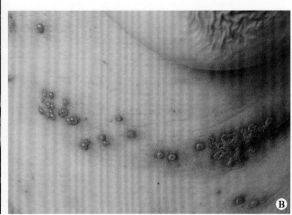

图2-3　带状疱疹

2.4　播散性带状疱疹（disseminated herpes zoster）　本病是带状疱疹的严重型，好发于免疫力极差的患者、年迈的老人。带状疱疹的病损超过20个即可诊断为播散性带状疱疹。患者可能伴有恶病质或接受化疗治疗，表现为全身皮肤散在的亮晶晶的病毒性水疱，中央有脐状凹陷；可以在某一神经节段上有典型的带状疱疹损害，但全身有播散性小水疱；有自觉疼痛。本病有两种类型，一种是某一神经节段发生带状疱疹，同时全身有散在或播散性疱疹病损；另一种仅为广泛、播散的病毒性水疱。前者容易诊断，后者不太容易诊断，此型病情较重，几乎是病毒血症，故应采用抗病毒药物静脉滴注治疗，如阿昔洛韦500mg，每日2次，治疗5～7天；必要时伍用免疫增强剂（图2-4）。

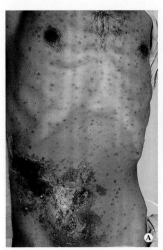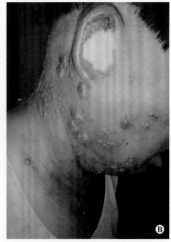

图2-4　播散性带状疱疹

2.5　带状疱疹后遗神经痛〔postherpetic neuralgia，PHN〕　本病的发生率与年龄成正比，年龄越大发病率越高。任何部位的带状疱疹都可发生 PHN。带状疱疹经正规治疗治愈后还会有数天的局部疼痛，然后恢复正常。PHN 在皮疹治愈后仍可有持续性神经性疼痛，局部内衣一碰就痛，夜间疼痛加重。笔者诊治 1 例老年 PHN 患者，随诊 4 年，直至其因心脏病病故。笔者诊治 1 例上肢 PHN 农村妇女，其用上举、弯曲体位可减轻疼痛，1 年后发生骨关节强直，不能屈伸。治疗 PHN 用加巴贲丁 100mg，每日 3 次有效；配合针灸治疗也有效（图 2-5）。

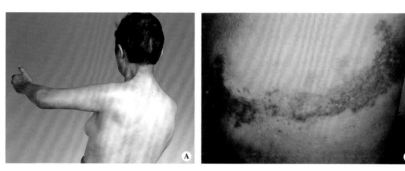

图 2-5　带状疱疹后遗神经痛上肢呈外展屈曲畸形

2.6　水痘〔varicella〕　由水痘 - 带状疱疹病毒（VZV）感染引起，为急性传染病，好发于春、秋两季。本病多见于儿童，青年人也不少见。患者有发热、不适，头面部、躯干分次分批发生小水疱，为粟粒或米粒大小的半球形水疱，基底部有潮红。水疱呈全身广泛性分布，可伴轻度瘙痒。水疱结痂后，又出现新的水疱。所以可看到"老少三代"不同时期的水疱存在。口腔黏膜和外阴也可发生水疱。因有本病流行病史，诊断不困难。口服阿昔洛韦 500mg，每日 2 次，2 ～ 5 天即可痊愈（图 2-6）。

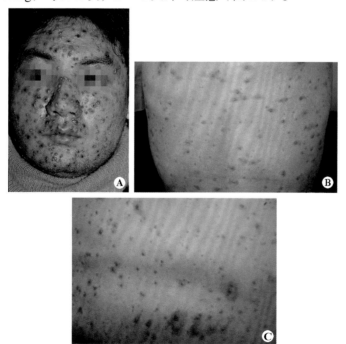

图 2-6　水痘

2.7 Kaposi 水痘样疹（Kaposi varicelliform eruption） 本病也称为疱疹样湿疹（eczema herpeticum），是患有湿疹的婴幼儿因感染单纯疱疹病毒而发病。患儿有高热、不适等全身症状，湿疹糜烂处出现脓疱，形成密集的水疱、脓疱、脓血痂。皮损主要在面部，四肢、躯干湿疹损害上也会形成脓血性结痂。如果累及眼睛会发生病毒性结角膜炎，愈后可导致视力障碍。患儿哭闹不安，可伴有恶心、呕吐等症状，病情重笃。全身应用抗病毒药，如阿昔洛韦或阿糖胞苷等静脉滴注，局部可外用 1% 喷昔洛韦乳膏（图 2-7）。

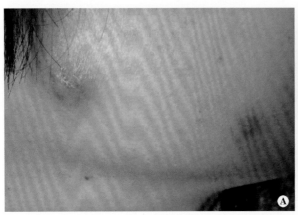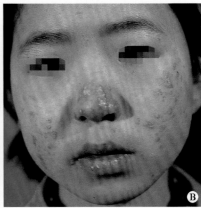

图 2-7 Kaposi 水痘样疹

2.8 进行性牛痘疹（progressive vaccinia） 本病又称为坏疽性牛痘疹（gangrenous vaccinia），多见于 1 岁以下的儿童，在接种牛痘疫苗后出现高热，接种部位发生化脓、溃疡、坏死；随之全身不定部位发生散在多发性脓疱，进而发生坏死、溃疡；其特点是在皮损边缘处有滚边样的脓疱，中心坏死，并向四周离心性扩大。患儿呈持续 40℃ 以上的高热，甚至昏迷，因有细胞免疫或体液免疫功能障碍，终成恶病质，继发内脏器官感染性疾病而死亡。本病治疗上主要给予丙种球蛋白、抗病毒药（图 2-8）。

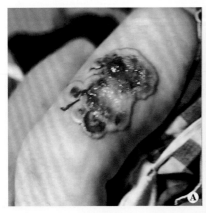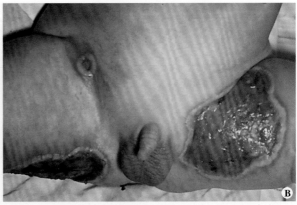

图 2-8 进行性牛痘疹

2.9 手足口病（hand foot mouth diseases） 是柯萨奇病毒 A16（CoxA16）和肠道病毒 71 型（EV71）导致的一种地区性流行病。1957 年，新西兰最先报告本病，以后全世界多有手足口病的传播。主要发生于 5 岁以下的儿童，但大龄儿童也可发生。虽然本病是一种自限性疾病，但也可导致少数儿童死亡，所以国家规定本病为丙类法定传染病。本病一年四季均可发病，以春、秋季发病率高。在幼儿园、托儿所中容易流行，传播快。患儿发病后精神委靡，口腔和舌黏膜上有疼痛性小水疱；双手和足也有水疱，面部、耳和臀部也可出现同样的水疱。一旦发现儿童患病，应填写传染病报告表上报并对患儿进行隔离，患儿宜休息、多饮水，口服板蓝根，应加强对其口腔的护理，皮肤可外用炉甘石洗剂（图2-9）。

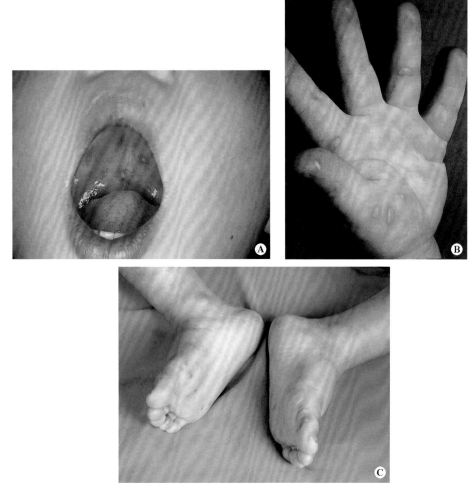

图 2-9 手足口病

2.10 麻疹（measles）   是呼吸道感染了麻疹病毒而急性发生的传染病，多见于儿童，在流动人口中成人也可发病。本病好发于冬、春季。患儿首先出现发热，口、鼻、咽和眼部潮红，有分泌物；发热持续 3 天后，从面、颈部开始出现芝麻粒大的红色斑疹并向全身播散；全身皮损为弥漫分布的呈芝麻粒大小的鲜红、玫瑰红色斑疹，压之可退色；每天有新发疹，大约 3 天内皮疹出齐；随后皮疹逐渐吸收、消退，需要约 3 天时间，故俗称"烧 3 天、出 3 天、退 3 天"。本病愈后获终身免疫，不再复发。对患儿应采取隔离措施并予口服板蓝根（图2-10）。

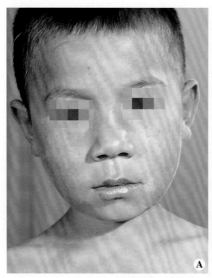
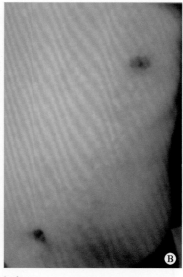

图 2-10 麻疹

2.11 传染性红斑（erythema infectiosum） 又称为第五病（fifth disease），主要发生于 3 ～ 13 岁的幼儿和少年，其病原体为人体帕尔波病毒 B19（parvovirus B19）。本病为小范围流行，即地区性流行。患儿有咳嗽、低热等上感症状，发热 1 ～ 2 天后两面颊皮肤充血、潮红，似红苹果色，也似被打耳光样；随后双前臂、胸、臀部有多数环形或轮回形红斑；经 6 ～ 7 天后红斑消退、自愈。应对本病患儿进行隔离，并予口服维生素 E、外用炉甘石洗剂等（图 2-11）。

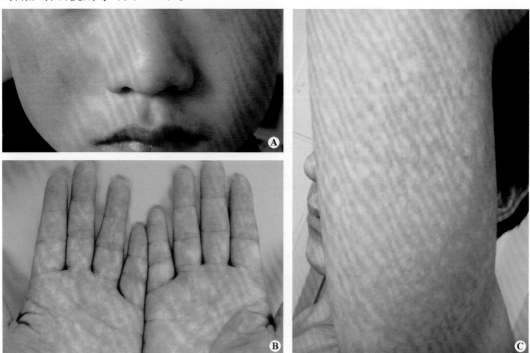

图 2-11 传染性红斑

面颊部、掌部花纹状皮损，左上臂花纹状红斑疹

2.12　传染性软疣（molluscum contagiosum）　本病由传染性软疣病毒感染引起，该病毒属于痘病毒之 DNA 大病毒。本病多见于儿童、青年，也见于患免疫缺陷疾病和性传播疾病（STD）的成人。皮损好发于躯干，为粟粒或米粒大、半球形突起的小疣，表面色泽发亮，中央有脐状凹陷的脐窝，成熟的皮损从脐窝处向外排出软疣小体，在全身各处传播，故称为传染性软疣，其皮损比较柔软，传染性较大，搔抓后更容易传播。传染性软疣的疹形具有特征性，其他皮肤病描述疹形时也会借用，称为"传染性软疣样"，如皮肤隐球菌病等。本病治疗上必须挤出每一个皮损的软疣小体，再外涂 2% 碘酊或氯己定碘，不得有遗漏，否则容易复发（图 2-12）。

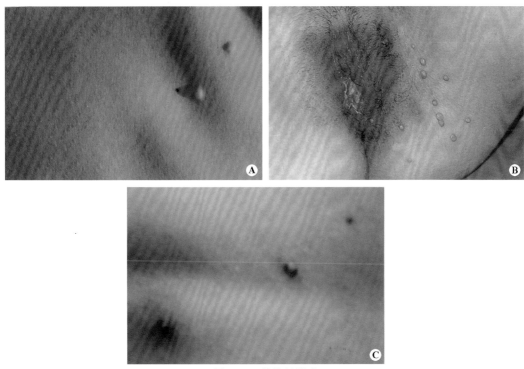

图 2-12　传染性软疣

2.13　寻常疣（verruca vulgaris）　本病由人乳头瘤病毒（human papilloma virus，HPV）引起，是病毒性疣中最常见的，可见于任何年龄，但以青少年多见，可发于任何部位，但以手部尤为多见，皮损可单发，也可多发，免疫功能低下者可出现多发性巨大皮损。皮损为隆起于皮肤的疣状角化物，表面呈乳头瘤样棘刺状角化。有时在较大皮损周围有新发的小皮损，说明有传播性，即俗称的"母疣"和"子疣"。较大皮损表面的角化过度可能很严重。治疗可用 5% 氟尿嘧啶乳膏、1% 西多福韦凝胶。巨大、难治的皮损可向病损内注射平阳霉素治疗，一般 1～2 次就能治愈（图 2-13）。

2.14　跖疣（verruca plantaris）　是发生在足跖部的寻常疣。足跖承受全身重量，因走路时经常摩擦，容易受外伤，很容易感染人乳头瘤病毒。跖疣好发于足趾与足跖摩擦的部位，也可发于足趾侧位。跖疣呈镶嵌状，因为体重的压迫，使疣体不能向表面突起，只能嵌入皮内。用刀片削掉角质物有点状出血现象。跖疣可以为多发性疣，很难治疗。

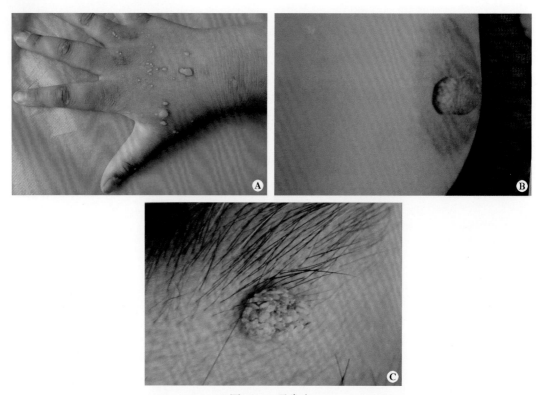

图 2-13　寻常疣

外用药可以使用凝胶剂，使其紧贴皮损，如 1% 西多福韦凝胶；也可以分批向病损内注射平阳霉素治疗多发性跖疣（图 2-14）。

2.15　扁平疣（verruca plana）　本病为 HPV 3 感染引起，多见于青少年，故亦称为青年扁平疣。老年人面部的脂溢性角化病皮损常被误认为扁平疣。扁平疣好发于面部和手背部，偶尔也可发于平滑皮肤处。皮损经常双侧发生，一般为芝麻粒或绿豆粒大的褐色扁平丘疹，呈散在分布，皮肤被抓破后，扁平疣可在伤口处生长，排列成条状，产生同形反应现象。皮损偶有轻度痒感，国人称本病为"千日疮"，意即 3 年左右可自愈。治疗上可外用 5% 氟尿嘧啶乳膏，一定要细心地逐个向皮损点涂，不能涂在正常皮肤上，以免对皮肤造成刺激。本病用暗示疗法会有效，例如维生素 B_1 和维生素 B_{12} 肌内注射，10 ～ 20 天可能会痊愈（图 2-15）。

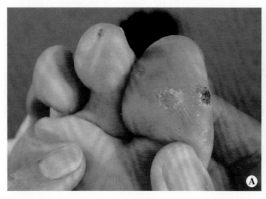
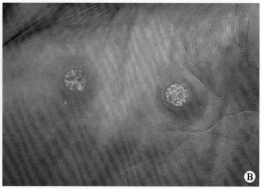

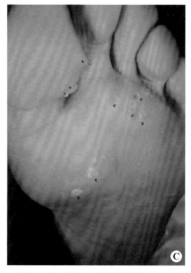

图 2-14 第一趾、第二趾镶嵌状疣，足跖多发性跖疣

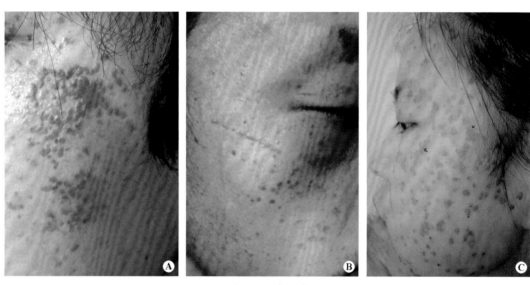

图 2-15 扁平疣

有同形反应

2.16 疣状表皮结构不良（epidermodysplasia verruciformis） 本病于 1922 年由 Levandowsky-Lutz 提出，起初误认为是一种上皮痣，以后从皮损中发现有病毒，确认为是人乳头瘤病毒引起的全身性疾病。本病多从幼儿或青年开始发病，好发于头、面、颈、躯干和四肢，皮损为典型的扁平疣，但分布、排列紧密，呈全身性、广泛地发生，可互相融合，有的皮损可呈花瓣状。HPV3、5、8 感染引起的皮损呈花斑糠疹样或汗管角化症样，此两型容易发生癌变，尤其是面部、颈部和手部的皮损容易发生鳞状细胞癌，切除后又会再发新的癌变。患者因反复手术切除或放疗而生活质量较差。本病基本上无有效治疗方法，全身应用维 A 酸制剂可能有效，但不能根治，对发生癌变者应予手术切除（图 2-16）。

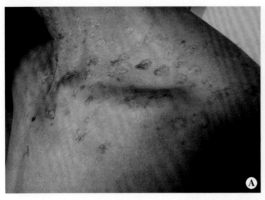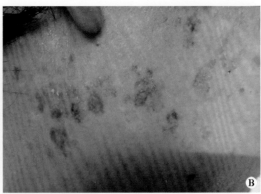

图 2-16 疣状表皮结构不良

病损呈花斑糠疹样

2.17 鲍恩样丘疹病（Bowenoid papulosis） 本病于 1970 年由 Lioyd 首先描述，由 HPV16 感染所致，多见于青壮年，发病率无性别差异。皮损好发于腹股沟、外生殖器及肛门周围，呈皮肤色、红色或暗黑色的单发或多发丘疹，一般为粟粒至米粒大，呈圆形、椭圆形或不规则形，隆突于皮肤表面，呈天鹅绒样外观。本病无自觉症状，呈慢性经过，病期长久者可能会自行消退。组织病理尤似鲍恩病。可外用 5% 氟尿嘧啶乳膏或激光进行治疗（图 2-17）。

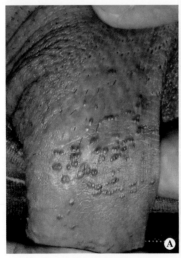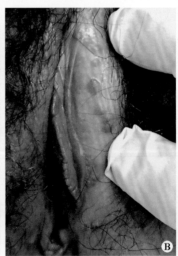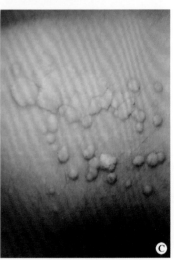

图 2-17 鲍恩样丘疹病

2.18 外生殖器、肛门传染性软疣（molluscum contagiosum of external genitalia and anus） 本病是通过不洁性交而传播的一种传染性软疣，多见于青壮年男女，好发于阴茎或外阴及肛门附近。与患有传染性软疣的性伴侣发生性关系后 10 ～ 15 天，外生殖器或外阴部出现多发性传染性软疣，肛交者则肛门周围发生皮损，因为传染性软疣的皮损表面排放出大量的软疣小体，皮损同时出现，呈多发，大小一致，可有瘙痒，如果用手搔抓皮损，则更易播散。国外将本病归入性传播疾病（STD）范围之内。将每一个皮损挤出软疣小体，外涂 2% 碘酊即可以治愈（图 2-18）。

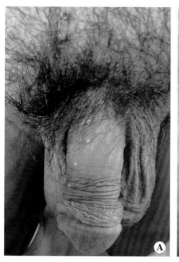
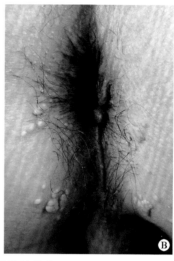

图 2-18　传染性软疣

2.19　镶嵌状疣（mosaic verruca）　是免疫缺陷者感染人乳头瘤病毒而发生的疣，病情较重，多见于儿童或青年，好发于跖部。足跖部的疣被体重压迫，不能向皮肤表面呈乳头状增生，只能嵌入皮内，一个皮损紧挨着一个皮损，传播较快。整个跖部为镶嵌的疣形成大片状，而足弓非受压处则正常。走路时会有疼痛。本病一般药物治疗无效，可以使用氟尿嘧啶、平阳霉素或维 A 酸制剂治疗（图 2-19）。

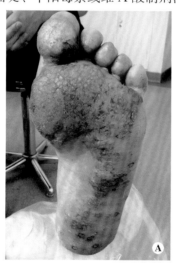
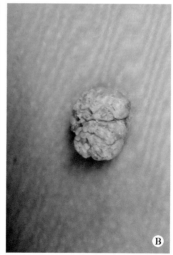

图 2-19　镶嵌状疣

第三章　球菌性皮肤病
（coccal diseases）

3.1　脓疱病（impetigo）　是皮肤感染了金黄色葡萄球菌或溶血性链球菌而发生的皮肤病，多见于儿童，好发于夏季。本病常见于面部，也可见于躯干，皮损为大小不一的脓疱，疱液中因有脓细胞而呈浑浊状，周围有炎性充血，因脓细胞较重而沉积在疱底部，表现出前房积脓样。皮损稍有痒感，搔抓后容易传播到正常皮肤。脓疱壁较薄，容易破溃形成浅糜烂面，表面形成蜜黄色脓痂，故又名脓痂疹。本病容易传播，少数患儿可因此发生肾炎。本病传染性大，对患儿应进行隔离，并予外用莫匹罗星或夫西地酸乳膏治疗，能很快治愈（图 3-1）。

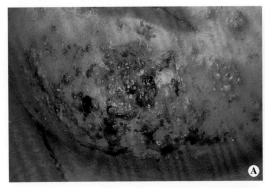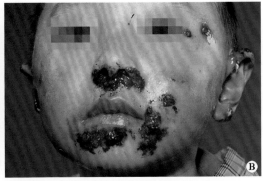

图 3-1　脓疱病

3.2　金黄色葡萄球菌（简称金葡菌）性烫伤样皮肤综合征（staphylococcus scalded skin syndrome，SSSS）　本病是由于感染了凝固酶阳性Ⅱ噬菌体组金黄色葡萄球菌（尤其是 71 型）而发生的皮肤病，该菌产生表皮坏死松解素，即剥脱毒素而引起广泛皮肤松解。本病多见于婴幼儿，表现为突然高热，全身皮肤潮红，出现脓疱，尤其是口周、眼周、鼻周先发生脓疱、糜烂，随后因剥脱毒素作用，全身皮肤发生广泛松解。患儿呈高热、嗜睡、昏迷状态，患儿因疼痛而不愿变换体位，病情极重。脓疱的脓液细菌培养为本菌即可确诊，应立即应用给予氨苄西林或头孢他啶等静脉滴注治疗。应将婴儿放在婴儿箱内隔离治疗，可同时外用莫匹罗星乳膏（图 3-2）。

3.3　毛囊性脓疱病（follicular impetigo）　本病又名 Bockhart 脓疱病，是发于毛囊口的很表浅的脓疱，病原菌为金黄色葡萄球菌或溶血性链球菌，好发于青壮年，多见于四肢伸侧。本病表现为在毛囊口处有浅表的小脓疱，中央有毫毛贯穿，周围有炎性红晕。皮损周围的皮肤上可有新发疹，传播的皮损比较局限；可稍有痒感，病程较短，1～2 周即可自愈。可外用 3% 硼酸酒精或莫匹罗星乳膏进行治疗，很快就能治愈（图 3-3）。

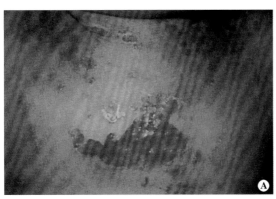
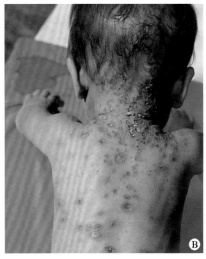

图 3-2　金葡菌性烫伤样皮肤综合征

3.4　单纯性毛囊炎（folliculitis simplex）　本病也称为寻常性毛囊炎，是毛囊炎中最为常见的感染性皮肤病，多见于青壮年男性，好发于头皮等部位，但以后头部多发，皮损与摩擦有关。皮损为头部毛囊性脓疱病，毛囊口处有脓疱，毛发贯穿于脓疱。皮损处轻度瘙痒，搔抓可致自身接种而传播，产生新的脓疱。皮损抓破后可结蜜黄色痂，可自愈。如果毛囊炎部位较深，愈后可留有瘢痕。患者应避免搔抓，可外用吡硫翁锌气雾剂或夫西地酸乳膏每日 2次予以治疗（图 3-4）。

3.5　簇状发毛囊炎（tufted hair folliculitis）　本病是一种特殊的毛囊炎，很容易被误诊为黄癣，多见于成年男女，好发于头顶部。皮损为脱发性毛囊炎，毛发 3～5 根成簇从毛根部长出，毛根部有干燥性鳞屑或结痂，有的毛囊被破坏而形成脱发的瘢痕。本病的特点为毛发成簇，

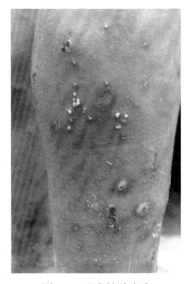

图 3-3　毛囊性脓疱病

有干燥性鳞屑包绕，无皮肤萎缩，无鼠尿味，病程慢性，缓慢扩大，多次培养为凝固酶阳性葡萄球菌（可能不是真正的致病原因）；据此可以与黄癣相鉴别。可以口服阿奇霉素

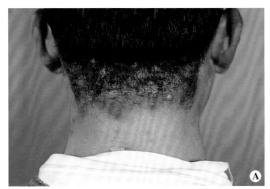
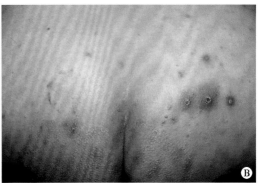

图 3-4　单纯性毛囊炎

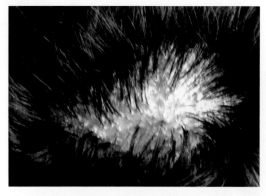

图 3-5　簇状发毛囊炎

或利福平、外用夫西地酸乳膏进行治疗，每日 2 次（图 3-5）。

3.6　项部瘢痕疙瘩性毛囊炎（folliculitis keloidalis nuchae）　本病又称为头部乳头状皮炎（dermatitis papillaris capilliti），多见于中年以上男性，好发于后项部发际处，皮损为反复发作的毛囊炎。患者为瘢痕体质，在后颈项部反复发生毛囊炎后伴有瘢痕增生，呈横向走行的肥厚瘢痕，瘢痕上仍发生毛囊炎。肥厚瘢痕处离心性扩大，边缘清楚，毛发大部分脱落，可影响颈部的活动。除局部外用莫匹罗星乳膏或夫西地酸乳膏治疗外，可每月 1 次向病损内注射复方倍他米松注射剂，可望缓慢恢复（图 3-6）。

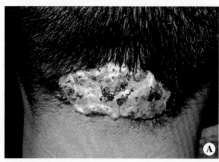
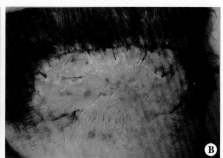

图 3-6　项部瘢痕疙瘩性毛囊炎

3.7　头部脓肿性穿掘性毛囊周围炎（perifolliculitis capitis abscedens et suffodiens）
本病也称为头部穿掘性蜂窝织炎（dissection cellulitis of the scalp），由金黄色葡萄球菌、白色葡萄球菌或其他化脓菌感染引起，多见于青壮年，好发于头部。本病为全头部反复发生深部毛囊周围炎，呈深在毛囊脓肿，脓肿之间相互穿掘，相互沟通，发生大大小小的脓肿，脓肿呈条状或蚯蚓状，其上毛发脱落。挤压一个脓肿处，四处溢脓，项颈部也可发生脓疱及瘢痕。呈极慢性经过（图 3-7）。

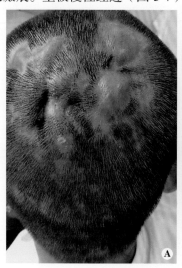
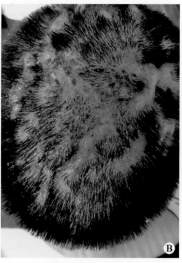

图 3-7　头部脓肿性穿掘性毛囊周围炎

3.8　须疮（sycosis）　是胡须部位的毛囊炎，为耐药性金黄色葡萄球菌感染引起。致病菌从鼻腔中排出，所以须疮主要发生于上唇周围，也可蔓延至口周及下颌部。本病多见于壮老年男性，在上唇胡须处反复发生小脓疱，逐渐蔓延至下颌部。小脓疱破后流黄水蔓延到周围皮肤，不断出现新的脓疱。剃须可使病情加重，严重者可累及眼睑而发生睑缘炎和结膜炎。鼻腔拭子标本培养为对抗生素耐药的金黄色葡萄球菌。本病与须癣的发病部位不同，后者主要侵犯下颌部。患者剃须时应使用剪刀，可口服抗生素、外用莫匹罗星乳膏、鼻腔内涂用2%（Bactroban nasal ointment）进行治疗莫匹罗星鼻软膏（图3-8）。

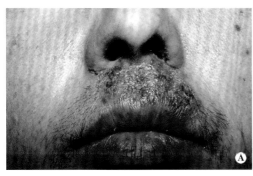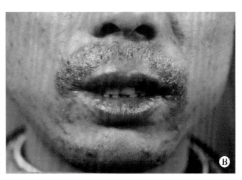

图 3-8　须疮

3.9　疖（furuncle）　是皮脂毛囊单位感染了毒力较强的金黄色葡萄球菌而发生的急性炎症，侵犯毛囊和毛囊周围组织，多见于男性，可发于任何有毛发的部位。一次发生一个单独的急性深部毛囊炎称为疖，一次发生多个则称为多发性疖肿，经常反复发生疖肿者称为疖病。疖的皮损为局部红、肿、热、痛，形成半球形红色丘疹结节，中央有脓头，自觉肿胀性、搏动性疼痛。当脓栓形成并排除后，疼痛便缓解。如果侵犯部位较深，愈后会留有瘢痕。偶尔皮损也可发于眼睑睫毛处。患者平时应注意清洁卫生，发病后应早期治疗，口服或外用抗生素，局部冷湿敷可减轻疼痛、缓解病情。也可外用莫匹罗星乳膏或夫西地酸乳膏（图3-9）。

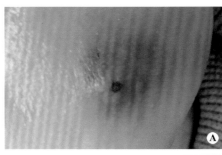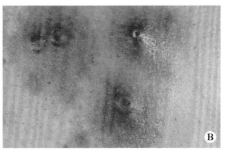
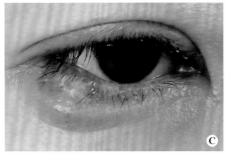

图 3-9　疖

背部多发性疖肿、眼睑疖肿

3.10　痈（carbuncle）　是多个疖肿融合形成的大片深部脓肿，多见于免疫功能低下、营养情况不佳的老年人，好发于背部和后颈部（俗称"砍头疮"）。患者可有 40℃高热，颈后和后背部有大片肿胀的急性炎症斑片，红肿显著，中央有数个脓头，因部位较深、面积较大，患者有剧烈的胀痛、跳痛感，影响睡眠和头部活动，面容憔悴，高热不退。一旦脓头破溃、脓液排出，体温下降，疼痛减轻。治疗上应给予支持疗法，静脉滴注抗生素，局部用 1∶5000 呋喃西林溶液冷湿敷，排脓不彻底者应做"十"字切口，并放置纱条引流（图 3-10）。

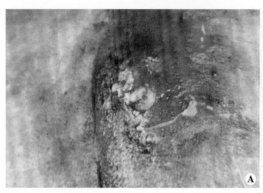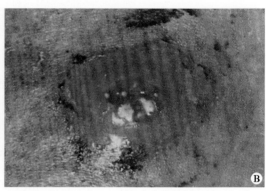

图 3-10　痈

3.11　化脓性汗腺炎（hidradenitis suppurativa）　是大汗腺的细菌感染，主要发生于腋部，也可发生于腹股沟、肛周等大汗腺丰富的部位，多见于青壮年，男性多于女性。发生于腋窝部的为深在性脓肿，损害较深，最后形成脓头或脓栓，破溃、排出脓液而痊愈，留有瘢痕。皮损可此起彼伏，反复发生深在性脓肿、脓栓、破溃、结疤，破坏毛囊。发生于腹股沟和肛周的则为多发性脓肿，破溃后形成瘘管排脓，产生极不规整的条状瘢痕，一般发生于双侧，呈极慢性经过。本病很顽固，抗生素治疗无效，服用维 A 酸制剂有效，必要时可联合小剂量糖皮质激素制剂治疗（图 3-11）。

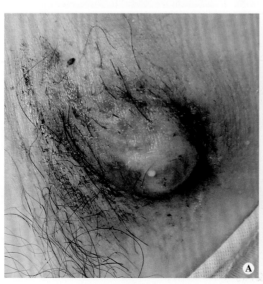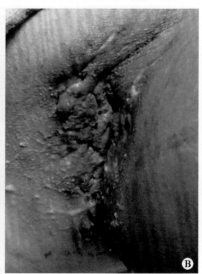

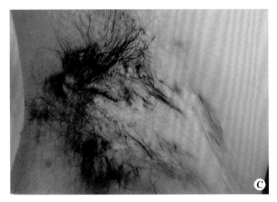

图 3-11　化脓性汗腺炎

3.12　丹毒（erysipelas）　本病是由乙型溶血性链球菌感染引起的，可见于任何年龄，但以老年人为多，发病率无性别差异；好发于任何部位，但以面部和小腿多见。患者突发恶寒、战栗、高热，单侧面部或小腿发生急性红、肿、热、痛，皮损为边界不清的红斑，可伴有水疱，局部炎症剧烈者可发生大疱或血疱，高度水肿，小腿明显粗大，有压痛。发病前可能有抠鼻和抠足史。本病若治疗不彻底，会反复发作，多次发作后致淋巴管堵塞而出现象皮腿和面部肿胀。本病应早期诊断、早期治疗，可肌内注射或静脉滴注青霉素，剂量要足，时间要长，以防止复发（图 3-12）。

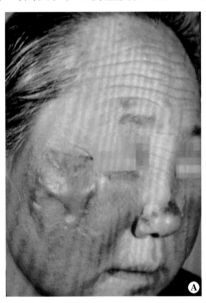
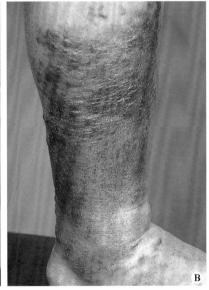

图 3-12　丹毒

3.13　坏疽性脓皮病（pyoderma gangrenosum）　本病于 1930 年由 Brunsting 首次报道，多半为系统性疾病，其中大多数为自身免疫性疾病，多见于 40 ～ 60 岁成人，也可见于儿童。皮损好发于下肢或躯干部，为大斑片状皮肤坏死，坏死组织可深达真皮。有的病例可表现出增殖性溃疡，可见滚边状清晰的边缘，呈持续性发展、扩大。本病可合并溃疡性结肠炎，每日数次腹痛、腹泻。结肠炎可使本病病情加重。患者也可合并白血病、骨髓瘤，其预后较差。本病的治疗以糖皮质激素或硫唑嘌呤为主，必要时也可外用他克莫司软膏治疗（图 3-13）。

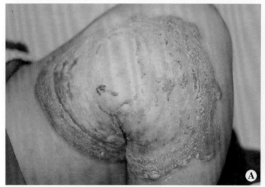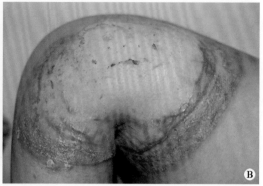

图 3-13　坏疽性脓皮病

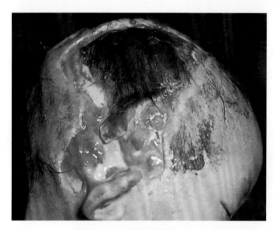

图 3-14　婴儿坏死性皮炎

3.14　婴儿坏死性皮炎（dermatitis gangrenosa infantum）　本病多见于 3 岁以下的幼儿，发病前患有痢疾或重症水痘等病，皮损好发于头皮、颈、后背、臀部或四肢，为坏死性溃疡。皮损开始为浸润性红斑，很快出现皮肤坏死、形成溃疡，溃疡可深达肌层或骨膜。患儿有高热、疼痛，严重者伴有恶病质。对本病应予全身支持疗法并静脉滴注抗生素或糖皮质激素，可局部外用他克莫司软膏（图 3-14）。

3.15　多发性汗腺脓肿（multiple abscesses of sweet glands）　本病也称为假性疖病（pseudo-furnculosis），多见于婴幼儿，好发于潮湿、炎热的夏季。患儿多汗、哭闹，容易发生白痱或红痱，病情进一步发展可在头面部出现多发性炎性结节，中心化脓形成较深的脓头，排出脓液后好转，患儿可伴有发热等症状，应注意保持其凉爽、安静，可外用莫匹罗星乳膏或夫西地酸乳膏，必要时应予全身应用抗生素（图 3-15）。

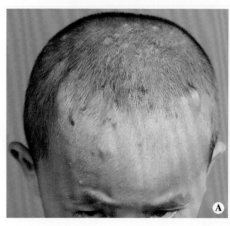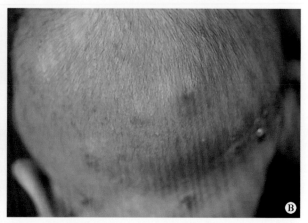

图 3-15　多发性汗腺脓肿

3.16　慢性乳头状溃疡性脓皮病（pyoderma chronica papillaris et exulcertion）

本病多见于体弱的 60 ～ 70 岁的老人，发病前足部皮肤有外伤，但没有及时治疗，局部出现外伤性溃疡，在溃疡面上发生乳头瘤样增生，呈离心性扩展；边缘成为乳头瘤样增生，呈堤状排列；乳头瘤样增生上有脓性分泌物，容易出血；皮损逐渐加重、扩大，流血流脓，局部肿胀疼痛，致患者跛行。本病应除外疣状皮肤结核和着色真菌病，治疗为全身应用抗生素，局部外用莫匹罗星乳膏或夫西地酸乳膏（图 3-16）。

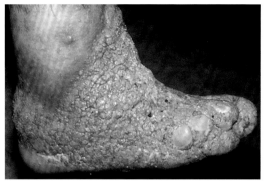

图 3-16　慢性乳头状溃疡性脓皮病

3.17　慢性淋巴水肿（chronic lymphedema）

本病可分为原发性和继发性两种。遗传性淋巴水肿即 Milroy 病，为原发性淋巴水肿。局部多次反复发生感染、炎症后堵塞淋巴管，致淋巴回流障碍，此为炎症后淋巴水肿。各种恶性肿瘤切除术后发生淋巴回流障碍而出现慢性淋巴水肿。淋巴水肿为软组织水肿，表面皮肤粗糙、有鳞屑，水肿处压之凹陷，稍后恢复原状。患者自觉肿胀、不适。应针对病因治疗，肢体慢性淋巴水肿可采用整形外科的淋巴按摩即复合理疗法（CPD）（图 3-17）。

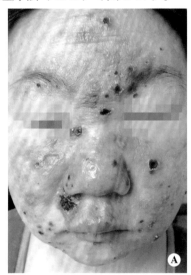

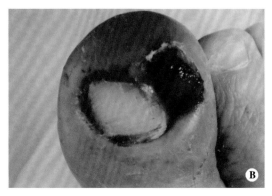

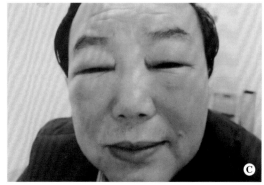

图 3-17　慢性淋巴水肿

第四章　杆菌性皮肤病
（bacillary diseases）

4.1　瘤型麻风（lepromatous leprosy）　麻风病是由 Hansen 杆菌传播而发生的疾病，因麻风杆菌是挪威 Hansen（汉森）医师发现的，故也将麻风病称为汉森病。现在用 5 级分类法将麻风病细分为瘤型（LL）、界限类偏瘤型（BL）、中间界限类（BB）、界限类偏结核样型（BT）、结核样型（TT）和未定类麻风（I）。瘤型麻风为多菌类麻风。早期皮损为分布对称的小而多的斑疹；中期皮损逐渐增多，浸润逐渐明显，有的皮损开始出现结节；晚期皮损遍及全身，面部多发结节和深在性浸润形成独特的"狮面"状，眉毛和胡须脱落。麻风皮损处感觉障碍是一大特点。本型有较大的传播性。眉部划破刮取标本检查麻风杆菌阳性。多菌型麻风的治疗采用联合疗法：利福平 600mg，每日 1 次（监服），氯法齐明 300mg，每日 1 次（监服），氨苯砜 100mg，每日 1 次；疗程为 24 个月（图 4-1）。

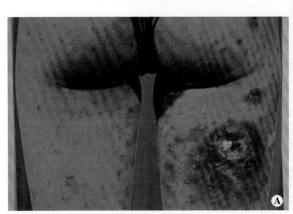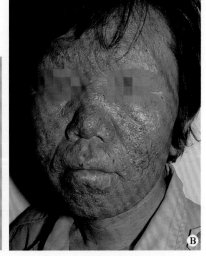

图 4-1　瘤型麻风

4.2　结核样型麻风（tuberculoid leprosy）　患者对麻风杆菌有较强的免疫力，故病情较轻。皮损好发于面部、肩部、臀部及四肢等处。皮损斑块较少，不对称分布，为红色斑块，边缘清晰，有时稍隆起，表面干燥、粗糙、鳞屑，有的皮损向四周扩展形成环状或半环状。皮损处毛发脱落，感觉障碍，皮损处皮神经粗大、变硬。后期神经受累导致大小鱼际肌、指间肌萎缩，指节屈曲挛缩而呈鹰爪手。足部可发生无痛性营养性溃疡。组织病理学检查为结核样肉芽肿，皮损处麻风杆菌很少，少菌型麻风治疗为利福平 600mg、每月 1 次（监服），氨苯砜 100mg、每日 1 次（自服），疗程 6 个月（图 4-2）。

　　注：全国对麻风病进行了普查普治，麻风病流行地区达到了基本上消灭麻风病的目标。

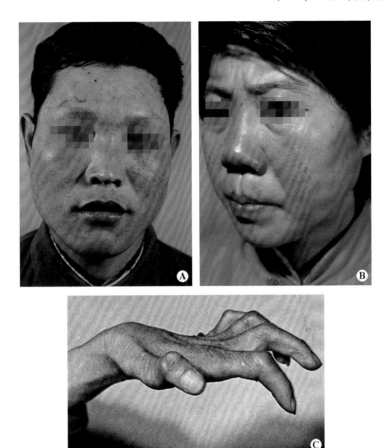

图 4-2　结核样型麻风

C 为鹰爪手

但是由于环境恶化、气候变暖、自然灾害频发，偶尔有新的麻风患者出现，所以仍应提高对麻风病的警惕。

4.3　寻常狼疮（lupus vulgaris）　本病是皮肤结核中最常见的一种类型，多见于儿童和成人，好发于面部，特别是口、鼻周围，也可发于臀部和四肢。本病特征性的皮损为狼疮结节，为粟粒大或豌豆粒大红色或棕红色半透明结节，结节融合成斑块形成狼疮斑片，用玻片压之呈苹果酱色；皮损容易破溃，流出少许稀薄脓液，覆有污秽褐色痂。皮损一面愈合、萎缩、结疤，一面向周围扩大、蔓延，皮损可形成圈环形、马蹄形。本病呈极慢性经过，病期可达 30 ～ 40 年或更久，治愈后皮损处留有瘢痕，毁容性较大；组织病理学检查为典型的结核样结节。现在结核杆菌有较强的抗药性，治疗上需采用联合疗法：利福平 600mg，每日 1 次（饭前 2 小时顿服）；异烟肼 300mg，每日 1 次；乙胺丁醇 1g，每日 1 次或吡嗪酰胺 1500mg，每日 1 次；选用 2 ～ 3 种药，连续服用 2 ～ 4 个月（图 4-3）。

4.4　疣状皮肤结核（tuberculosis cutis verrucosa）　本病是因外源性接种结核杆菌而发病，患者有较强的抵抗力，所以皮损呈疣状，呈极慢性经过。作者曾诊治数例患臀部疣状皮肤结核的出租车司机，患者久坐驾驶室，因臀部外伤而感染结核杆菌，其皮损为疣状损害，离心性向外扩展，边缘呈堤状隆起，中央为萎缩性瘢痕。皮损最大的特点是呈疣状，且呈极慢性经过。组织病理学检查为典型的疣状增生和结核样结构。本型的治疗相对容易，因为患者有足够的抵抗力。采用上述抗结核药联合疗法治疗 2 ～ 3 个月即能治愈，但会留有瘢痕（图 4-4）。

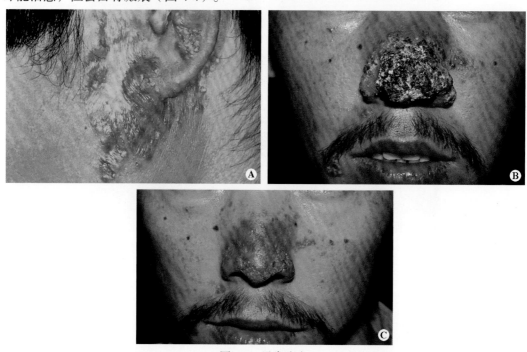

图 4-3　寻常狼疮

B. 治疗前；C. 治疗后

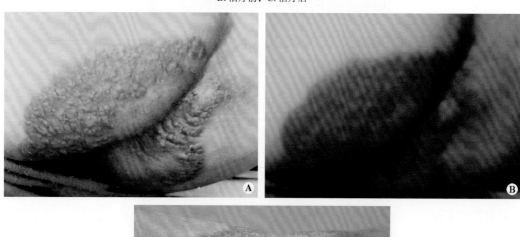

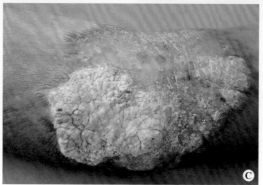

图 4-4　疣状皮肤结核

A. 治疗前；B. 治疗后

4.5 瘰疬性皮肤结核（scrofuloderma） 本病又称为液化性皮肤结核（tuberculosis cutis colliquativa），多见于女性，大多患有淋巴或骨结核，深部的结核病灶寒性脓疡穿破皮肤而形成瘰疬。本病好发于颈部两侧及上胸部，皮损为皮下储脓性结节，穿破皮肤后流出稀薄脓液，局部形成结核性浸润，呈离心性向外扩展，边界清晰，而中央皮肤萎缩，有的呈深陷的溃疡。本病呈慢性经过，患者健康情况欠佳，结核菌素试验阳性，血沉加快，需要采用抗结核药联合治疗；同时治疗淋巴结核、骨结核（图 4-5）。

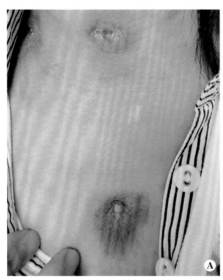
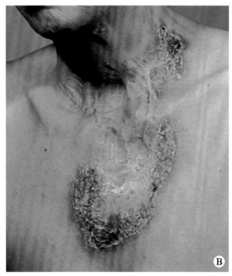

图 4-5　瘰疬性皮肤结核

4.6 丘疹坏死性结核疹（papulonecrotic tuberculid） 本病属于一种结核疹，多见于年轻人，好发于四肢伸侧，尤其是小腿伸侧，皮损为粟粒或绿豆大丘疹、结节，双侧发生，但不对称，病变处呈暗红色，表面有破溃、坏死或有结痂，愈后留有凹陷性瘢痕。本病呈慢性经过，结核菌素试验阳性，血沉加快，应采用抗结核治疗，可以同时口服多维元素片（图 4-6）。

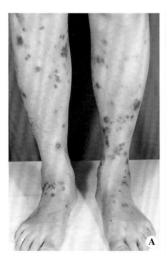
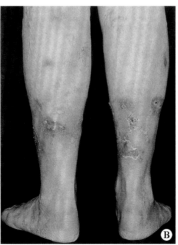
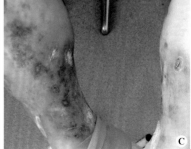

图 4-6　丘疹坏死性结核疹

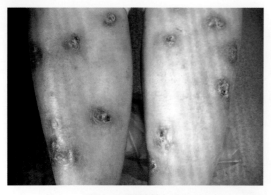

图 4-7　硬结性红斑

4.7　硬结性红斑（erythema indur- atum）　本病属于结核性血管炎反应，多见于年轻女性，好发于两小腿屈侧。皮损为深在浸润性红斑、结节，表面皮肤隐约可见红斑，触摸皮下有硬斑块；皮损进一步发展可形成暗红色浸润性大斑块，表面可有坏死、结痂和脱屑，局部有水肿，有轻度疼痛。本病呈慢性炎症改变，也呈慢性病程，皮损破溃后留有瘢痕，患者健康情况较差，可伴有低热（37 ～ 38℃）。组织病理学检查为结核样改变，有干酪样坏死。治疗本病可采用全身抗结核治疗，局部可外用鱼石脂软膏（图 4-7）。

4.8　阴茎结核疹（penis tuberculid）　本病属于丘疹坏死性结核疹的一种亚型，见于青年男性，只发于阴茎、龟头。皮损为绿豆大小暗红色坏死性丘疹、结节，很快破溃，形成多发性坏死性溃疡，基底部有黄色膜样组织。坏死性丘疹逐渐增多，溃疡逐渐向深部发展，形成较深的溃疡，可稍有疼痛，呈慢性经过，愈后发生萎缩性瘢痕，患者体内可能有结核灶。本病可应用抗结核药治疗，局部使用能促进溃疡愈合的外用药如利福平软膏（图 4-8）。

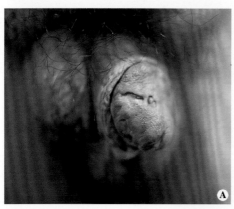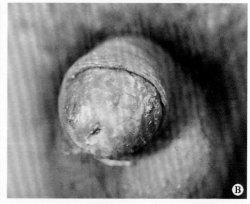

图 4-8　阴茎结核疹

4.9　瘰疬性苔藓（lichen scrofuloderm）　本病又名苔藓样皮肤结核（tuberculosis cutis lichenoides），是一种播散性毛囊性皮肤结核，多见于儿童和青年，好发于躯干。皮损为芝麻粒大的毛囊性丘疹，互相群集成簇，呈不规则条状分布和排列、苔藓样改变。皮损面积可很大，但无破坏性，病期长久后可吸收消退，不留瘢痕，可有轻度色素沉着，偶有瘙痒，一般呈慢性经过，有时可复发。本病与小棘苔藓不同之处是没有棘状角刺。若发现体内有结核病灶时，应给予抗结核治疗，可外用 0.01% 维 A 酸软膏治疗（图 4-9）。

4.10　类丹毒（erysipeloid）　本病由猪丹毒杆菌感染引起，该菌寄生在猪、鱼中，因加工猪肉、鱼时弄伤皮肤后容易感染。本病多见于成人，女性多于男性。手部为好发部位。感染猪丹毒杆菌后，手部皮肤潮红、水肿，形成大片肿胀损害，边界相对明显，逐渐向外扩张，有疼痛感。本病与丹毒不同之处是病情相对较轻，边界不如丹毒清晰，全身症状不如丹毒严重；肌内注射青霉素类抗生素有效，或可口服阿莫西林治疗（图 4-10）。

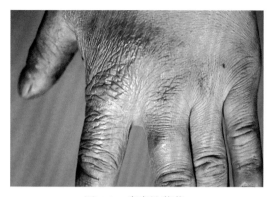

图 4-9　瘰疬性苔藓

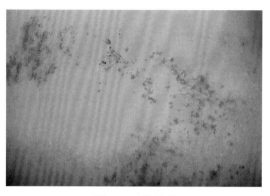

图 4-10　类丹毒

4.11　红癣（erythrasma）　本病因感染革兰阳性微细棒状杆菌（*Corynebacterium minutissimum*）而致。皮损好发于大小皱褶处，如腹股沟、腋窝或指趾间。皮损为边界清晰的淡红斑，表面无鳞屑或稍有秕糠状鳞屑，离心性向外扩展，一般不痒，腹股沟处的皮损可以有轻度瘙痒。在暗室内用 Wood 灯（滤过紫外线灯）检查皮损处为红珊瑚色有诊断意义，而股癣呈阴性。对本病皮屑行真菌直接镜检为阴性。面积较大的皮损者可口服红霉素 0.25g，每日 4 次，治疗 2 周有效（图 4-11）。

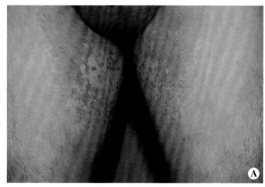

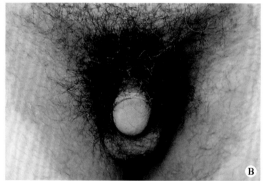

图 4-11　红癣

4.12　腋毛菌病（trichomycosis axillaris）　本病因感染纤细棒状杆菌（*Corynebacterium tenuis*）而致，该菌属于类白喉杆菌属，为革兰氏阳性菌。本病好发于潮湿、炎热的季节，多见于出汗较多的男性的腋毛处，皮损为正常毛干上有黄色或黑色集结物，紧紧地裹住毛干，形成套鞘状，被汗液浸渍后，这种套鞘状物因膨胀而显而易见。本病一般无自觉症状，损害较多时有摩擦感，应主要治疗腋部多汗症，保持干燥，外用 0.5% 红霉素软膏，每日 2 次。最有效的方法是剃除腋毛（图 4-12）。

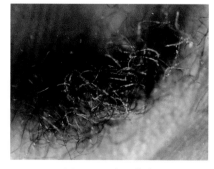

图 4-12　腋毛菌病

第五章 真菌性皮肤病
（fungal diseases）

5.1 黄癣（favus） 黄癣是头癣中病情较重、破坏性较大的毛发真菌病。胡传揆教授领导、组织了两次大规模的消灭黄癣运动，一次是在江西省，一次是在湖北省，治愈了大批黄癣患者。我国几乎已消灭了黄癣，但在新疆地区（有戴帽子的习惯），仍有散发的黄癣病例，需要提高警惕。黄癣是由许兰黄癣菌感染引起的皮肤病，具有较强的传播性。本病多见于农村青少年，皮损为头皮红斑，上有中央凹陷的蜜黄色厚痂，包裹毛发。皮损可向深部发展，破坏毛发和毛囊，头皮的损害很快蔓延到全头部，使毛发完全脱落，结蜜黄色的痂，头皮上散发出鼠尿臭味。皮损可一直蔓延到近发际处，在该处停止发展，留下发际处一圈毛发。黄癣痊愈后头皮上留有萎缩性瘢痕，给患者精神上带来很大的痛苦。刮取黄癣痂或拔取病发，真菌直接镜检为发内孢子和菌丝，培养为许兰黄癣菌。可以口服伊曲康唑、特比萘芬或氟康唑治疗（图5-1）。

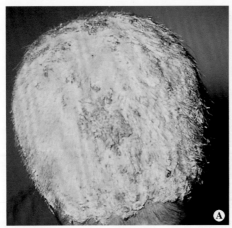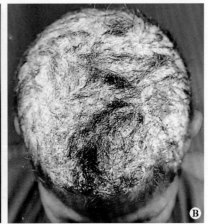

图 5-1 黄癣

5.2 白癣（tine a capitis） 本病俗称头癣，系由铁锈色小孢子菌感染引起，也可由犬小孢子菌引起，多见于城乡交界处的儿童，使用未消毒的理发用品理发时容易被传染。头皮上有 1 ～ 2 块白色秕糠状鳞屑性斑片，头发被白色细小鳞屑包裹，在头皮上 3 ～ 4mm 处折断（高位断发），斑片常呈圆形或椭圆形，其上有密集鳞屑、结痂和短的断发，边界较清晰，稍有痒感，愈后不留瘢痕。拔取病发在显微镜下检查为发外型孢子，像砂糖样包绕残发的发干，暗室内滤过紫外线灯（Wood 灯）检查病灶呈亮绿色。治疗上应剃发，口服灰黄霉素 15mg/kg，治疗 3 ～ 4 周（图5-2）。

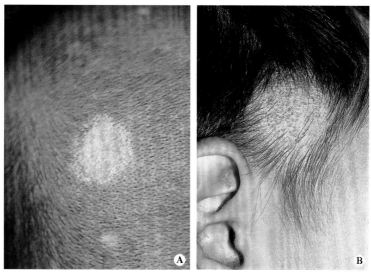

图 5-2 白癣

5.3 黑点癣（blackdot tinea） 本病由紫色毛癣菌或断发毛癣菌感染而发病，多见于儿童，常因剃发、戴他人帽子等被感染，头皮上有多发性散在黄豆大或杏子大的鳞屑性斑片，病发齐头皮处折断，因之看起来呈黑点状。本病呈慢性经过，对其他儿童有传染性，故可见多人同时就诊。真菌直接镜检为发内型链状孢子，愈后不留瘢痕。治疗同白癣（图 5-3）。

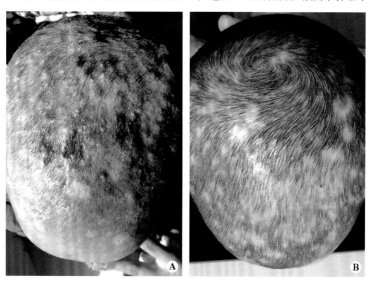

图 5-3 黑点癣

A. 治疗前；B. 治疗后

5.4 脓癣（kerion） 本病由于感染亲动物性真菌如犬小孢子菌、须癣毛癣菌或石膏样小孢子菌而发病，多见于儿童，好发于头皮，也可发于其他有毛处，在毛囊深部发生脓疱，可以形成小脓肿，互相融合呈斑片状脓疱及脓疡，破坏毛囊，使毛发完全脱落；偶尔发生有毛处的皮损也表现为毛囊性脓肿损害。刮取脓液标本可以找到真菌孢子与菌丝，培养为亲动物性真菌。治疗上需要用强效抗真菌药，如伊曲康唑、特比奈芬等，可外用 2% 酮康唑乳膏（图 5-4）。

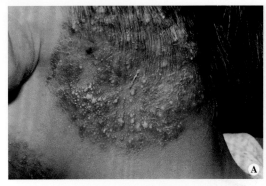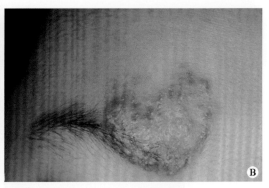

图 5-4　脓癣

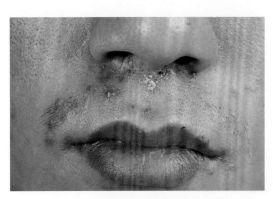

图 5-5　须癣

5.5　须癣（tinea barbae）　本病常由须癣毛癣菌或犬小孢子菌感染引起，主要发生于从事农副业的成人，好发于胡须，尤其是下胡须部位。皮损为局限性炎症浸润，形成肿胀的斑片，表面有丘疹、结节和脓疱；当脓疱融合成大片肿胀的脓疱斑片时，表面有脓头，胡须处毛发被破坏而脱落，从毛囊口处可流出少许脓液。拔取皮损处胡须，真菌直接镜检可找到发外和发内孢子。本病应与须疮相鉴别。治疗上需要口服抗真菌药，外用 2% 酮康唑乳膏（图 5-5）。

5.6　手癣和足癣（tinea manuum and tinea pedis）　手足癣属于特殊部位癣，占表皮真菌病的第一位。手癣多见于中老年人。一只手皮肤干燥、粗糙、鳞屑，一般从指端向掌心部发展；可有水疱型、鳞屑型和角化型。手癣有较明显的边缘，有干燥、黏着性鳞屑，病期长久后可传播到另一只手，可不痒或稍痒；足癣是常见病、多发病，在炎热、潮湿的地区发病率高，所以又称为"香港足"，多见于成年和老人，首发于一足，因袜子可双足换穿而容易发生双足足癣。皮损可发于趾间，也可发于光滑皮肤上，表现为水疱型、鳞屑型和角化型。炎夏季节可发生水疱、糜烂型足癣，有渗出，奇痒无比；鳞屑型足癣表现为干燥、鳞屑、瘙痒；角化型因反复搔抓使皮损肥厚、发硬、干裂。癣病夏季重、冬季轻，自觉瘙痒。刮取鳞屑真菌直接镜检阳性即可确诊。轻症者可外用抗真菌药，如酮康唑、联苯苄唑、特比萘芬等；病情重和病程长者可口服抗真菌药，如伊曲康唑、特比奈芬等（图 5-6）。

5.7　光滑皮肤癣（glabrate skin tinea）　本病也称体癣（tinea corporis），除头面、手、足、甲和股部外，所有光滑皮肤癣均称体癣，可发于全身任何光滑皮肤上。皮损呈圆形红斑鳞屑损害，钱币大小者可称为"钱癣"；皮损表面有丘疹、小水疱或鳞屑。当机体免疫能力低下或出汗太多时，可在光滑皮肤上发生体癣，表现为大面积的红斑、少许秕糠状鳞屑，有自觉瘙痒，因经常搔抓而有色素沉着。无论体癣面积多大，在边缘处可以见到清晰的红斑、丘疹和鳞屑损害。体癣一般夏重冬轻。刮取体癣边缘红斑鳞屑处标本，真菌直接镜检阳性即可确诊为体癣。病变面积小者只需外用抗真菌药治疗即可，病变面积大者应口服强效抗真菌药，如伊曲康唑、特比奈芬或阿莫罗芬，能很快治愈（图 5-7）。

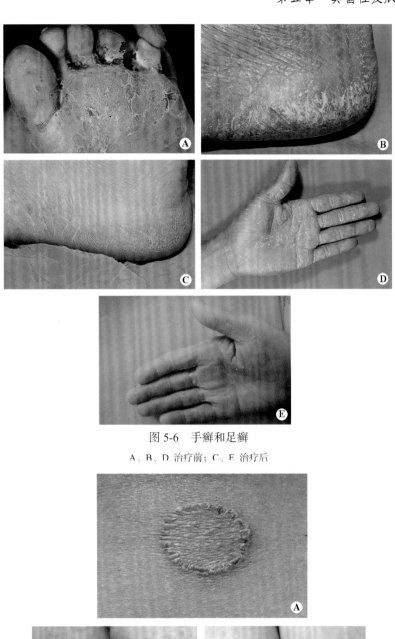

图 5-6 手癣和足癣

A、B、D 治疗前；C、E 治疗后

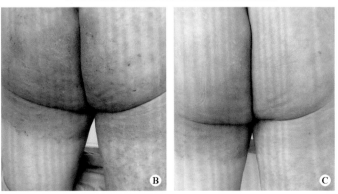

图 5-7 光滑皮肤癣

B. 治疗前；C. 治疗后

5.8 猫癣（cat tinea） 本病是感染了亲动物的犬小孢子菌、猪小孢子菌或石膏小孢子菌等所发生的体癣，炎症重，自觉症状重，传播性大，多见于儿童和青年，女性略比男性多见。患者的裸露皮肤接触患有癣病的猫、犬等宠物，病菌直接侵犯皮肤而发病，因猫、犬等动物毛多，传播面积大，使皮损数目较多；在搂抱动物的皮肤部位上有多发的圈环状红斑鳞屑损害，炎症潮红较重，数目较多；自觉瘙痒重，患者来诊后可问出有接触宠物史。真菌直接镜检呈强阳性（即菌丝和孢子较多），真菌培养为上述亲动物性真菌。治疗本病需要人与动物一起治疗，以口服抗真菌药效果好，皮损容易治愈（图5-8）。

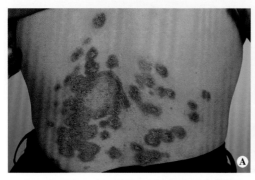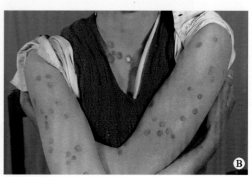

图 5-8 猫癣

5.9 面癣（tinea faciei） 以前《Andrews 皮肤病学》中没有面癣病名，自第8版开始列出面癣一节，其理由是面癣常常被误诊为其他皮肤病，设立本病对诊断、治疗有益。除面部多汗诱发面癣外，面部误用糖皮质激素制剂也可诱发。面癣多见于青少年和成年人，女性比男性多见。皮损多见于正面部或侧面部，表现为圈环状红斑鳞屑损害，但面部皮肤高低不平，其圈环形常不典型，且环常常断开。面部体癣好发于炎夏，患者因自觉瘙痒较重而经常搔抓，所以潮红比较明显；因为经常洗脸，使鳞屑不明显，但在皮损的边缘处可以找到边界清晰的弧形损害。在该处刮取标本行真菌直接镜检找到菌丝、孢子即可确诊。面癣以口服抗真菌药为宜，如伊曲康唑，服用7～10天即能治愈。外用抗真菌药常因面部高低不平致涂药不匀而漏涂，有些外用药对面部皮肤还有刺激（图5-9）。

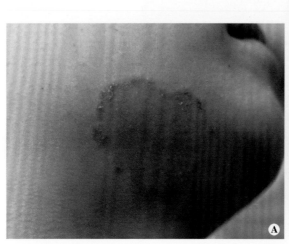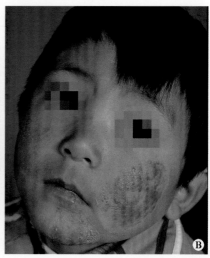

图 5-9 面癣

5.10　股癣（tinea cruris）　　腹股沟部因皮肤紧紧相贴，局部潮湿多汗，每于酷暑炎夏发病率升高。本病多见于成年男性，一般先发于一侧，腹股沟间皮肤见潮红、丘疹、水疱、鳞屑，边缘清楚。因自觉瘙痒，患者经常会用手搔抓，使皮损逐渐呈离心性向外、向上、向下和向后扩大、发展，进而发生双侧股癣。向上可达阴阜部，向后可达臀部，向下可达大腿部，为边界十分清楚的离心性皮损；入秋后气温下降，病情就减轻。刮取鳞屑镜检很容易找到菌丝和孢子。因皮肤皱褶较多，外用药治疗股癣容易发生遗漏，故以口服抗真菌药为宜，如伊曲康唑，连续口服 5～7 天可治愈，一周后再服一次可以巩固治疗，减少复发（图 5-10）。

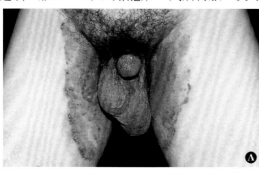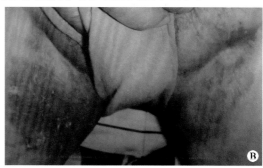

图 5-10　股癣

5.11　臀癣（tinea buttock）　　臀部为大片光滑皮肤，常因久坐而局部出汗、潮湿，故出租车司机的臀癣发病率较高，多见于成年人，男性比女性多见。臀癣原发于臀部的多见，少数是从股癣蔓延到臀部而形成。因臀部平滑皮肤面积大、潮湿，故皮损离心性扩大、蔓延，形成大片状。有红斑、鳞屑，最大的特点是有边界清楚的活动性边缘。患者自觉瘙痒，夏重冬轻。刮取边缘处鳞屑行真菌直接镜检阳性即可确诊。本病的治疗以外用抗真菌药为主，患者应勤换内裤以减少复发（图 5-11）。

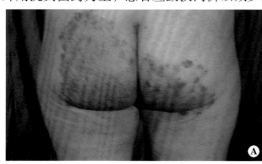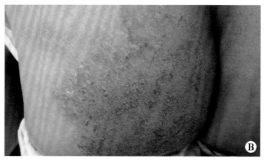

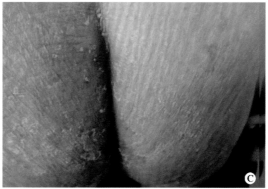

图 5-11　臀癣

5.12　阴茎癣（tinea penis）　阴茎癣在平时几乎看不到，在热带、亚热带地区和洪水、地震等自然灾害时会有发病。在热带、亚热带生活和工作的人，因炎热、汗多，内裤潮湿，可发生阴茎癣，表现为在阴茎光滑皮肤上有边界清晰的红斑、鳞屑损害，呈离心性向外扩大，有自觉瘙痒。本病可单独发病，也常伴发股癣。刮屑行真菌直接镜检找到菌丝即可确诊。本病可外用抗真菌药，每日2次，很容易治愈，但应注意勤换内裤以防复发（图5-12）。

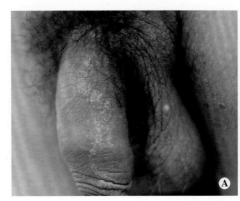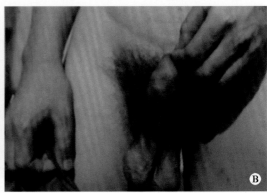

图 5-12　阴茎癣

5.13　难辨认癣（tinea incognito）　本病的原因有两种情况：一种为常见皮肤病滥用强效糖皮质激素治疗，导致继发皮肤真菌感染；另一种情况是患有皮肤真菌病而误用糖皮质激素治疗，使皮肤真菌病急剧加重。难辨认癣是皮肤真菌感染因使用糖皮质激素，造成皮肤真菌病原有的圆环状红斑、鳞屑损害完全被破坏，形成面目全非的皮肤损害。这种情况更多见于儿童和妇女。难辨认癣表现为类似于脂溢性皮炎、红斑狼疮或银屑病等皮损，但还是在皮损的某一边缘处可见到较清晰皮肤真菌病的特征，有剧烈的瘙痒。真菌直接镜检呈阳性，而且菌丝多、较粗。本病停用糖皮质激素，外用抗真菌药物很容易治愈（图5-13）。

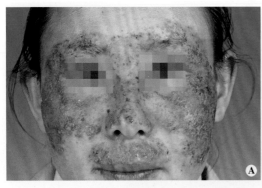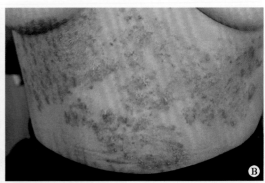

图 5-13　难辨认癣

5.14　花斑糠疹（pityriasis versicolor）　由马拉色糠秕孢子菌感染引起，好发于出汗较多、清洁卫生不佳的青壮年，皮损多见于前胸、后背，也可以发于四肢近端。皮损开始为毛囊性小点状淡褐色斑点，表面被有少许秕糠状鳞屑，皮损互相密集融合成大片，患者自觉稍有痒感，夏季重、冬季轻，有的病人每年夏季均会发病。大片皮损犹如汗水浸渍、干燥后形成的汗渍，故俗称汗斑。花斑糠疹愈后会留下浅白色色素减退斑，持久不退，说明马拉色糠秕孢子菌含有脱色素的化学物质。刮取少许鳞屑，滴上10%氢氧化钾溶液，在显微镜下可以找到大量短粗的菌丝和孢子。治疗上可以外用联苯苄唑溶液，口服酮康唑100mg，每日1次，共服10～12天即能治愈。患者应注意清洁卫生，勤换内衣（图5-14）。

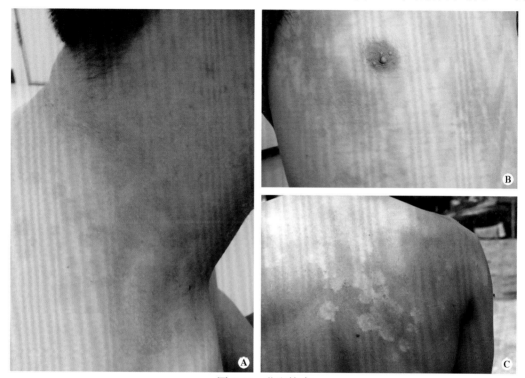

图 5-14　花斑糠疹

C 为花斑糠疹后色素减退斑

5.15　糠秕孢子菌性毛囊炎（pityrosporum folliculitis）　本病也称为马拉色菌性毛囊炎（malassezia folliculitis），是由糠秕孢子菌，也称为马拉色菌感染毛囊而发病，本病多见于青壮年男性，女性很少发病，与花斑糖疹为兄弟病，好发于躯干，尤其是上半身和双上臂部。皮损为芝麻至粟粒大小的毛囊性半球形红色丘疹，表面光滑，也可见到小脓疱，患者自觉轻度瘙痒。刮取标本行显微镜检查可见大量的糠秕孢子菌。本病也常见于脏器移植后长期服用免疫抑制剂者或艾滋病患者。治疗可口服伊曲康唑100mg，每日1次，14天能获治愈（图5-15）。

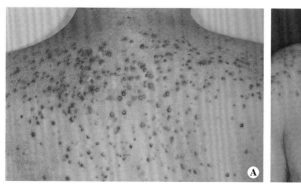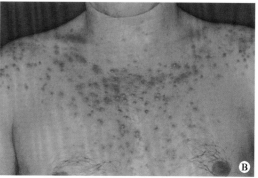

图 5-15　糠秕孢子菌性毛囊炎

5.16　皮肤垢着症（cutaneous dirt-adherent disease）　　本病于 1960 年由日本皮肤病学家坂本邦树报告首例，以后各国均有病例报告；除患者有神经、精神异常外，多数病例可找到马拉色糠秕孢子菌。本病多见于青年女性，皮损主要好发于面颊部，也可发于乳头、乳晕部，表现为局限性层层堆积的暗褐色污秽痂屑，与皮肤黏着较紧，不易剥离，比较干燥，无自觉症状。刮取垢着处鳞屑镜检或培养可找到马拉色糠秕孢子菌。本病的治疗上先用 10% 水杨酸软膏外涂，除去表面厚痂后，再外用 2% 酮康唑软膏，每日 2 次（图 5-16）。

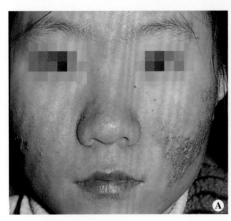
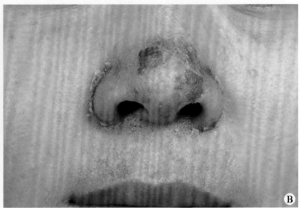

图 5-16　皮肤垢着症

5.17　腋毛癣（trichomycosis axillaris）　　本病因感染微小棒状杆菌或暗色微球菌等所致，多见于炎热、潮湿的地区，但世界各地都可发病，多见于青年男性，好发于多汗者。病变发于腋毛上，偶尔也见于阴毛，腋毛的毛干上有淡黄色的鞘状物包裹，由于汗水的浸渍，毛干变粗。为多根汗毛受累，鞘状物与毛干黏着很紧，不易剥脱，汗毛可以折断。患者可能感到腋部有轻度摩擦感，均发于炎夏，进入冬季病情稍缓解。取患病腋毛压碎后加 10% 氢氧化钾一滴，在油镜下可以见到纤细的杆菌。彻底剃除患病腋毛即可治愈，外用 5% 硫黄软膏治疗也会有效（图 5-17）。

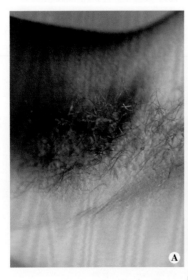
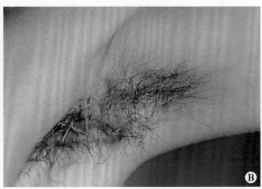

图 5-17　腋毛癣

5.18　念珠菌性间擦疹（candidal intertrigo）　本病是皮肤皱褶处发生白色念珠菌等感染引起的，见于 40～50 岁以上的壮年，女性比男性多见，好发于手指粗及乳房丰满者，还可发生于长期浸泡在水中的工作者及糖尿病或长期应用糖皮质激素者。皮损好发于第 3 指间，指缝间有潮红、糜烂、浸渍，表面有剥脱，边缘处有翘起的较厚的脱屑；皮损缓慢地向两侧扩大、蔓延，一般发于单侧，少数患者可发于双侧。女性患者可能有念珠菌性阴道炎，双侧乳房下皱褶处也可受累。刮取标本做真菌直接镜检可以找到念珠菌假菌丝和孢子。治疗可外用 2% 酮康唑乳膏每日 2 次（图 5-18）。

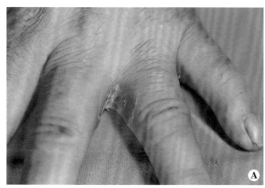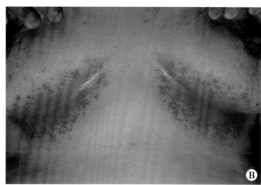

图 5-18　念珠菌性间擦疹

5.19　肛周念珠菌病（perianal candidiasis）　本病是肛门瘙痒症的原因之一，多见于腹泻患者，也见于糖尿病患者。患者自觉肛门瘙痒，肛门及周围皮肤有潮红、浸渍、糜烂。由于不断地搔抓，局部皮肤可见粗糙、抓痕、血痂。刮取标本行真菌直接镜检呈阳性。治疗应针对诱发本病的原发病，可外用联苯苄唑、酮康唑或阿莫罗芬乳剂，每日 2 次（图 5-19）。

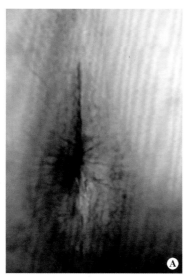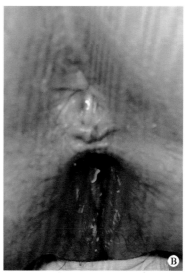

图 5-19　肛周念珠菌病

5.20　阴茎念珠菌病（penis candidiasis）　本病近 30 年来发病率很高，多见于壮老年，可能与糖尿病等有关，也有患者与不洁性行为有关。本病表现为龟头、包皮处皮肤潮红、糜烂，皮损侵犯整个龟头和阴茎时表现为弥漫性潮红、水肿、糜烂、少许渗出，有自觉瘙痒，在龟头上可有白色苔垢，当分泌物较多时可封住尿道口而影响正常排尿。刮取白色屑痂行真菌直接镜检呈阳性。治疗为口服酮康唑 100mg，每日 1 次，10 ～ 14 日能治愈，服用伊曲康唑也有佳效（图 5-20）。

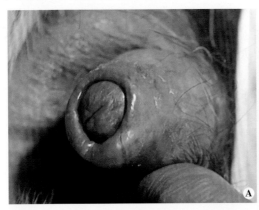
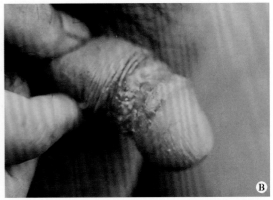

图 5-20　阴茎念珠菌病

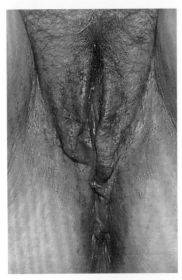

图 5-21　女阴念珠菌病

5.21　念珠菌性外阴阴道炎（candidal vulvovaginitis）

念珠菌在温暖潮湿的部位容易生长，本病属于性传播疾病（STD），也是糖尿病的伴发疾病之一。在外阴部及阴道内可有潮红、充血、糜烂，表面有大量白色乳酪样凝固物，可有瘙痒。刮取标本行真菌直接镜检可找到大量假菌丝和孢子。治疗可外用制霉菌素阴道栓剂，口服伊曲康唑或氟康唑（图 5-21）。

5.22　头皮屑（dandruff）

是常见的皮肤病，多见于脂溢型皮肤的青壮年男性。患者经常有头皮瘙痒，搔抓后有白色糠样头皮屑掉落，如果穿黑色服装时肩部可见许多白色糠屑。1874 年，Malassez 提出头皮屑由糠秕孢子菌感染引起。在头皮和毛发上有白色干燥碎屑，抓后纷纷飘落，患者平时总是感觉头皮瘙痒。治疗本病可外用 2% 酮康唑洗剂，每次以 5ml 洗头，每周洗 2 次，能治愈头皮屑（图 5-22）。

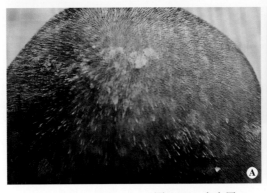
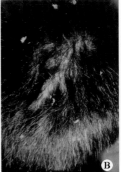

图 5-22　头皮屑

5.23　孢子丝菌病（sporotrichosis）　本病由双相性真菌申克（Schenk）孢子丝菌感染引起，它是在土壤、木材及植物中生长的腐生菌，当皮肤受外伤时进入组织而致病。本病可以分为两型：固定型孢子丝菌病，好发于手背、面、颈、躯干，皮损为局限性浸润性红斑、结节、溃疡和表面结痂；淋巴管型孢子丝菌病，发生于某一肢体，在固定型孢子丝菌病的基础上，沿着淋巴管向心性地发生多发性破溃的结节，表面结痂，具有破坏性。如果看到沿着淋巴管走行的多发性溃疡性结节，应首先考虑为淋巴管型孢子丝菌病，游泳池肉芽肿也呈沿淋巴管走行的多发性结节，应对两者进行鉴别。取标本做革兰氏染色或 PAS 染色，于油镜下可找到革兰氏阳性的长圆形雪茄烟样的小体，即可确诊。过去曾服用 10% 碘化钾溶液治疗，现在服用伊曲康唑、氟康唑或特比萘芬治疗（图 5-23）。

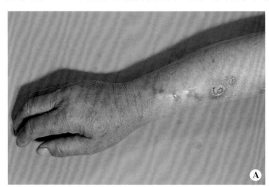
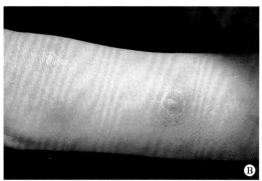

图 5-23　孢子丝菌病

5.24　放线菌病（actinomycosis）　本病由人型放线菌感染引起，多见于成人，好发于颈部、胸部或面部。皮损为深在性皮下结节，逐渐向浅表发展，形成脓肿，向多方向穿破皮肤而形成瘘管和窦道并不断地向外排脓和硫磺颗粒。瘘管口处纱布上可见硫磺颗粒，做真菌镜检或培养即可确诊。放线菌病的治疗以青霉素效果最佳，青霉素过敏者可改用林可霉素（图 5-24）。

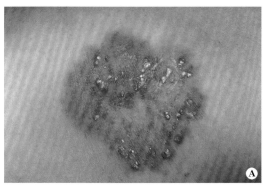
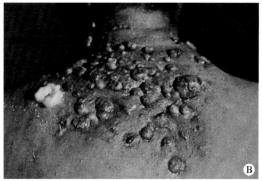

图 5-24　放线菌病

5.25　着色真菌病（chromoblastomycosis）　本病由于感染着色真菌而发病。以往认为本病好发于下肢，其实上肢发病率更高一些，尤其是右上肢，本病与皮肤外伤有关。皮损为红斑、结节、疣状增生及乳头瘤增殖，侵犯较深，而且面积较大，可以形成深部脓肿，表面被有灰褐色结痂。皮损在深部组织中蓄脓，破坏软组织，形成大面积的坏死，常被误诊为皮肤结核。取脓液直接行真菌镜检可以找棕黄色圆形厚膜孢子，真菌培养为着色真菌。本病治疗上难度较大，可口服咪唑类抗真菌药，如伊曲康唑、氟康唑，也可口服阿莫罗芬，严重者也可用两性霉素 B 脂质体治疗（图 5-25）。

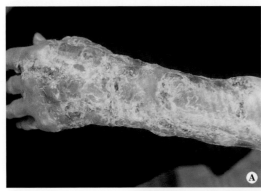
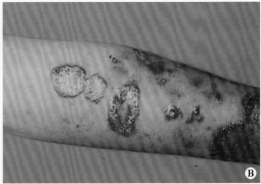
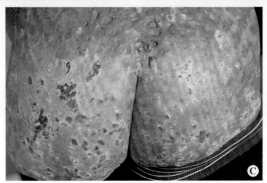

图 5-25　着色真菌病

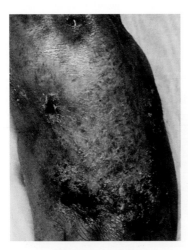

图 5-26　足菌肿

5.26　足菌肿（mycetoma）　本病由放线菌、奴卡菌、马杜拉足分支菌、镰刀菌、帚菌等感染引起，多见于赤足劳动者，有外伤史，好发于足部，尤其是足趾和足背部。皮损为深在性皮下结节、破溃，有脓性分泌物。皮损在皮下穿掘，形成多处瘘管开口，向深部扩散，破坏跖骨或足跟，致骨质破坏。局部有慢性炎症肿胀、慢性疼痛，致使患者走路、站立困难。X 线检查可见骨质已有破坏，真菌学检查可以找到上述致病菌。本病因侵犯骨骼故而治疗艰难，以前可服 10% 碘化钾溶液，现在可应用伊曲康唑、氟康唑、特比萘芬或两性霉素 B 脂质体治疗（图 5-26）。

5.27　角膜真菌病（keratomycosis）　本病因角膜感染镰刀菌、曲霉菌等而发病，常有 3 种原因导致发病：①麦穗损伤角膜而急性发病；②长期使用糖皮质激素眼药而发生真菌感染；③戴隐形眼镜而发病。在打麦场或收割时，麦穗溅到角膜上，立即发生角膜处红、肿、疼痛、流泪、羞明、睁不开眼，角膜发生糜烂、溃疡、浑浊，视力急剧下降，严重者可以发生角膜穿孔、前房积脓。因大量流泪，取表面标本找不到致病菌，必须用眼科刀刮取角膜组织才可找到上述致病菌。本病的治疗为向患眼滴用 5% 那他霉素滴眼液，每 2 小时 1 次，静脉滴注氟康唑 400mg，每日 1 次，使用 2 周，愈后会留下角膜云翳（图 5-27）。

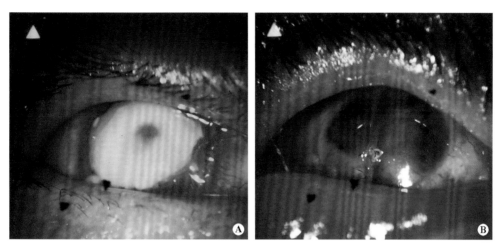

图 5-27　角膜真菌病

眼角膜严重浑浊、云翳

第六章　寄生虫昆虫性皮肤病
（insect and parasites diseases）

6.1　疥疮（scabies）　是因感染人疥螨而发生的皮肤病。据调查，一次感染 11 只雌疥螨即可引起本病。1949 年以前疥疮发病率很高，1949 年以后发病率很低，20 世纪 80 年代人口大流动导致疥疮流行。疥螨爬上人体即可导致发病，通过接触而传播，传染性很强。雌疥螨钻入皮肤角质层筑窝产卵，常侵犯皮肤嫩薄处，如手指间、腕部、颈部、胸腹部、乳房及外生殖器等处。皮损呈对称性分布，开始为丘疹、丘疱疹，有剧烈瘙痒，搔抓后皮肤破损，通过指甲播散疥螨而使皮疹增多、扩散。晚间疥螨活动、进食、产卵，所以晚间瘙痒剧烈，影响睡眠。仔细检查皮损局部，如果找到弯弯曲曲的隧道，其盲端即是疥螨和虫卵所在之处。为了清晰地显示疥螨隧道，可在皮损处滴一滴墨水，墨水进入隧道，使隧道清晰可见。在外生殖器处和臀部有瘙痒剧烈的疥疮炎性结节。在丘疱疹

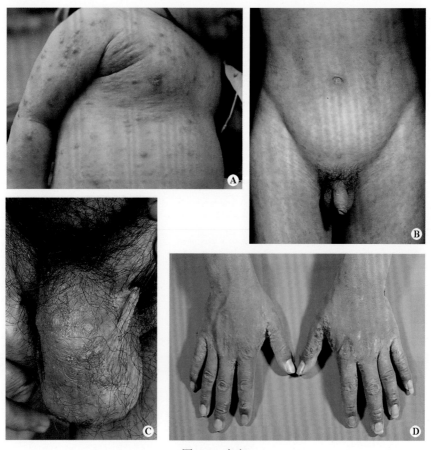

图 6-1　疥疮

C 为阴囊疥疮炎性结节

处刮取组织液，找到疥螨或疥卵即可明确诊断。本病的治疗为从颈部到全身外涂 10% 硫磺软膏，每日 1 次、连用 3 日后更换衣被，可望治愈；如外用 10% γ-666（商品名林丹，Lindane），要求在 24 小时内洗掉，否则患者会因吸收而发生中毒，所以临床上应慎用此法。用糖皮质激素向皮损内注射治疗疥疮炎性结节有效（图 6-1）。

6.2 昆虫皮炎（insect dermatitis）　本病又称昆虫叮咬（insect bite）。一些能飞、能爬的昆虫可叮咬或刺伤人的皮肤，如蚊、白蛉、蠓、螨、臭虫、跳蚤、蚁、虱、蜘蛛、蜈蚣和蜂等。一般来讲，飞行的昆虫主要叮咬人体的暴露部位皮肤，能爬善跳的昆虫主要叮咬人体的下半身，尤其是小腿。皮损为丘疹、小风团、水疱，风团可伴有伪足，令人瘙痒而搔抓。对昆虫叮咬反应较大者可以出现大疱，而白蛉或蜂蜇人后释放毒汁可使病人产生严重的水疱或伴有较严重的出血、水肿，既痒又痛。为防止昆虫叮咬可以应用驱避剂，但决不能用"滴滴涕"，以免严重危害环境。被叮咬后应立即用 10% 氨溶液中和毒液，对肿胀严重者可做冷湿敷，外用止痒炉甘石洗剂或丁酸氢化可的松霜，严重者可口服抗组胺药（图 6-2）。

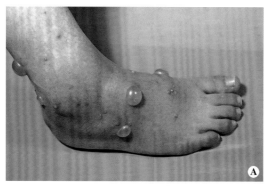

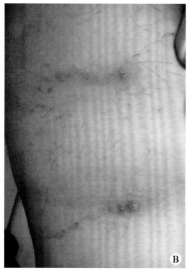
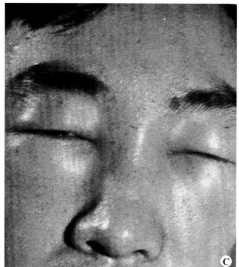

图 6-2　昆虫皮炎

6.3 谷痒症（grain itch）　本病又称稻草痒症（straw itch）或螨虫皮炎（acarodermatitis），因隐藏在谷物、稻草等内的袋形虱痒螨（又称蒲团虫）、粉末样虫或可可豆样螨叮咬人的皮肤而发病，一般多发生在收获庄稼的季节，稻草中的小螨虫成群结队地叮咬人的皮肤而发生大面积、广泛的丘疱疹，奇痒无比，令患者夜间不能入睡，搔抓不止；头面、躯干可有上百个瘙痒性丘疹。可服用抗组胺药或镇静剂，必要时可服用安眠药对症治疗，还可外用止痒炉甘石洗剂或丁酸氢化可的松霜（图6-3）。

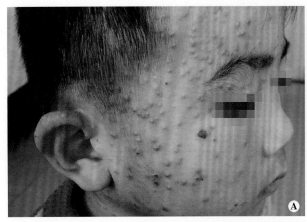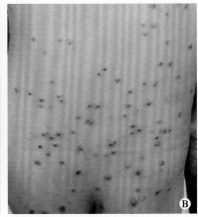

图 6-3　谷痒症

6.4　隐翅虫皮炎（paederus dermatitis）　是指由隐翅虫侵袭引起的皮肤病，隐翅虫是夜间袭人的翅虫类昆虫。本病好发生于炎夏酷暑，尤其是 8～9 月份最多见。当人们裸露身体纳凉时，隐翅虫有趋光性，常停留在灯光下人的身体上，人们出于自我保护用手拍打隐翅虫，虫体破碎后释放体内毒液，沾染皮肤而发病。皮损为长条状红色斑片，斑片上有丘疹、水疱、脓疱，可有瘙痒及烧灼样疼痛，严重者也可有全身症状，如头晕、不适等。治疗为口服抗组胺药，外用 10% 氨溶液、涂擦止痒炉甘石洗剂每日 3～4 次。科学的方法是将隐翅虫拍打在地，再将其踩死（图6-4）。

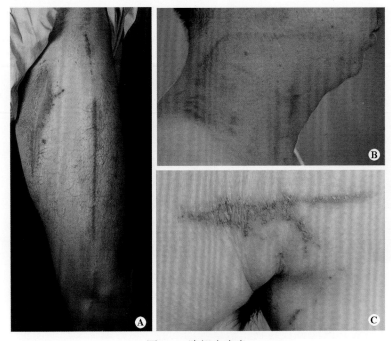

图 6-4　隐翅虫皮炎

6.5　毛囊皮脂螨病（demodicidosis）　　毛囊皮脂螨俗称毛囊虫，寄生在人皮肤上，尤其是面部皮脂较多的部位，毛囊皮脂螨数目太多时可引发疾病。我国曲魁遵教授对毛囊皮脂螨作了大量的研究。本病表现为面部皮肤上出现炎性丘疹和少许脓疱，并有潮红、水肿，稍有痒感。本病在面部表现可误诊为痤疮或酒渣鼻，但没有白头粉刺和黑头粉刺，也没有毛细血管扩张。病情严重时全面部均为炎性丘疹、小结节和脓疱，影响容貌。在皮损处刮取分泌物，于显微镜下可以找到大量的皮肤毛囊螨。治疗可口服甲硝唑或替硝唑，外用 5% 过氧化苯甲酰治疗有效（图 6-5）。

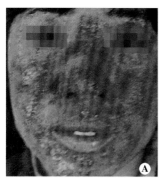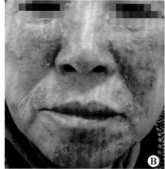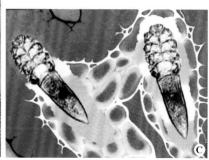

图 6-5　毛囊皮脂螨病

C 为螨虫

6.6　皮肤猪囊虫病（cysticerosis cutis）　　本病因吃了患有猪带绦虫（又称猪肉绦虫）病的猪肉（俗称米猪肉）而发病。绦虫的幼虫（囊尾蚴）可以移行到皮下组织、肌肉和脑等组织和器官，因皮下组织疏松，故囊尾蚴形成的结节较大，直径为 0.5 ~ 1.5cm，数目可由 1 至数百个。结节为椭圆形，触摸时与周围组织无粘连、无压痛，可移动，硬度近似软骨。结节以躯干、头部和大腿较多。病理切片可见到完整的猪囊尾蚴。治疗上可以服用吡喹酮或阿本达唑，必要时手术切除（图 6-6）。

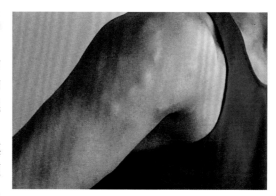

图 6-6　皮肤猪囊虫病

6.7　阴囊丝虫病（filariasis of scrotum）　　本病因感染丝虫而发病，丝虫可以进入淋巴管、淋巴结，也可以进入阴囊，导致阴囊处的淋巴管阻塞形成阴囊淋巴水肿。阴囊皮肤比较薄，淋巴水肿后在阴囊皮肤上形成石榴子样的囊肿，互相融合成大片状。淋巴液阻塞时张力较大，可以将阴囊表皮撑破，流出乳白色的淋巴液，浸湿患者的内裤。因小囊泡内为潴留的淋巴液，故小囊泡呈半透明状，破溃处流出的是乳白色的淋巴液。对本病应进行全身治疗，服用乙胺嗪 100mg，每日 3 次，连服 7 ~ 8 天；或每周或每月 1 次服 200 ~ 300mg，也可以服用阿本达唑（图 6-7）。

6.8　水母皮炎（jellyfish dermatitis）　　入海游泳时可能会遭遇水母（也称海蜇）的刺伤而发病。炎夏游泳季节正是成熟水母浮游水面之时，被水母刺伤后立即出现疼痛，上岸后见皮肤有鞭抽样的条状水肿性红斑，可伴有丘疹、水疱，严重者可以发生皮下出血。

受害面积广泛或水母毒性较大时可导致死亡。治疗水母皮炎最快和最方便的方法是用 4%
硫酸氢钠、肥皂水或明矾水等洗涤或湿敷（图 6-8）。

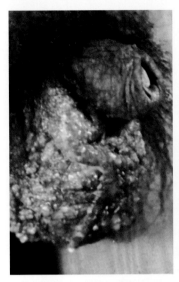

图 6-7　阴囊丝虫病

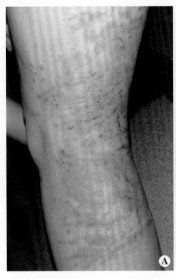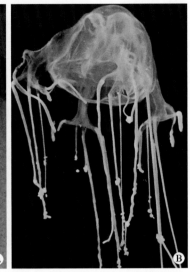

图 6-8　水母皮炎
B 为水母

6.9　皮肤利什曼病（skin Leishmaniasis）　本病是通过蚊虫叮咬感染杜氏利什曼原
虫而发病的。黏膜皮肤利什曼病（mucocutaneous leishmaniasis）表现为被蚊虫叮咬处皮肤
有溃疡，在此基础上发生全身皮肤黏膜的利什曼病，口腔黏膜内有大小不一的肉色小结
节，皮肤上有大小不等的结节，互相融合成片，面部密集融合的结节，可形成"狮面"状，
有时会被误诊为瘤型麻风。四肢和躯干部也有众多的结节，互相融合成片，使皮肤表面
凹凸不平。组织病理学检查可见组织细胞中有众多的利什曼原虫。传统治疗为用葡萄糖
酸锑钠治疗，效果差、见效慢；而今用伊曲康唑或氟康唑治疗有显著的疗效，因为利什
曼原虫的膜也是由麦角固醇组成的（图 6-9）。

6.10　虱病（pediculosis）　人虱有 3 种，即头虱、体虱和阴虱。头虱（pediculosis
capitis）可见于儿童，一般多见于卫生条件较差的女童，头皮上的头虱身体较长，叮咬头皮，
使患者感到瘙痒，在头皮上可以找到头虱，也可见到紧紧地黏附在毛发上的虮子（卵），
因此，常可见头发上有许多小白点。体虱（pediculosis corporis）主要躲藏在衣缝里，比
头虱稍短一些，叮咬躯干部位的皮肤，可以致丘疹、丘疱疹、小风团或血疱，体虱可能
会传播一些传染病，在战争条件下体虱发病率高。阴虱（pediculosis pubis）多数是通过
性交后传播上的，在阴毛及耻骨处皮肤上有比较短和扁的阴虱，它用粗大的腿抱紧阴毛，
在阴毛区叮咬吸血，夜间有阴部瘙痒，检查时可以找到阴虱和阴毛上的虮子。只要找到
虱子或虮子，皮肤上有叮咬的皮损和抓痕，即可诊断。对本病最好的处理方法是将毛发
剃掉，清洗内衣，并将其在阳光下暴晒。国内使用的灭虱药有 10% 克罗米通乳膏，林丹
霜也有效，但应慎用（图 6-10）。

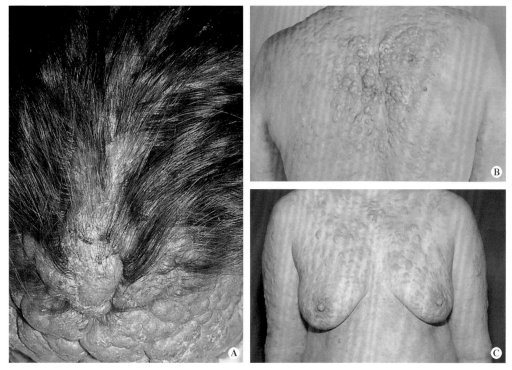

图 6-9 皮肤利什曼病

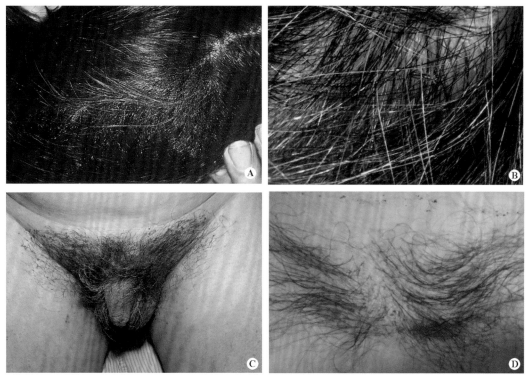

图 6-10 不同部位的虱病

6.11 臭虫叮咬（bedbug bite） 臭虫也称为"床虱"，属于昆虫纲、臭虫科，有刺吸型口器，吸血时将口器刺入皮肤，同时分泌碱性毒液，阻止血液凝固。臭虫常沿着相邻处的皮肤叮咬，故风团呈线状排列，瘙痒比较剧烈。臭虫躲在床板木缝中，夏、秋季最活跃，夜间吸血，一般多叮咬躯干部位。暴晒或用开水灌浇床板可以消灭臭虫。治疗上可外用止痒剂或弱效糖皮质激素霜（图6-11）。

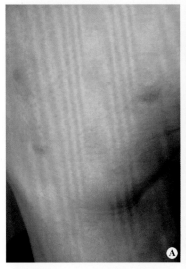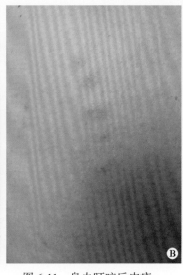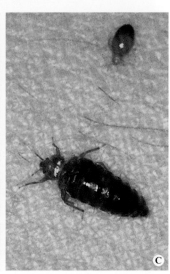

图 6-11 臭虫叮咬后皮疹

C 为臭虫

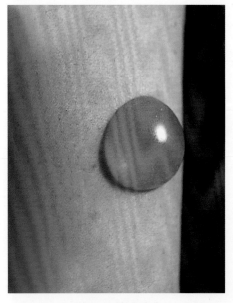

图 6-12 甲虫皮炎

6.12 甲虫皮炎（beetle dermatitis） 本病又称甲虫叮咬。儿童在地毯上坐、爬时会被几种能引起发疱的甲虫叮咬，并释放毒汁，而使皮肤发生张力性大疱，疱壁紧张，疱液呈淡红色，边界清晰。一般好发于下肢，常为单发，有自觉疼痛。发病后应及时用肥皂水清洗，在大疱底部用注射器抽出疱液，涂上碘伏，用纱布包扎（图6-12）。

6.13 丛林斑疹伤寒（scrub typhus） 本病又名恙虫热（tsutsugamushi fever），是因感染恙虫热立克次体（*Rickettsia tsutsugamushi*）而发病。其媒介动物为恙螨（chigger），生活在森林中。被恙螨叮咬处出现红色丘疹，逐渐变成水疱、坏死性溃疡，最大特点是形成焦痂，周围为浸酒状红色，伴发局部淋巴结肿大。皮损好发于躯干、阴囊或腹股沟。间接免疫荧光抗体试验阳性，蛋白印迹实验（Western blot）阳性。利福平治疗有效（图6-13）。

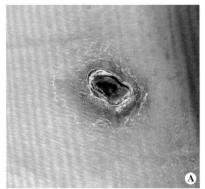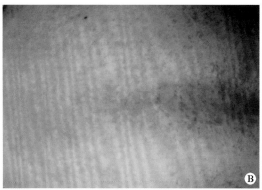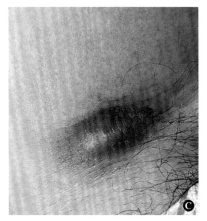

图 6-13　丛林斑疹伤寒的皮损及淋巴结肿大

第七章 物理性皮肤病
（dermatoses due to physical factors）

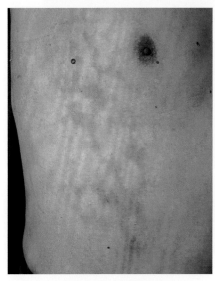

图 7-1 火激红斑

7.1 火激红斑（erythema ab igne） 西方国家在建筑内有壁炉取暖，我国南方用炭炉、东北用火炕取暖，长期接受热的烘烤，皮肤可发生红斑，红斑呈大片紫红色网纹状。早期发现并停止烘烤，网纹状红斑能自行消退，如烘烤时间过长，温度过高，可形成暗紫红色的网状斑片且不会消退，同时皮肤有轻度萎缩，虽然不痛不痒，但影响外观。治疗上应除去病因，经常外用维生素E霜或硅霜（图 7-1）。

7.2 烧伤（burns） 由火、灼热气体等理化因素直接导致皮肤的损伤称为烧伤。由沸水导致的皮肤损伤称为烫伤。烧伤可分为三度：Ⅰ度为疼痛性红斑，表皮层有皲裂；Ⅱ度为损伤到真皮层，可以发生水疱或大疱，溃破后形成糜烂或溃疡，愈后会留下瘢痕；Ⅲ度为深达皮下组织层以下的烧伤，即皮肤被烧焦，表面皮肤坏死，结黑色厚痂，病人可有高热、休克、昏迷、败血症等全身表现，由于体液大量丢失可造成水和电解质的紊乱。Ⅰ度烧伤外用烫伤膏、氧化锌糊剂即可，Ⅱ～Ⅲ度烧伤采用暴露疗法由烧伤科医师按烧伤常规治疗（图 7-2）。

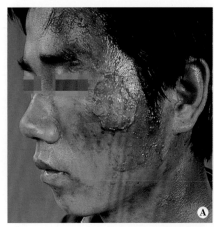
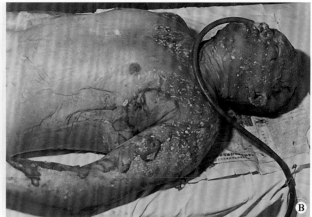

图 7-2 烧伤

7.3　白痱（ miliaria alba ）　　多见于婴幼儿、儿童，以及高热、大量出汗的成年人。在炎夏潮湿和挥汗如雨的情况下，面部、躯干、四肢出现针尖大小的透明水疱，称为痱子，水疱内含有透明汗液，可密集成片伴痒感，保持干燥后，1～2天可干瘪、脱屑而愈。病人应保持安静，避免烦躁，降低室内温度，扑撒痱子粉即能治愈（图7-3）。

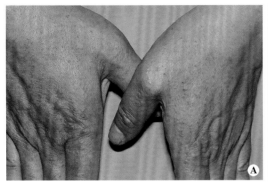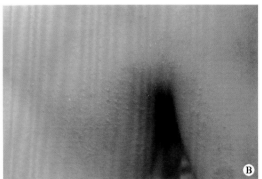

图 7-3　白痱

7.4　红痱（ miliaria rubra ）　　见于爱哭爱闹的婴幼儿、久病衰弱者和青年人，发病率无性别差异，多发于炎夏酷暑，好发于额、面、颈、胸背、肘窝、腋窝等处。因炎热、潮湿，在多汗的部位发生痱子，患者自觉瘙痒而搔抓，进而演变为红色炎症性痱子；因瘙痒加重致搔抓更频繁，皮疹更多。婴幼儿哭闹、烦躁可使病情加重，严重时会发生炎性结节、毛囊炎、脓痂疹，甚至疖肿。天气转凉爽后皮损吸收、消退，有秕糠状鳞屑。本病患者如注意清洁卫生、勤洗澡，保持凉爽和干燥病情即能好转，扑撒痱子粉可促进散热和保持干燥（图7-4）。

7.5　冻疮（ pernio ）　　由寒冷低温引起的皮肤损伤称为冻疮，多见于严寒的冬季，好发于肢端如手、足、耳郭等部位，入冬后不注意保暖，皮肤因受到寒冷的作用，导致血管运行障碍而发病。两手皮肤呈暗紫红色斑片、水肿，

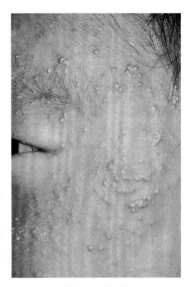

图 7-4　红痱

皮下有硬结，破溃后形成糜烂或溃疡，愈后形成瘢痕。严重者也可以发生大疱或血疱，伴自觉痒痛。近20～30年来年轻女性为显示身体的曲线美，严冬仅穿单薄的外裤，在寒冷的刺激下双髋部皮肤有蓝红色瘀斑，皮温低。马术比赛的女运动员穿着单薄的马裤也常发生这种特殊部位冻疮。本病的防治首要的是注意保暖，同时局部可外用冻疮膏或樟脑软膏（图7-5）。

7.6　冻伤（ frostbite ）　　在较低气温下，长时间在户外受冻，使组织供血中断，发生组织坏死时称为冻伤，好发于肢端，如耳、鼻、四肢末端，临床上以足部冻伤为多见。冻伤分为四度：Ⅰ度为浅表皮肤冻伤；Ⅱ度为真皮层皮肤冻伤，Ⅲ度为全层皮肤和皮下组织冻伤，Ⅳ度为深达皮下组织、肌肉，甚至骨骼的冻伤。由于严重的血管阻断，导致组织缺血，形成黑色坏死。一般为干性坏死，形成焦炭样坏死组织，与正常组织之间有

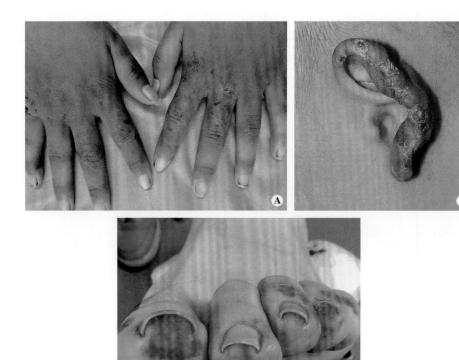

图 7-5　冻疮

明显的界限。对患肢应注意保暖，防止继发感染，特别是要防止破伤风、气性坏疽的感染，除常规使用破伤风抗毒素预防注射外，可全身用抗生素，当坏死组织与健康组织分界十分清晰时，应行手术切除、植皮治疗，本病应由创伤外科诊治（图 7-6）。

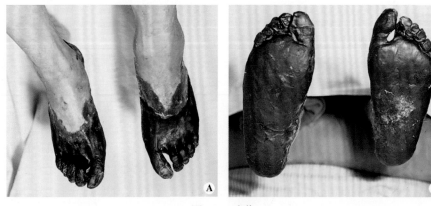

图 7-6　冻伤

7.7　冷冻后大疱（bullae due to cryotherapy）　皮肤科常利用固体二氧化碳（俗称干冰）和液氮的低温（二氧化碳为 -56.7℃，而液氮为 -195.9℃）治疗一些皮肤病。为了使冷冻剂的作用更强，将冷冻剂直接压敷在皮损上，皮肤因低温发生物理性损伤而出现表皮大疱，损害边界清晰。对皮损部位应注意消毒、包扎，10 余天后皮损可消退，皮肤恢复良好（图 7-7）。

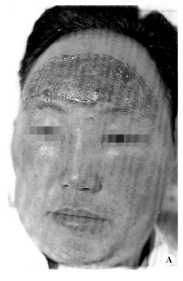
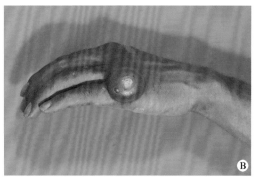

图 7-7　冷冻后大疱

7.8　日光性皮炎（solar dermatitis）　日光中有波长为 320 ～ 400nm 的长波紫外线和波长为 280 ～ 320nm 的中波紫外线，紫外线照射到人的皮肤上除了有发热的感觉外，还有助于合成维生素 D。但有的病人对日光中的紫外线过敏，在裸露部位的皮肤上会发生红斑，多发于面部、颈部或上肢部，红斑明显地发生于阳光照晒部位，稍后有热感和痒感，此为日光性皮炎。治疗本病可口服维生素 E，必要时服用抗组胺药，外用炉甘石洗剂止痒（图 7-8）。

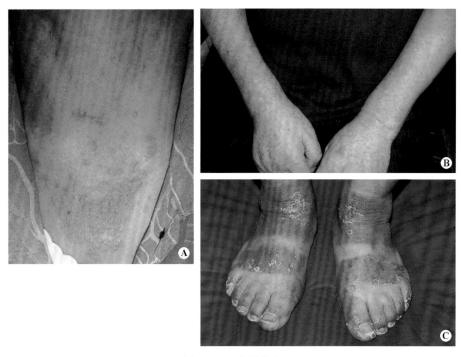

图 7-8　日光性皮炎

7.9　光毒性接触性皮炎（contact phototoxic dermatitis）　皮肤接触光敏性物质如3%～30%补骨脂酒精等，在阳光下暴晒可发生光毒性接触性反应，好发于年轻人，多见于夏季，有明确的外用光敏药物病史且暴晒时间较长。在涂抹药水的皮肤上发生炎性潮红、水肿，表面可有小水疱或大疱，有自觉烧灼样疼痛。皮损形状与外用药的部位完全一致。裸露部位皮肤上涂抹香水，在阳光下照晒也可发生香水皮炎，尤其是应用科隆香水发病率高。病人应当立即避免日晒，局部用1：5000呋喃西林溶液或1%硼酸溶液冷湿敷，可很快减轻疼痛及瘙痒，外用炉甘石洗剂止痒（图7-9）。

7.10　痘疮样水疱病（hydroa vacciniforme）　本病为一种以水疱为主的反复发作的先天性光敏感性皮肤病，大多从2～3岁开始发病，男孩比女孩发病率高；夏季病重，冬季减轻，一直到青春发育期才能缓解。皮损好发于面部，尤其是颊部、鼻背、耳郭、手足背和前臂伸侧等处，对称性分布。皮损为充血性红斑、水肿、深红色的小丘疹或小结节，中央为水疱，有脐窝，周围有轻微红晕，类似于水痘，破溃后结痂、糜烂或形成溃疡，愈后留下凹陷性瘢痕及色素沉着。患者自觉瘙痒，有时可伴有脱发及爪甲变形。防治本病应注意避光、防晒，可口服羟氯喹，儿童4mg/kg，每日2次，疗程不能太长，以防止副作用（图7-10）。

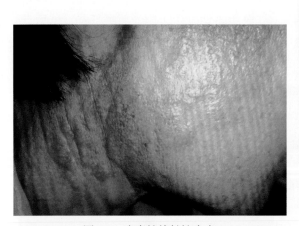 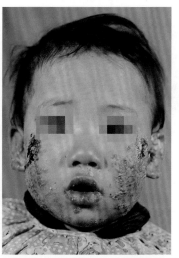

图7-9　光毒性接触性皮炎　　　　　图7-10　痘疮样水疱病

7.11　多形性日光疹（polymorphic sunlight eruption）　本病为对日光的一种反应，照晒阳光后皮肤上会发生各种各样的皮损，如红斑、丘疹、水疱或痒疹样皮损，伴有明显瘙痒。皮损好发于暴露部位，病人对紫外线皮试常呈阳性反应，多数人对长波紫外线（UVA）有反应；少数人对中波紫外线（UVB）有反应；有的病人有家族史，多见于不常照晒阳光的人。病人应逐渐增加户外活动，可外用1%吲哚美辛霜，每日2～3次（图7-11）。

7.12　光化性肉芽肿（actinic granuloma）　本病于1975年由O'Brein首先报道，常见于中年人，夏季多发，好发于颈、额、胸、上肢及后背。在阳光照晒处发生群集的丘疹，逐渐扩大、增多形成斑块，皮损中央凹陷，皮肤正常或稍有萎缩，周边不规形的堤状隆起呈环形损害，呈肤色或淡红色，无自觉症状。组织病理学有特征性，即出现三带现象，外缘为弹力纤维样变，环状隆起部位有异物巨细胞吞噬现象，内缘为少许孤立的变性弹力纤维。治疗可口服羟氯喹 100mg，每日 2 次，可外用弱效糖皮质激素霜（图 7-12）。

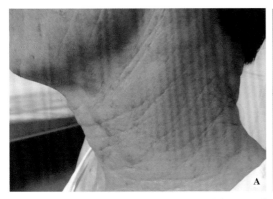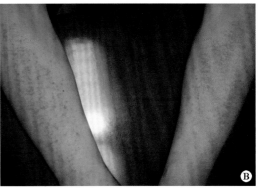

图 7-11　多形性日光疹

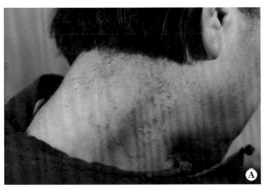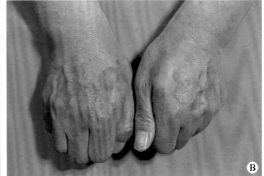

图 7-12　光化性肉芽肿

7.13　光化性环状肉芽肿（actinic granuloma annulare）　本病是环状肉芽肿的特殊类型，因阳光照射而发病，多见于中老年人，男性比女性多见。皮损好发于裸露部位尤其是两前臂伸侧，为米粒大小圈环形损害，边界呈堤状隆起，中央平坦呈多发性，一般不痒。病理学除有典型环状肉芽肿改变外，还可见弹力纤维变性、变粗、卷曲与溶解。治疗上可口服羟氯喹、烟酰胺、己酮可可碱（图 7-13）。

7.14　光化性痒疹（actinic prurigo）　是多形性日光疹的一种变型。多见于儿童和中老年，女孩比男孩多发。皮损呈对称性分布，好发于日光照晒部位，尤其是两上肢伸侧及手背，为痒疹到结节性痒疹的损害，皮损处有明显的抓痕。中老年更多地表现为慢性干性丘疹和斑块。阳光强烈的炎夏季节加重，严寒冬季病情有所减轻。儿童数年后可望自愈，而老年人病程较长。治疗可以口服沙利度胺、羟氯喹，外用糖皮质激素（图 7-14）。

7.15　皮肤光老化（skin photoaging）　本病多见于农民、海员和高山地区的居民，因长期暴露于强光下，皮肤发生光老化，多见于 40～50 岁以上壮年和老年，男性比女性多见。好发于皮肤裸露的部位，如面、颈、上肢以及前胸、后背部。局部皮肤肥厚、干燥、粗糙、萎缩松弛，皮纹加深、皱褶增多、色素沉着、皮肤毫无光泽，皮肤大褶皱处稍光滑。组织病理学见真皮内有大量粗大、蓬乱增生的弹力纤维，表皮萎缩。应注意防晒，可口服多维元素片（图 7-15）。

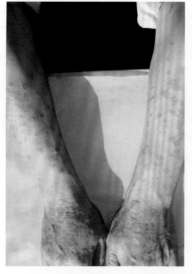

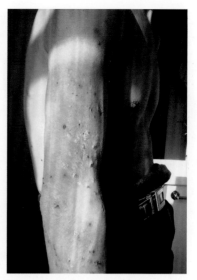

图 7-13　光化性环形肉芽肿　　　　图 7-14　光化性痒疹

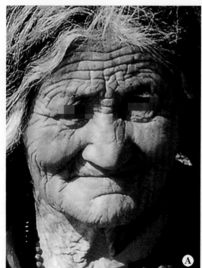

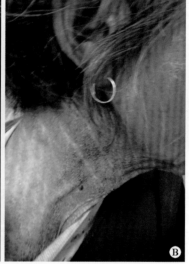

图 7-15　皮肤光老化

7.16　胶样粟丘疹（colloid milium）　本病又称皮肤胶样变性（cutaneous colloid degeneration），属于长年阳光照晒后发生的一种弹力纤维退行性变性的皮肤病，多见于成年人和老年人，男性比女性多见。皮损好发于裸露部位，尤其是面部、手背等处，面部尤好发于最突出的颧骨处，双侧对称性分布。皮损为直径 2～3cm 大的淡黄色或鹅黄色斑块，皮沟较深，皮丘隆起，皮损边界不清，无自觉症状。组织病理学见表皮角化过度，真皮内为嗜酸性胶样物。病人因担心是有害于健康的皮肤病而就诊，可以向病人解释这只是一种劳动者的体征，无碍健康。本病可以做冷冻治疗和激光治疗（图 7-16）。

7.17　慢性光化性皮炎（chronic actinic dermatitis）　过去本病称为光化性类网织细胞增生症，现已弃用。本病是一种常见病，见于长期户外劳动的男性，长期受阳光暴晒，皮肤裸露部位发红，皮肤干燥、粗糙、增厚，伴有浸润或大片状鳞屑，皮沟加深。本病呈慢性经过，老年时病情发展到顶峰，但健康情况良好，只是皮肤发生日光性损伤，与网织细胞增生无关。组织病理学无特异性，类似于皮炎湿疹的改变，无恶性改变。患者应尽可能减少阳光照射，可服用多维元素片，外用10%尿素软膏或中效糖皮质激素霜（图7-17）。

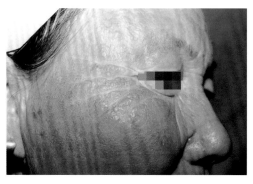

图 7-16 胶样粟丘疹

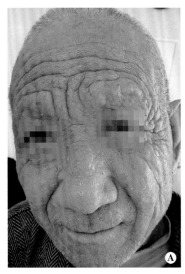
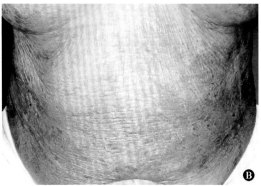
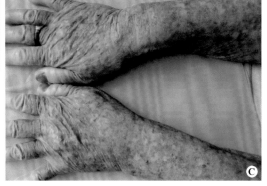

图 7-17 慢性光化性皮炎

7.18 植物日光性皮炎（phytophotodermatitis） 本病在灾荒时期发病率很高，因人们挖各种野菜充饥，进食了含有光敏性物质的野菜而发病。近年来随着人们生活水平提高，到农村游玩、食用野菜，在日光下强烈暴晒后，面部、颈部、上臂、手背发生急性红斑、水肿，因高度水肿，原来长脸变成圆脸，在颧骨等突出处可发生大疱或皮下出血，双眼因水肿而闭合，严重者可以发生破溃、渗出。患者自觉疼痛，日晒后加重。防治本病应避免食用含有光敏物质的野菜，发病后应避免日晒，全面部用 1 ： 5000 呋喃西林液或 1% 硼酸溶液进行冷湿敷，口服糖皮质激素消肿较快（图7-18）。

7.19 放射性皮炎（radiodermatitis） 接受放射性同位素磷-32、锶-90治疗皮肤病或放射治疗内脏恶性肿瘤时可能发生放射性皮炎，其表现为接受治疗的部位出现红斑、轻度水肿，边界清楚，伴有瘙痒，此为急性放射性皮炎。以后形成慢性放射性皮炎，原损害处皮肤干燥、菲薄、萎缩、皮脂腺和汗腺功能障碍、毛发脱落，伴有色素沉着和毛

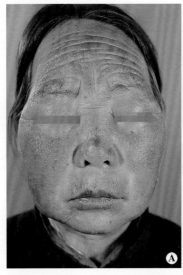
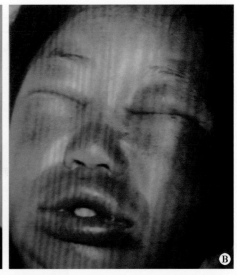

图 7-18　植物日光性皮炎

细血管扩张。病期长久后也可发生角化增生、放射性溃疡，而且不易愈合，到晚年可能发生基底细胞癌或鳞状细胞癌。防治本病应注意保护好局部皮肤，避免受到各种刺激，可外用维生素 A 软膏、鱼肝油软膏（图 7-19）。

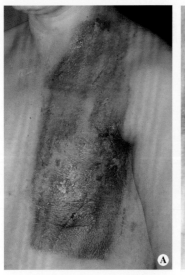
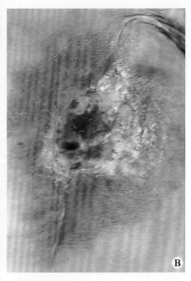

图 7-19　放射性皮炎

　　7.20　鸡眼（clavus）　由于挤压、摩擦等原因引起的皮损，好发于足趾、趾背或趾间，皮损为锥形角质增生损害，为豌豆粒大小、淡黄色角化物，呈圆形，中央稍稍凹陷，周围角化稍高起，状似鸡眼，走路时因受鞋的挤压疼痛；长在趾背者称为硬鸡眼；长在趾间者因汗浸渍，角化物被泡成白色，触之较软，故称软鸡眼。本病与跖疣不同，表面呈鸡眼状，光滑平整，而跖疣表面为乳头瘤状，有许多棘刺。对本病的治疗可外用腐蚀性药物如鸡眼膏等，鸡眼不能进行手术，术后容易留下瘢痕而导致疼痛（图 7-20）。

　　7.21　胼胝（tylosis）　本病是由于皮肤长期受压迫、挤压、摩擦足跖部产生一种

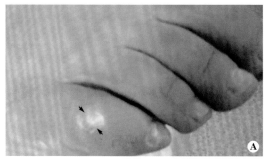
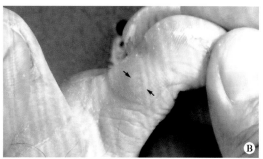

图 7-20　鸡眼

A. 趾背硬鸡眼；B. 趾间软鸡眼

保护性的片状角质增生斑片，好发于足跖和
足趾承受压力和摩擦的部位，发生在着力点
上，不发生在足跟或趾跖部。局部有局限性
角化斑片，明显高起，在趾骨或跖骨突出部
位常呈对称性分布；由于角质增生，故呈淡
黄色，胼胝表面的纹理与正常皮肤相连；穿
鞋走路时有疼痛，尤其是穿硬底皮鞋。病人
应穿柔软、合适的鞋，外用角质剥脱剂。患
者经常用刀片修脚，修脚后疼痛消失，日久
又复发。笔者介绍一种预防方法，购置一副
泡沫塑料鞋垫，对准胼胝部位将鞋垫掏空，

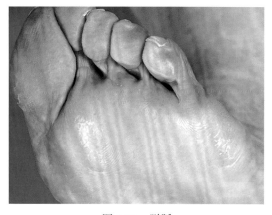

图 7-21　胼胝

避免局部受压和摩擦，日久后胼胝能自行消退（图 7-21）。

7.22　火药沾染（gunpowder stain）　火药爆炸时可沾满面部和身体其他部位的皮
肤，火药溅入面部皮肤，面部上有斑斑点点的火药黑点，严重者会伤及角膜而影响视力；
病期长久后有可能会发生异物肉芽肿。事发时应用清水大量冲洗，保护皮肤，防止感染。
可采用激光治疗把炭末打碎，促进异物巨细胞的吞噬而获效。发生异物性肉芽肿时，可
行整形手术（图 7-22）。

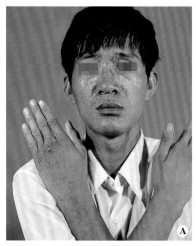
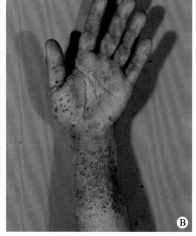

图 7-22　火药沾染

7.23　压疮（decubitus）　本病多见于年迈、体弱、长期卧床的患者，意识不清、瘫痪的老年人更容易发生压疮。本病好发于骶骨部，也可发于足跟或髋骨部。压疮是瘫痪病人体重长期压迫皮肤，使局部缺血而发生的皮肤病变，它好发于骨突出处，表现为局部潮红、发紫、发凉，并缺血坏死而形成深在性溃疡，边界清晰，容易发生继发感染。治疗压疮主要是局部按摩，促进血液循环，及时翻身，外用过氧苯甲酰或用1%氯己定碘软膏（图7-23）。

7.24　皮肤坏死（gangrene cutis）　由于种种原因使局部皮肤缺血而发生坏死，如因将酒精误当作麻药使用，在浸润注射的部位发生大片皮肤坏死，7天后，局部呈炭黑色坏死厚痂，与正常皮肤之间有明显的分界线，最后形成瘢痕。治疗可局部外用2%碘酊预防感染，恢复后留有瘢痕，再外用瘢痕膏等治疗（图7-24）。

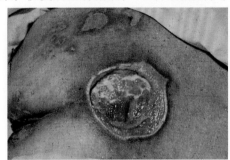
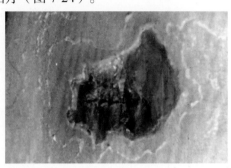

图 7-23　压疮　　　　　　　　　　图 7-24　皮肤坏死

7.25　手足皲裂（rhagades of hand and foot）　本病多见于劳动者，尤其是在严寒冬季还要用双手工作者，长久后会形成手部皮肤角质增生、角化肥厚，因为手部活动较多，本来角质层就厚，发病后角质层更厚，加上手部的动作而发生横向或竖向的皲裂，浅者皲裂疼痛，深者皲裂出血，这种皲裂疼痛严重影响劳作。每次劳作后应用温水洗手，去除污垢，外用10%尿素软膏或0.1%维A酸软膏。本病的预防比治疗更重要（图7-25）。

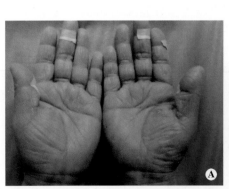
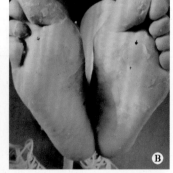

图 7-25　皲裂

第八章 变态反应皮肤病
（allergic skin diseases）

8.1 接触性皮炎（contact dermatitis） 是患者皮肤黏膜接触某种致敏性物质而发生的皮肤黏膜过敏反应。接触某些刺激性强的物质如强酸、强碱等烈性化学品而发生的皮肤黏膜反应称为毒性皮炎（toxic dermatitis），多数患者是接触某些致敏物质而致。本病好发于暴露部位，皮损为边界清晰的红斑、水肿、丘疹、水疱或大疱，水疱破溃后有渗出，患者自觉瘙痒或刺痛。去除致敏物质后可自愈，可服用抗组胺药并外用炉甘石洗剂（图8-1）。

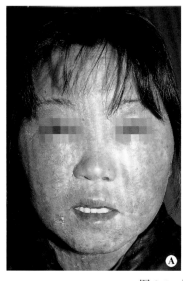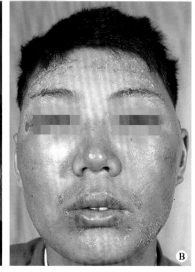

图 8-1　接触性皮炎

8.2 毒性皮炎（toxic dermatitis） 皮肤接触各种刺激性强的物质如强酸、强碱等化学品后，立刻出现疼痛、烧灼感，接触的部位很快出现急性红肿、大疱，开始时疱液清澈、透明，稍久后疱液浑浊，其发病部位与接触强刺激物的部位一致，大疱周围也可有散在的较小的大疱，自觉烧灼样疼痛。发病后应立即用清水冲洗局部，将皮损上残留的刺激物清洗干净。接着用 1 : 5000 呋喃西林溶液冷湿敷，每日 4 ～ 5 次，每次 20 ～ 30 分钟，抽出大疱的疱液，最后外用氧化锌糊剂，每日 1 ～ 2 次（图8-2）。

8.3 对苯二胺皮炎（paraphenylenediamine dermatitis） 本病为染发皮炎，染发剂中含有对苯二胺，有良好的将白发染成黑发的效果，但却是一种强的致敏剂。本病多见于 40 ～ 50 岁以上的壮年，国内多发于节日期间。染发数小时后头皮瘙痒，随即头面部红肿、糜烂、渗出。水肿严重时眼裂闭合，不能睁开。患者自觉瘙痒和刺痛明显，

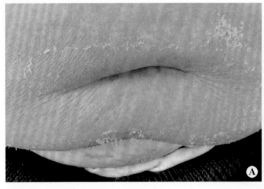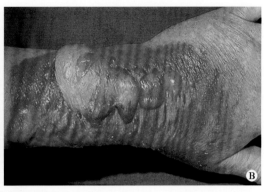

图 8-2 毒性皮炎

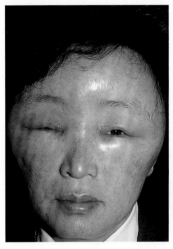

图 8-3 对苯二胺皮炎

到急诊就诊。患者有明确的白发染黑发史，表现为头面部急性皮炎。治疗上用氢化可的松静脉滴注，局部用 1∶5000 呋喃西林或氯己定溶液冷湿敷。为防止发病，染发前应作染发剂的斑贴试验，阳性者不能用其染发（图 8-3）。

8.4 口红唇炎（lipstick cheilitis） 涂口红的妇女中约有 10% 发生本病。口红即彩色唇膏，由羊毛脂、蜡脂、染料和香料等组成。染料和香料等化学物质可以引起过敏反应，使整个唇红黏膜红、肿，随后干燥、剥脱及皲裂，局部有时自觉瘙痒和疼痛。临床上表现为慢性剥脱性唇炎。患者应立即停用致敏的口红，外涂 0.2% 氢化可的松霜（图 8-4）。

8.5 化妆品皮炎（cosmetic dermatitis） 我国从 20 世纪 70 年代末开始使用化妆品，使用低劣的化妆品用后普遍发生面部化妆品皮炎。这些化妆品中含有原发性刺激物、变应原性光敏物，更恶劣者加入糖皮质激素。外用这些化妆品后全面部潮红、水肿、浅糜烂、渗出、结痂，更多见面部皮肤毛细血管扩张，形成"关公脸"，其特点之一是鼻唇沟和鼻孔下有正常皮肤。应立即停用化妆品，口服抗组胺药，外用复方氧化锌糊剂或硅霜，并注意防晒（图 8-5）。

8.6 镍皮炎（nicker dermatitis） 是接触镍而发生的过敏性皮炎，日常生活所使用的装饰物中有一些是由镍制成的。本病多见于成人，好发于含镍装饰品所佩戴的部位。耳垂佩戴镀镍的耳环后发生红斑、水肿、糜烂、渗出、瘙痒。接触镀镍的眼镜架后局部可发病，耳后与镜架接触最紧密，皮炎表现也最明显，红斑、水肿、糜烂、渗出、结痂，明显瘙痒。镀镍皮带扣引起的脐周皮炎，常发于夏季；夏季衣着较少，皮带扣容易直接

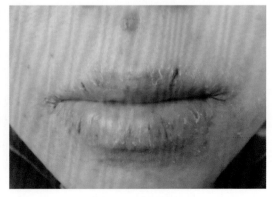

图 8-4 口红唇炎

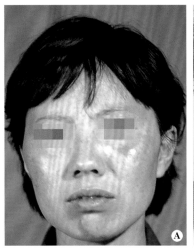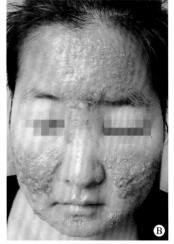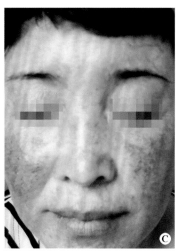

图 8-5　化妆品皮炎

B.急性皮炎型；C.毛细血管扩张型

接触皮肤，潮湿出汗使镍溶解导致皮炎的发生。戴镀镍的表带发生的皮炎多发生于左手腕，因表带上下滑动，故皮损面积比表带稍宽。本病诊断后，应更换镀镍装饰品，局部外用丁酸氢化可的松霜，每日 2 次，数日后即能痊愈（图 8-6）。

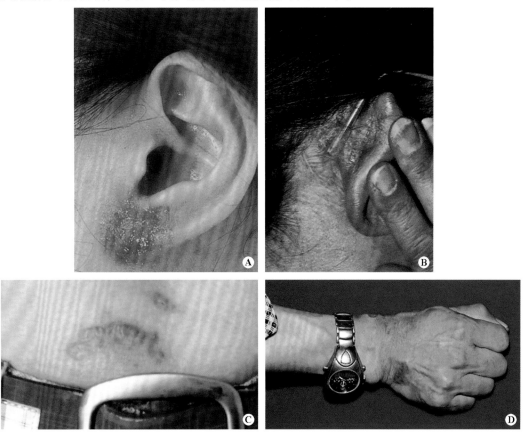

图 8-6　镍皮炎

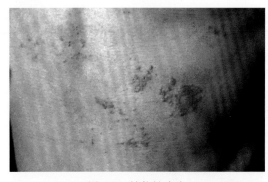

图 8-7　植物性皮炎

8.7　植物性皮炎〔dermatitis resulting from plants〕　一些植物接触皮肤可导致皮炎。有些植物致病概率低，有些植物致病概率高，含有毒汁的植物更容易引起植物性皮炎。人在裸露上身穿行在灌木、树林中时，皮肤接触树枝树叶后发生的条纹状红斑及丘疹、水疱，自觉瘙痒。治疗上口服抗组胺药，外用弱效糖皮质激素霜能很快痊愈（图 8-7）。

8.8　芒果皮炎〔mongo dermatitis〕　芒果最早产于菲律宾、关岛、夏威夷和古巴，现在多盛产于热带、亚热带地区。芒果中含有的漆酚（urushiol）类物质，有一种涩涩的味道，可导致对漆酚过敏的人发生接触性皮炎。吃芒果时，唇红和口周皮肤直接与芒果肉接触，随后口唇和口周皮肤潮红、水肿，表现为口周直到鼻孔下方大片红斑、丘疹、水疱、脱屑。慢性经过者可有色素沉着或者表现为慢性皮炎，皮肤干燥、鳞屑、结痂。用芒果汁做斑贴试验为阳性。患者吃芒果时应切成小片，直接送进口中，只要不接触皮肤就不会发病，芒果接触口腔黏膜不会发病。治疗上应服用抗组胺药，外用丁酸氢化可的松霜、每日 2 次，很快能治愈（图 8-8）。

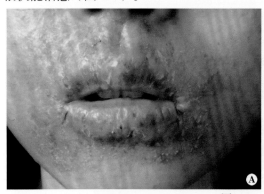
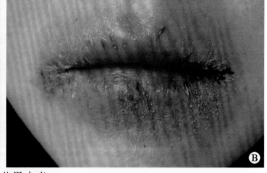

图 8-8　芒果皮炎

8.9　塑料（橡胶）凉拖鞋皮炎〔dermatitis from rubber and plastic slippers or sandals〕　人们常穿的凉拖鞋常常是由塑料制成，或者为了增加其韧性而加入了少许橡胶。夏季人们赤脚穿这种凉拖鞋，在足的前中部，尤其是足趾部发生皮炎，以第一趾最为严重。这种长时间、慢性刺激发生的皮炎，在接触处有红斑、丘疹、水疱、浅糜烂和少许渗出，因有自觉瘙痒，患者经常搔抓。当怀疑本病时，可用常穿的凉拖鞋进行比对，若皮疹的部位与凉拖鞋的鞋襻相一致即可确诊。患者最好不穿或者不要赤脚穿凉拖鞋，口服抗组胺药，外用弱效糖皮质激素即能治愈（图 8-9）。

8.10　敌敌畏皮炎〔dermatitis due to dichlorvos DDVP〕　本病是农用杀虫剂敌敌畏（chlorophenothane）引起的皮炎，过去人们用布条浸上敌敌畏在室内杀蚊灭蝇。敌敌畏属于烈性杀虫剂，在室内应用经常沾染皮肤，导致皮炎急性发作，皮肤出现红斑、水肿、大疱、疼痛剧烈，如果皮肤吸收量大，还可导致全身中毒。由于有机磷严重破坏环境，伤害土壤，已禁止使用。发病后应口服抗组胺药，局部用 1∶5000 呋喃西林溶液冷湿敷，外用氧化锌糊或硅霜（图8-10）。

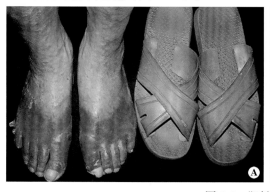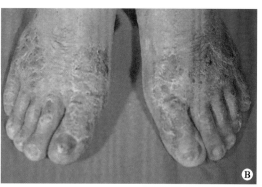

图8-9 塑料凉拖鞋皮炎

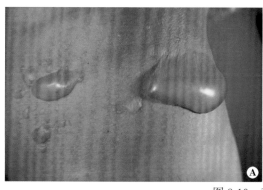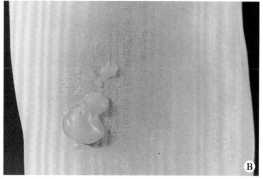

图8-10 敌敌畏皮炎

8.11 汞剂皮炎（dermatitis due to mercury） 过去皮肤科医生用汞剂配制药液、药膏治疗皮肤病，因为汞剂有致敏性，现在已很少使用。临床上所见病例主要是汞血压计摔破后，汞珠流出，人们清扫时，汞就侵犯皮肤。汞蒸气有较强的穿透性，除侵犯裸露的皮肤外，也可穿透衣服侵犯躯干、四肢，仅腰带处不受累。全身皮肤呈大斑片状猩红色潮红、水肿，表面有密集的小脓疱，有自觉痒痛，患者还可有全身症状。本病皮疹类似于急性泛发性发疹性脓疱病，应服用小剂量糖皮质激素，外用止痒炉甘石洗剂治疗（图8-11）。

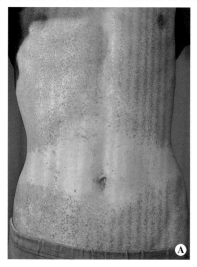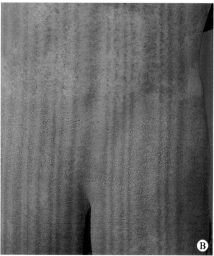

图8-11 汞剂皮炎

8.12　沙土皮炎（dermatitis due to sand）　本病又称幼儿丘疹性皮炎，发病前患儿有玩耍沙土史，多见于儿童，好发于双手背和前臂处。皮损为针尖至针头大的红色丘疹，散在分布，多见于夏季，稍有痒感，半月左右可吸收消退。这种皮疹可能与传染性肝炎有关。治疗上应服用抗组胺药，外用 0.2% 氢化可的松霜，每日 2 次（图 8-12）。

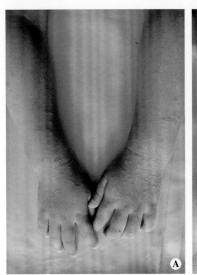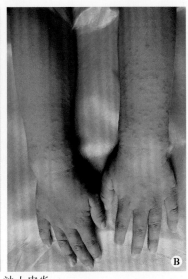

图 8-12　沙土皮炎

8.13　特应性皮炎（atopic dermatitis）　本病亦称湿疹。与皮炎、哮喘和过敏性鼻炎有关。这种特殊体质有遗传性，从婴儿、儿童、青少年直至成人期均可发生湿疹。2 岁以内的婴儿湿疹主要发生于面部，青少年湿疹发于四肢屈侧，成人湿疹好发于双下肢。婴儿湿疹表现为急性湿疹，皮损为红斑、丘疹、水疱、糜烂、渗出、结痂，也可伴发脓疱；少年湿疹为亚急性湿疹，好发于肘窝、腘窝，对称分布，俗称"四弯风"；成人湿疹以浸润、肥厚、色素沉着为主，抓破后有点状糜烂。无论哪一期湿疹均有剧烈瘙痒，难以忍受，常常搔抓至出血、疼痛后方罢休。本病病程慢性，患者可有家族史，诊断不难。本病治疗非常困难，方法有口服抗组胺药、镇静剂，外用止痒药、糖皮质激素等（图 8-13）。

8.14　急性湿疹（acute eczema）　本病多见于儿童和青年，皮损为红斑、水肿、丘疹、水疱、糜烂，渗出较重，有明显抓痕，自觉瘙痒十分剧烈，经常需要搔抓至皮肤出血、疼痛才能止痒，结果使皮损边界不清，渗出明显，病情加重，瘙痒更加剧烈。治疗方法为口服抗组胺药，睡前可服用嗜睡性抗组胺药如氯苯那敏（扑尔敏）等；外用 1 : 5000 呋喃西林溶液冷湿敷，每日 3～4 次，每次 15～20 分钟，用炉甘石洗剂止痒，每日 2 次（图 8-14）。

8.15　亚急性湿疹（subacute eczema）　急性湿疹经过治疗或病程自然转归，红肿减轻，渗出减少，皮损上覆浆痂或药痂（外用药与渗出液凝固而成），但仍有红斑、丘疹、水疱、糜烂，从而形成亚急性湿疹。患者仍有瘙痒，病情相对稳定。亚急性湿疹只是湿疹病程中的一个阶段，治疗上避免使用有刺激性的外用药和过度搔抓，以免导致急性湿疹的发生。应口服抗组胺药，外用止痒氧化锌糊剂或弱效糖皮质激素霜治疗（图 8-15）。

8.16　慢性湿疹（chronic eczema）　湿疹的特点是剧烈瘙痒，患者没有接受正确的治疗，自购外用药治疗（大多数是治癣的外用药），使病情和瘙痒不能控制，患者长时

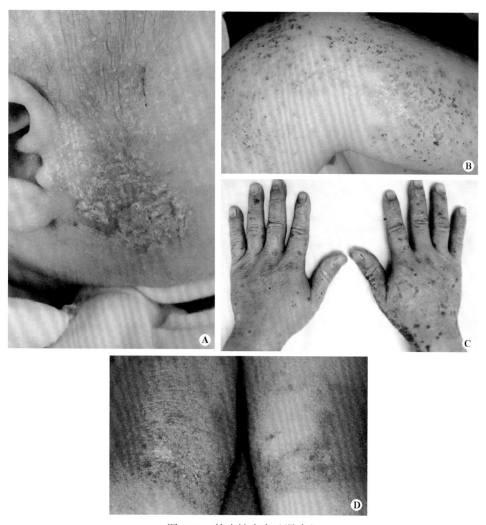

图 8-13　特应性皮炎（湿疹）

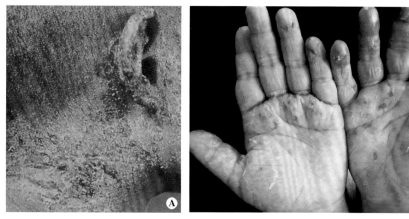

图 8-14　急性湿疹

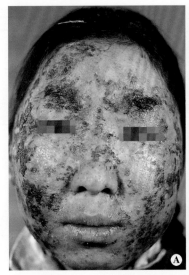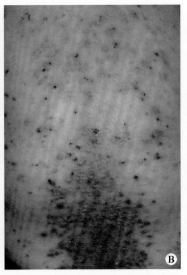

图 8-15　亚急性湿疹

间反复搔抓，皮损逐渐肥厚、发硬，甚至呈苔藓化，使病情进入慢性阶段，形成慢性湿疹。本病病程可达数年或数十年，一般来说湿疹病程 2 年以上者，称为慢性湿疹。慢性湿疹的皮损特点是苔藓化和瘙痒，皮损边界不清，苔藓化的表面有搔抓所致的表皮剥脱。治疗上要应用还原剂，过去使用煤焦油软膏，因不易于清洗已很少使用，现在多用中效糖皮质激素软膏；也可用糖皮质激素病损内注射（图 8-16）。

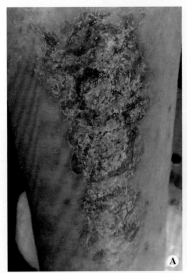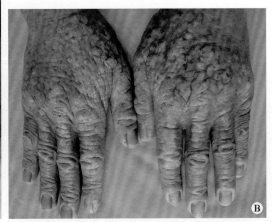

图 8-16　慢性湿疹

8.17　手部湿疹（eczema of hand）　现在人们广泛地使用各种各样的清洁剂、消毒剂等化学制剂，双手每天接受这些化学制剂的阈下刺激，长期反复不断的刺激则变成阈上刺激而发生手部湿疹。本病家庭主妇发病率较高，皮损呈对称分布，有红斑、糜烂、轻度肥厚、色素沉着、结痂和鳞屑，呈慢性经过，有自觉瘙痒。本病治疗后皮损可好转或痊愈，但容易复发。本病的预防重于治疗，注意避免接触各种洗涤、消毒制剂，外用止痒、润肤软膏或中效糖皮质激素制剂（图 8-17）。

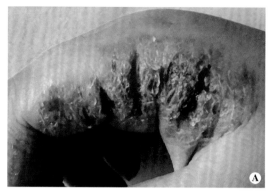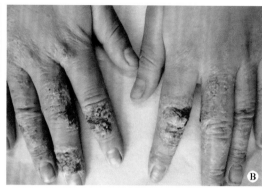

图 8-17　手部湿疹

8.18　胼胝性湿疹（eczema tyloticum）　本病也称为皲裂性湿疹（chaps eczema），国内近 30 ～ 40 年非常多见，与各种清洁剂、消毒剂、去污剂等的应用有关。本病多见于成年人，女性多于男性。皮损先从指端开始发生红斑、角化、浅皲裂，以后发于双掌心的皮肤角化、肥厚、发硬，有多发性的、深浅不一的皲裂。皲裂发生于掌纹上，同时伴有较厚的鳞屑；皮损呈对称分布，有自觉瘙痒、疼痛，清洗衣物时疼痛加重；本病呈慢性经过。本病的治疗为避免接触各种清洁消毒制剂，皮损可好转；口服抗组胺药，外用10% 尿素软膏；皲裂好转后改用中效糖皮质激素制剂（图 8-18）。

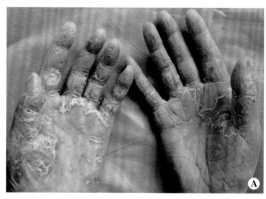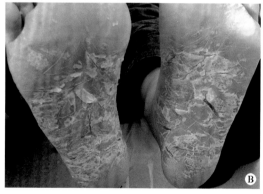

图 8-18　胼胝性湿疹

8.19　钱币状湿疹（nummular eczema）　本病又称盘状湿疹（discoid eczema），属于一种特殊形态的湿疹，好发于成年人，多见于手背或小腿。皮损为钱币状圆形红斑，可伴有丘疹、水疱、少许渗出、鳞屑损害，边界较清楚，因有自觉瘙痒，搔抓可加重病情；皮损好转后呈钱币状亚急性湿疹改变。治疗为局部外用弱效糖皮质激素乳膏，每日 2 次，容易治疗，好转后还需继续治疗，巩固疗效后再停药，以免复发（图 8-19）。

8.20　皮脂缺乏性湿疹（asteatotic eczema）　本病又称干燥性湿疹（xerotic ecze-ma），多见于秋冬季，与过度洗浴有关。去除或缺乏皮脂后，皮肤干燥，表面出现浅皲裂，呈龟裂样，多见于老年人，好发于小腿伸侧。皮损为边界不清的大片潮红，其上有线状浅裂纹，患者自觉瘙痒，晚间尤甚；有的患者用热水烫洗止痒，使皮损扩大，瘙痒加重。本病的防治为秋冬季尽量减少洗澡次数，水温不宜太高，洗浴后应涂抹润肤油；也可外用 10% 甘油止痒洗剂，既能止痒，又能润肤；必要时睡前口服嗜睡性抗组胺药（图 8-20）。

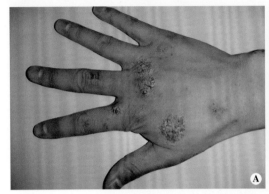
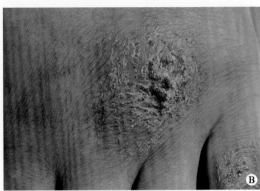

图 8-19　钱币状湿疹

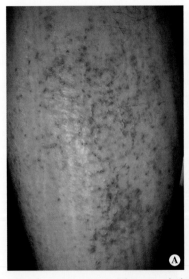
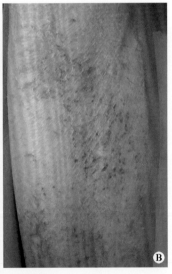

图 8-20　皮脂缺乏性湿疹

8.21　自身敏感性皮炎（autosensitization dermatitis）　本病为对自身体内或皮肤组织所产生的某种物质发生过敏而导致的急性皮肤炎症，是在原有湿疹的基础上突然出现全身广泛性急性皮炎和湿疹改变，躯干和四肢播散的红斑、丘疹、水疱、糜烂、渗出及结痂等损害，急性病程，瘙痒剧烈。本病的治疗因患者此时处于应激状态，用药宜谨慎，避免使用刺激性药物；口服抗生素、糖皮质激素，睡前口服嗜睡性抗组胺药；外用炉甘石洗剂或糖皮质激素制剂（图 8-21）。

8.22　乳房湿疹（breast eczema）　本病多见于哺乳期妇女，因婴儿吮吸和牙咬所致；也可发生在非哺乳期妇女，可能与化纤制作的乳罩有关。本病为双侧对称发病，先在乳头处出现红斑、丘疹、水疱、糜烂、渗出及鳞屑，也可伴有色素沉着；随后累及乳晕及周围，皮损边界相对清晰（一般湿疹皮损的边界不清），有自觉瘙痒；当发生糜烂、皲裂时，哺乳可发生疼痛，宜采取挤出奶汁，用奶瓶喂养；乳罩要选用柔软、轻薄的纯棉制品。应服用抗组胺药，外用弱效糖皮质激素制剂能很快治愈（图8-22）。

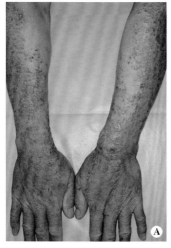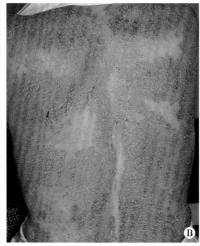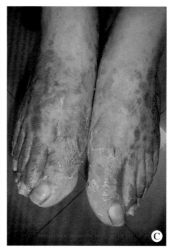

图 8-21 自身敏感性皮炎

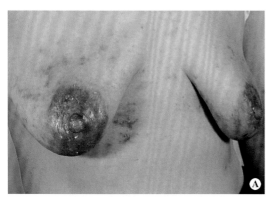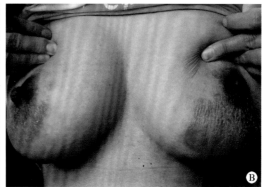

图 8-22 乳房湿疹

8.23 阴囊湿疹（scrotum eczema） 本病俗称为"绣球风"，多见于壮老年人，表现为阴囊瘙痒，反复搔抓，使皮肤出现潮红、水肿、丘疹、水疱、鳞屑。皮损出现后使瘙痒加重，因每晚瘙痒，致不断搔抓，越抓越痒，越痒越抓；反复搔抓使皮肤粗糙、肥厚、色素沉着、抓痕，使阴囊明显肥大。本病为慢性病程，严重影响患者夜间睡眠。本病的治疗上应口服抗组胺药，晚间服用嗜睡性抗组胺药，局部外用止痒软膏或糖皮质激素乳膏（图8-23）。

8.24 小腿湿疹（leg eczema） 小腿皮肤较干燥，胫前皮肤较薄，容易发生慢性湿疹。本病多见于老年人，一般为双侧发病。皮损为大片状苔藓化改变，由许多丘疹融合而成，粗糙、肥厚，表面有鳞屑，也可见抓痕；有的皮损为大片红斑、水肿、点状糜烂和浆液性结痂，皮损边缘不清，渗出不多，从皮损上的抓痕、血痂可知有剧烈瘙痒；病程呈慢性经过，有时因搔抓、感染而呈亚急性湿疹改变，缓解后又呈慢性湿疹改变。治疗方法为口服抗组胺药，必要时睡前服用镇静剂，外用中效糖皮质激素霜（图8-24）。

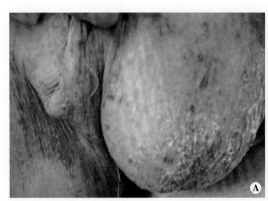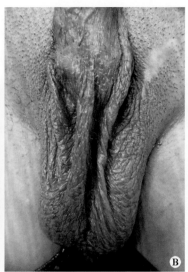

图 8-23　阴囊湿疹

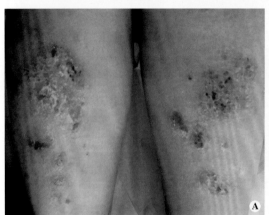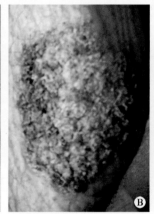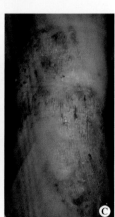

图 8-24　小腿湿疹

8.25　传染性湿疹样皮炎（infectious eczematoid dermatitis）　本病是原有湿疹皮损受到细菌感染或不合适的外用药刺激，使湿疹急性发作和广泛发疹所导致的有明显的水肿、渗出、浆液性结痂，可伴有脓性分泌物或脓疱，皮损边界不清；有自觉剧烈瘙痒，少数患者可有低热。治疗方法为口服抗生素，伍用糖皮质激素；皮损较重处用 1：5000 呋喃西林溶液冷湿敷，渗出减少后外用卤米松 / 三氯生软膏，进一步好转后再改用丁酸氢化可的松霜（图 8-25）。

8.26　荨麻疹（urticaria）　本病属于变态反应性皮肤病，一年四季均可发病，但以春、夏季发病率最高，患者因对某些食物、药物、吸入物等过敏而发病。本病与哮喘、过敏性鼻炎都是常见的过敏性疾病。本病皮损为瘙痒性、水肿性红色或肤色斑片，称之为风团。发作时皮疹形态不一，大小不一，数目不定，自觉剧烈瘙痒。本病容易反复发作，病程在 2 个月以内为急性荨麻疹，2 个月以上则为慢性荨麻疹。急性荨麻疹可伴发胃肠道症状，出现风团的同时有腹痛、腹泻。荨麻疹也可伴发呼吸道症状，严重者可出现喉头水肿。临床上需要寻找导致患者发生荨麻疹的过敏原，并加以避免。急性荨麻疹患者病情重时可应用糖皮质激素，慢性荨麻疹者可口服抗组胺药。第一代抗组胺药有嗜睡副作用，第二代抗组胺药无嗜睡副作用（图 8-26）。

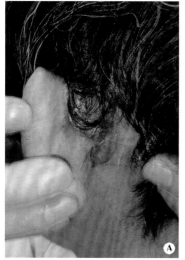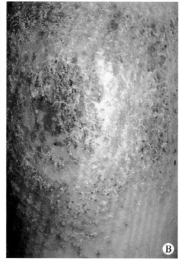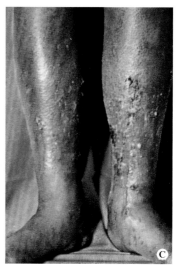

图 8-25　传染性湿疹样皮炎

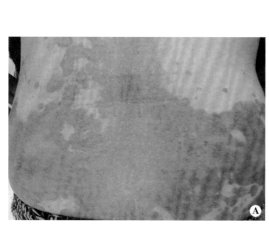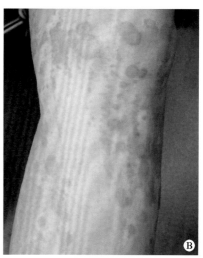

图 8-26　荨麻疹

8.27　皮肤划痕症（dermatographism）　本病又称人工性荨麻疹（factitious urticaria），随着科学的发展、物质的丰富，导致过敏的因素也越来越多，皮肤划痕症的发病率也明显增高。本病多见于成人，自觉皮肤刺痒，搔抓后皮肤出现与搔抓一致的条状水肿性红斑，即条状荨麻疹。不断地搔抓，使皮肤出现许多紊乱、不规则的条状风团，持续 20～30 分钟后可自行消退。本病常常与荨麻疹同时发生，也可单独发病，诊断时用笔或指甲稍用力划一下皮肤，3～5 分钟后出现条状风团，即皮肤划痕征阳性即可确诊。本病的治疗方法同荨麻疹（图 8-27）。

8.28　胆碱能性荨麻疹（cholinergic urticaria）　本病属于胆碱诱发的荨麻疹。当神经兴奋或紧张时释放乙酰胆碱等介质，可使皮肤血管扩张、组织水肿而表现出绿豆至黄

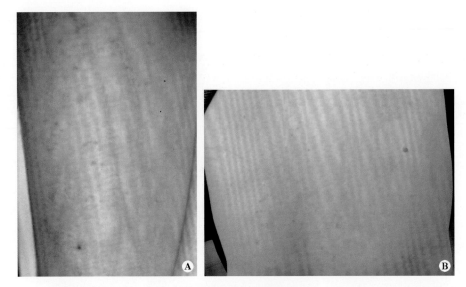

图 8-27　皮肤划痕症

豆大的风团。患者在运动或紧张时皮肤出现多发性小风团，伴有瘙痒，半小时左右可消退。少数患者可伴有恶心、出汗等症状。皮疹为小而多的风团损害可以考虑为胆碱能性荨麻疹。本病的治疗以抗乙酰胆碱的药物为主，如赛庚啶、克敏嗪、安他乐等（图 8-28）。

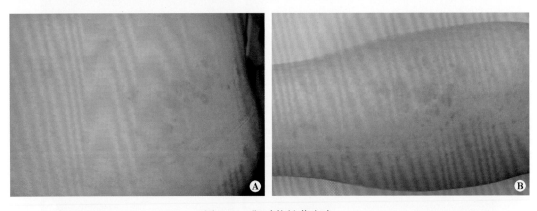

图 8-28　胆碱能性荨麻疹

8.29　血管性水肿（angioedema）　本病又名昆克水肿（Quincke edema），属于一种特殊类型的荨麻疹，以局限性水肿为特点，多见于儿童，也可见于成年人。皮损为在皮肤较松弛的部位突然发生局部水肿，如眼睑、口唇、外生殖器等部位；发于眼睑则眼睑肿胀，眼裂缩小或完全闭合；发于口唇则双唇肿胀、肥厚；发于阴囊则阴囊肿胀、发亮，本病不痒，有肿胀、不适，数小时后可缓解，但可复发；如果发生在喉头则可出现喉头水肿，病情非常危急，病人发生窒息，不能呼吸，睁大眼，双手乱抓，面部青紫。本病轻症者服用抗组胺药，重症者应立即皮下或静脉注射肾上腺素（图 8-29）。

8.30　丘疹性荨麻疹（urticaria papulosa）　本病又名荨麻疹性苔藓（lichen urticaria），多见于婴幼儿或儿童，表现为在全身任何皮肤处出现瘙痒性豆粒大小的红色风团，呈多发性散在分布；有自觉瘙痒，发疹后持续 10 余日能吸收消退；本病皮疹稍隆起于皮肤，呈完整小风团状，昆虫皮炎的皮损也呈小风团状，但有刺咬痕。本病治疗为口服抗组胺药，外用炉甘石洗剂或弱效糖皮质激素（图 8-30）。

8.31　面部湿疹（face eczema）　本病是近 30 余年来皮肤科的常见病、多发病，多见于中青年女性，好发于正面部，也可累及耳部或下颏部。皮损为红斑、丘疹、水疱、糜烂、渗出，有自觉瘙痒，晚间痒甚，搔抓后致病情加重、皮损面积扩大；本病呈慢性病程，令患者非常苦恼。治疗为白天口服非镇静性抗组胺药，

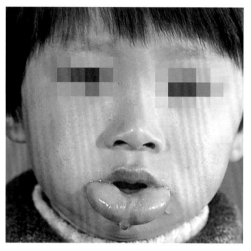

图 8-29　血管性水肿

晚间口服镇静性抗组胺药，外用弱效糖皮质激素制剂，糜烂渗出部位应外用 1 ∶ 5000 呋喃西林溶液冷湿敷（图 8-31）。

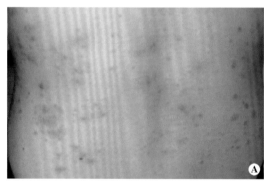 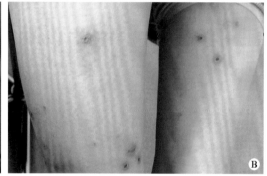

图 8-30　丘疹性荨麻疹

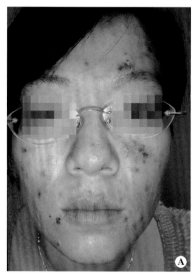 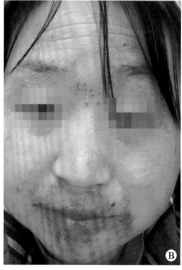

图 8-31　面部湿疹

第九章 药物不良反应
（adverse drug reaction）

9.1 固定性药疹（fixed eruption） 本型药疹在药物变态反应中较为常见，容易引发固定性药疹的药物包括解热止痛药、抗生素、抗癫痫药和磺胺药。口服致敏药经过半天或1天在皮肤及皮肤黏膜交界处发生红斑，数目为1至10余块。皮损为圆形红斑，中央有渗出，表面可以形成水疱，有自觉瘙痒。皮损发于口唇、外生殖器者，特别是阴茎、阴囊处发生红斑，表面磨破后形成潮红、糜烂面，经7～14天能自愈，愈后留有色素沉着。固定性是指每次发病均发生在同一部位，范围一次比一次大，还可有新的部位发疹，每发作一次，色素沉着加深一次，有经验的医师可根据色素沉着的深浅判断发生过几次皮疹。本病患者服药宜谨慎，不能随意购药服用，以避免发生药物不良反应。治疗上应停用致敏药，并且口服抗组胺药，如咪唑斯汀等，局部外用硼酸锌糊以保护病损处（图9-1）。

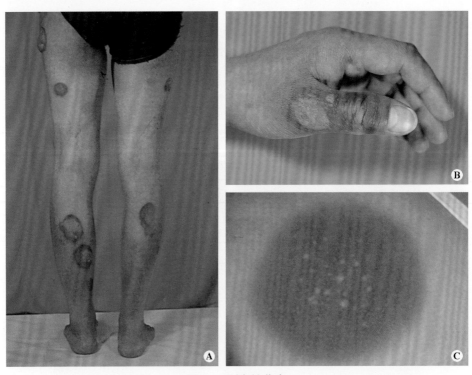

图 9-1 固定性药疹

9.2 麻疹样药疹（morbilliform eruption） 本型药疹比较常见，主要由镇痛退热药、抗生素、磺胺类、抗癫痫药等引起。病人服用致敏药后经过半天到一天全身皮肤发生麻疹样皮疹，即芝麻粒大小的红色斑疹，密集成片，遍布于全身，可伴有瘙痒。本病与麻疹不同，无 Koplik 斑，皮疹一开始就遍布全身；麻疹有 Koplik 斑，皮损是从头面、颈部逐渐遍布全身，伴有结膜充血、发热，有明确流行病学史。治疗上应立即停用致敏药物，口服抗组胺药、维生素 C，多饮水（图 9-2）。

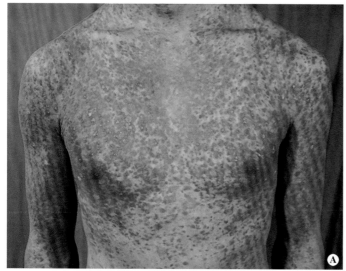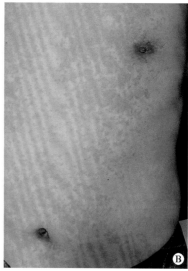

图 9-2　麻疹样药疹

9.3　猩红热样药疹（scarlatiniform eruption）　引起本型药疹的药物同上述麻疹样药疹。应用致敏药物后经过 1～2 天，全身皮肤同步发生充血性斑点样疹，互相融合后形成大片充血性红色斑片，皮温正常，手指压之可出现指印，很快又恢复充血性斑，面颈部红斑不明显，可伴有瘙痒。本病与猩红热不同，本病无口周苍白圈、无草莓舌、结膜不充血、扁桃体不肿大、白细胞不升高，而嗜酸性粒细胞升高，咽拭子培养为阴性，全身情况比猩红热好，皮损消退后不会有大量脱屑。本病的治疗应停用致敏药物，多饮水，口服抗组胺药、维生素 C，瘙痒时外用炉甘石洗剂（图 9-3）。

9.4　玫瑰糠疹样药疹（pityriasis rubra like eruption）　本病为应用致敏性药物后经过 1～2 天，全身皮肤发生像玫瑰糠疹样的皮损，在躯干上有卵圆形红斑鳞屑损害，其长轴为内上外下的斜形分布。皮损以躯干为主，表面稍有秕糠状鳞屑，不痒或轻微瘙痒。本病与玫瑰糠疹不同，不一定发于玫瑰糠疹好发的春、秋两季；玫瑰糠疹是从颈部到膝部的皮肤病，而药疹可超出此范围；玫瑰糠疹的病程约 1～2 个月，而药疹病期约为半个月；玫瑰糠疹无口服史，而玫瑰疹样药疹有明确服药史。本病的治疗有停用和禁用致敏药物，服用抗组胺药、维生素 C，皮损能很快消退（图 9-4）。

9.5　湿疹样药疹（eczematoid eruption）　本病为应用致敏药物后经 1～2 天发生的药物过敏性反应，全身皮肤发生红斑、丘疹、小水疱、少许渗出，有自觉瘙痒。皮疹呈全身广泛散在发生，对称性分布。本病像湿疹，但渗出不多，服用致敏药物后方发疹，停止用药后 1～2 周即能自行吸收、消退，患者发疹与服用药物有密切关系。本病的治疗可服用抗组胺药、维生素 C，皮疹可很快吸收消退（图 9-5）。

9.6　增殖性药疹（vegetative eruption）　某些药物如卤素类的氟、氯、溴、碘等，

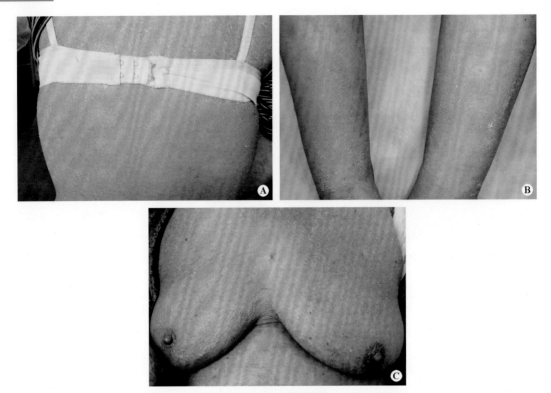

图 9-3　猩红热样药疹

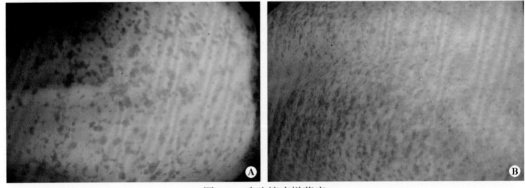

图 9-4　玫瑰糠疹样药疹

长期应用可以发生增殖性溴疹、碘疹。皮损好发于面部，也可发于小腿，为增殖性丘疹、结节，严重者可以有疣状增生。虽然发生皮损，但无瘙痒。少数患者表现为痤疮样疹。治疗本病停用致敏药，服用抗组胺药，外用弱效糖皮质激素乳膏（图 9-6）。

9.7　中毒性表皮坏死松解型药疹（toxic epidermal necrolysis，TEN）　本型是药物不良反应中比较严重的类型，常由卡马西平、阿莫西林、苯巴比妥和别嘌醇等引起。在用药过程中病人发生全身性广泛充血性红斑，皮损有渗出，出现表皮坏死、松解，类似于熟透的水蜜桃样，皮肤稍一受摩擦即与下方组织分离。凡是腔口部位，如眼、鼻、口腔、肛门和外生殖器部位发生严重大疱、表皮松解，口腔黏膜大片剥脱、渗出不止，眼、鼻也有剥脱、潮红、流泪，外生殖器和肛门处也发生糜烂。病人一翻身就疱壁溃破和表皮分离，形成大片糜烂面，痛苦不堪，还可伴有高热。对本病应采取积极有效的治疗方法，静脉滴注大剂量糖皮质激素加维生素 C，加强对皮肤黏膜的护理，最好在隔离室或 ICU 进行特别护理，以防发生感染（图 9-7）。

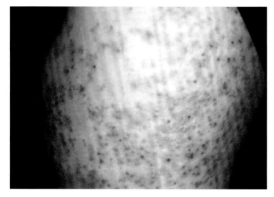

图 9-5 湿疹样药疹

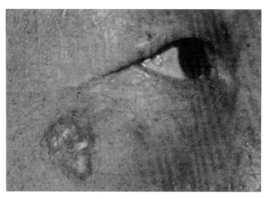

图 9-6 增殖性药疹（碘疹）

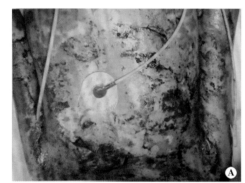

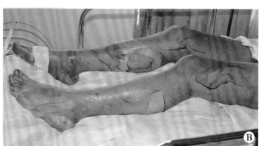

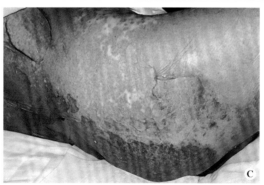

图 9-7 中毒性表皮坏死松解型药疹

9.8 急性泛发性发疹性脓疱病（acute generalized exanthematous pustulosis，AGEP） 本病又称中毒性脓疱性皮病（toxic pustuloderma），多数是由于汞剂中毒、各种抗生素（β-内酰胺类）等引起。患者服药后经 2～4 天，全身皮肤发生泛发性潮红、水肿，类似于猩红热疹样，其上有密集的针头大的脓疱，直径在 5mm 以下，融合形成脓湖，稍加摩擦疱壁即容易剥脱，尼氏征可为阳性。此型药疹也可以发生紫癜或多形红斑皮疹，如果发现及时，立即停药，皮疹在 15 天之内可望完全消退。此型药物不良反应尚未完全被认识，需要进行更多观察。治疗上应停用致敏药物，静脉滴注大剂量糖皮质激素与维生素 C，外用炉甘石洗剂（图 9-8）。

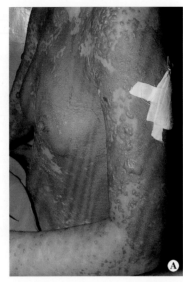
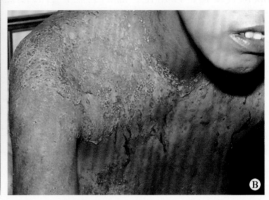

图 9-8　急性泛发性发疹性脓疱病

9.9　重症多形红斑样药疹（Stevens-Johnson syndrome）　本型药疹被习惯地称为史 -约翰综合征。患者应用了高致敏性的药物如抗生素、抗癫痫药、止痛剂等，致全身皮肤发生广泛多形红斑样皮损，渗出较重，可以形成大疱。在全身皮肤黏膜交界处，尤其是眼、鼻、口、外生殖器和肛门等部位，发生较重的多形红斑样皮疹，由于渗液较多、形成大疱，疱壁薄，容易破溃，形成糜烂面；眼睑红斑、水肿、渗出、糜烂，使眼睛睁不开；口腔黏膜破溃、糜烂严重；肛门、外生殖器黏膜处也多为糜烂、渗出；病人可以伴有发热、进食困难、大小便困难和疼痛。本病的治疗因病情严重，应即用糖皮质激素加维生素 C 静脉滴注，眼、口处做冷湿敷，外敷氯己定溶液，给予鼻饲和用导尿管并进行特护（图 9-9）。

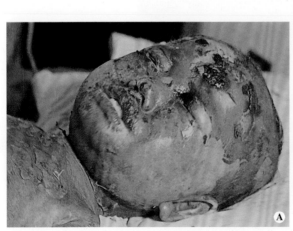
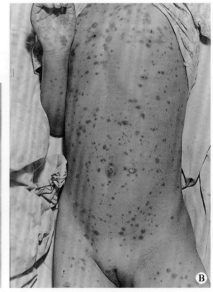

图 9-9　重症多形红斑样药疹

9.10　扁平苔藓样药疹（lichen planus like eruption）　使用降压药、血管扩张剂、脑代谢激活药，特别是桂利嗪，可能引起扁平苔藓样药疹。皮损好发于面部、口腔、四肢，呈对称性分布，为扁平丘疹，互相融合，形成扁平苔藓样疹，表面稍有鳞屑，稍有痒感；口唇黏膜也有皮损，以角化、脱屑为主，有轻度瘙痒。发病后如继续服用致敏药，可加重皮损。患者应停用致敏药，并且以后要慎服。治疗方法为口服抗组胺药、维生素 C，外用弱效糖皮质激素乳膏（图 9-10）。

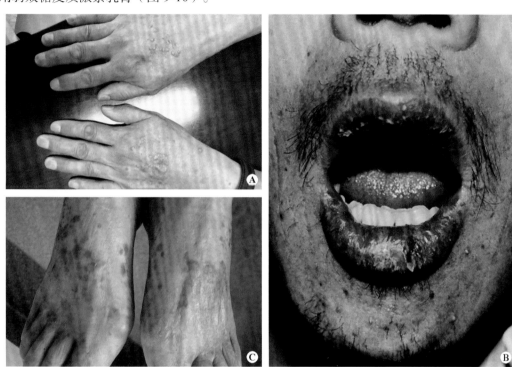

图 9-10　扁平苔藓样药疹

9.11　光敏性药疹（photosensitivity eruption）　许多药物具有光敏感性，如四环素类、庆大霉素、灰黄霉素、磺胺类、磺脲类降糖药、酚噻嗪类、萘定酸及补骨脂类等。病人服用光敏药物后，接受阳光照晒，裸露的皮肤会发生光敏性药疹，常见于面、颈、上胸、双上肢和足背等处，呈对称性分布。皮损为红斑、丘疹、水疱、浸润，可以发生大疱，严重者可有出血斑；衣服遮盖部位则无皮损，皮损分界十分明显；患者自觉瘙痒或有灼痛，病情与照晒阳光的时间成正比，照晒时间越长，病情越严重。服用光敏药物时，医生应告知病人服药后避免日晒，在室内也应拉开窗帘以防阳光照射。治疗方法为口服羟氯喹、抗组胺药，外用防晒霜（图 9-11）。

9.12　药物性红斑狼疮（drug induced lupus erythematosus，DILE）　本病多见于女性，因服用普鲁卡因胺、肼屈嗪、甲基多巴、异烟肼或磺胺等药物，经阳光照晒后，会发生药物性红斑狼疮。患者面、颈、胸背、四肢伸侧裸露部位皮肤发生对称性红斑，面部呈蝶形红斑，颈前部、前胸、四肢、手背和指背为日光性红斑。病人有阳光暴晒史和服用光敏感药物史，可以伴有发热、关节痛、蛋白尿等症状，全身内脏受累较轻，红斑狼疮细胞阴性，抗核抗体检查可以呈低滴度阳性，皮肤紫外线光敏试验阳性。首先应停用光敏感药物，同时口服羟氯喹、维生素 C、抗组胺药即能治愈（图 9-12）。

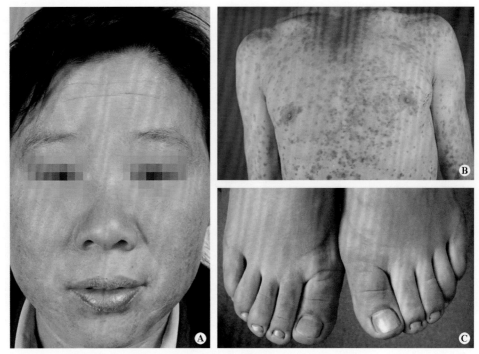

图 9-11　光敏性药疹

9.13　大疱性药疹（bullous eruption）　药疹中有一型为大疱性药疹，致敏药物同前。患者服药后皮肤上发生药物不良反应，急性炎症较重，渗出液较多，可以发生大疱，这种大疱是在药疹基础上发生的，疱壁较厚（即基底层以下的大疱），故不容易破溃，可以稍有胀痛，无全身症状。治疗方法为停用致敏药物，口服抗组胺药，局部用 1 ： 5000呋喃西林液做冷湿敷、促进疱液吸收（图 9-13）。

9.14　药物性剥脱性皮炎（drug induced exfoliative dermatitis）　引起药物性剥脱性皮炎的药物种类很多，如卡马西平、苯巴比妥、别嘌醇、磺胺类和抗生素等。病人服药后全身皮肤瘙痒伴潮红、水肿，进而出现鳞屑；多腔口（眼、鼻、口、外生殖器及肛门）处发生潮红、糜烂、渗出；全身皮肤潮红、干燥，皮肤有浸润，皮肤上出现大量干燥的鳞屑，床上、地面均有鳞屑；手掌、足跖剥脱、皲裂；可并发结膜炎，患者可有发热等全身症状，有时肝脏也受累，表现为中毒性肝炎，对病人消耗大，病程长。治疗应立即停用致敏药，静脉滴注糖皮质激素，口服多维元素片，外用 3% 硼酸软膏滋润皮肤，以防止干裂和感染（图 9-14）。

9.15　移植物抗宿主病（graft versus host disease，GVHD）　患者接受他人脏器移植后，为了防止移植脏器被受者排斥，需要长期服用抗排斥药物。移植物抗宿主病有 2个阶段，移植后的一个月发病者为急性 GVHD，病人可以有各种各样皮疹，如麻疹样、猩红热样疹等；移植 3 个月后发病者为慢性 GVHD。病人全身皮肤干燥、粗糙、有秕糠状鳞屑、色素沉着呈污秽色，皮下脂肪减少而消瘦，皮肤毫无光泽，因皮肤干燥而出现瘙痒。患者有明确接受脏器移植史，皮肤呈典型的 GVHD 损害。治疗方法为口服多维元素片、抗组胺药，外用润肤水，每日外用 2 ～ 3 次（图 9-15）。

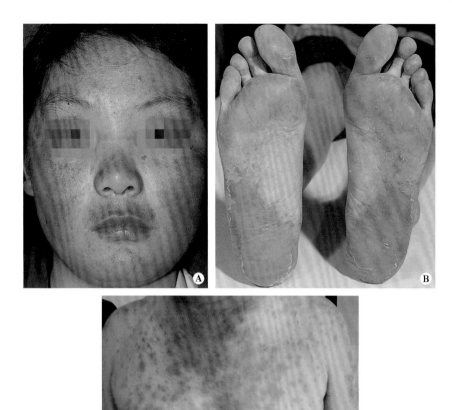

图 9-12 药物性红斑狼疮

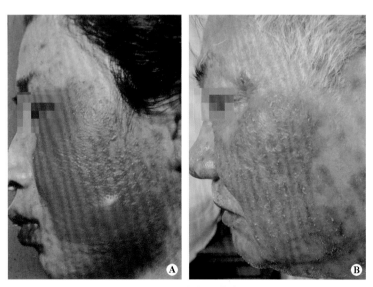

图 9-13 大疱性药疹

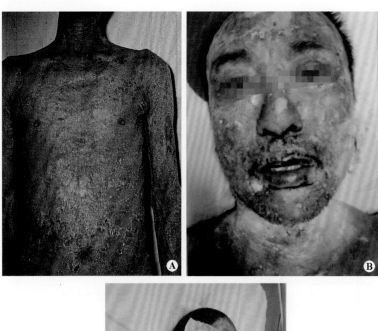

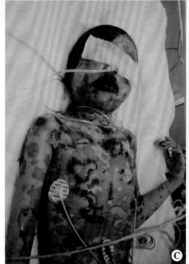

图 9-14　药物性剥脱性皮炎

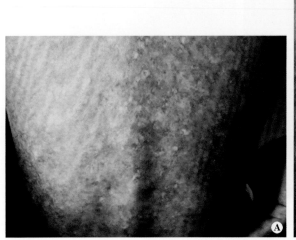
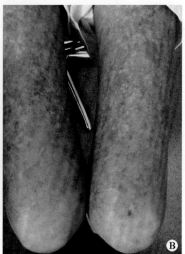

图 9-15　移植物抗宿主病（GVHD）

A. 背部急性 GVHD；B. 慢性 GVHD

9.16　糖皮质激素性酒渣鼻（corticosteroids rosacea）　因病人面部长期误用糖皮质激素制剂所致，虽有止痒效果，能使皮损减轻、好转，但可使面部发生类似于酒渣鼻的毛细血管扩张、炎性丘疹或小脓疱。病人因此误认为是皮肤病复发，继续外用糖皮质激素制剂，使病情加重，因治疗无效而就诊。本病表现为面部突出处有皮肤潮红、毛细血管扩张，有粟粒大的丘疹、小脓疱，而面部凹陷处无皮损，皮损分布与酒渣鼻相同。根据长期外用糖皮质激素制剂史很容易诊断本病。首先要停用任何糖皮质激素制剂，口服多维元素片、抗组胺药，外用硅霜或丝塔芙保湿润肤霜治疗（图9-16）。

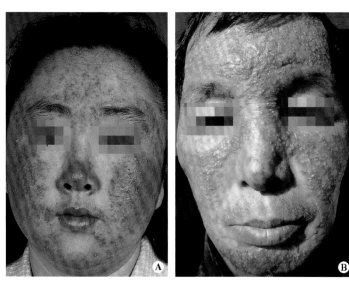

图 9-16　糖皮质激素性酒渣鼻

9.17　维A酸不良反应（adverse drug reaction of retinoids）　维A酸制剂，尤其是第3代作用强、疗效好，但不良反应也较大，除了肝脏毒性、血脂升高等不良反应和致畸作用外，可致皮肤黏膜大量剥脱，皮脂分泌受抑制，使皮肤、黏膜非常干燥，口唇黏膜层层剥脱、干裂，手掌和足跖片状脱皮，全身皮肤干燥、瘙痒。应适当调整口服剂量，外用10%尿素软膏治疗（图9-17）。

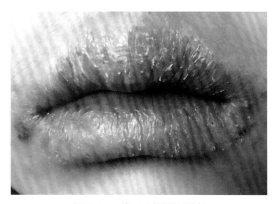

图 9-17　维A酸不良反应

第十章 职业性皮肤病
（occupational dermatoses）

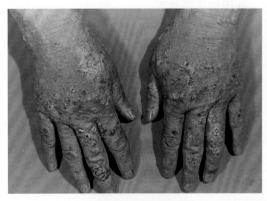

图 10-1 理发师皮炎

10.1 理发师皮炎（barber's dermatitis） 理发师做冷烫、洗发和染发时需要用双手操作，每天接触各种洗涤剂和染发剂，这些化学物质有很大的致敏性和刺激性，所以理发师的双手经常会发生职业性皮炎，表现为手指、手背皮肤潮红、粗糙、干燥、脱屑、瘙痒；发生皲裂时会有疼痛，这种疼痛呈"钻心样"疼痛；病期久长后呈慢性皮炎改变，皮肤粗糙、干燥、脱屑、有浅皱裂。又痒又痛，非常痛苦。用冷烫精、染发剂等做斑贴试验可呈阳性反应。治疗可口服抗组胺药、维生素 C、外用中效糖皮质激素（图 10-1）。

10.2 演员油彩皮炎（cosmetic dermatitis in players） 本病仅限于面部需用油彩化妆的演员，演员将各种色泽鲜艳的油彩妆，涂满面部，加上强烈的灯光照射而发生油彩皮炎。许多京剧、地方剧演员发生过油彩皮炎。患者每次演出需要浓妆厚抹，在舞台上被炽热的灯光烤照而全面部发生油彩皮炎，表现为皮肤出现红斑、丘疹、鳞屑并伴有瘙痒；但因每天仍要化妆演出，故逐渐变成慢性皮炎，表现为皮肤粗糙、增厚、有明显色素沉

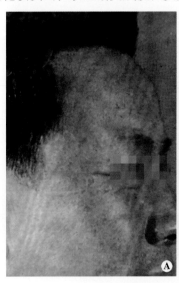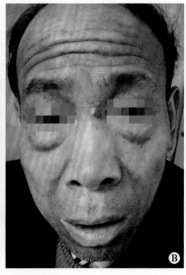

图 10-2 演员油彩皮炎

B 为全面部油彩皮炎、全面部皮肤灰暗、眼周色素沉着

着、全面部呈淡黑色，瘙痒较重。诊断明确后患者应停止化妆、口服抗组胺药、大剂量维生素 C，外用 4% 氢醌霜、丝塔芙保湿润肤乳治疗（图 10-2）。

10.3 职业性皮炎湿疹（occupational dermatitis or eczema） 本病较为多见，因职业需要双手直接与酸、碱等各种化学品接触而发生职业性皮炎。皮损表现为双手皮肤干燥、粗糙、脱屑、鳞屑、轻度水肿，有自觉瘙痒、疼痛，每次患手与卤水等化学品接触便疼痛钻心。本病既可发于手掌，也可发于手背，双手呈慢性皮炎改变。患者每次需要接触这些化学品时均应戴防护手套，不要使皮肤与卤水等化学品直接接触，并且操作后用清水将皮肤冲洗干净。治疗方法为口服抗组胺药，外用糖皮质激素霜（图 10-3）。

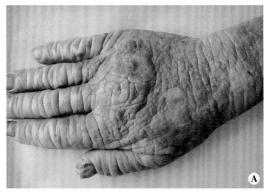
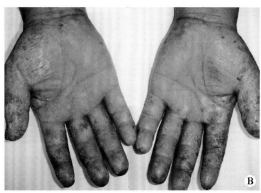
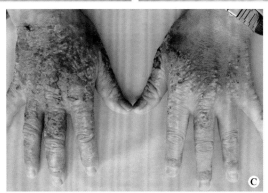

图 10-3 职业性皮炎湿疹

10.4 印染业职业性皮炎（occupational dermatitis due to dyes） 工业中颜料和染料中大部分含有芳香氨，如苯氨、氨基联苯、二氨基苯等，具有良好的印染效果，但对皮肤有很强的刺激性与致敏性。接触上述物质后可急性发作本病，表现为双手皮肤刺痛，很快发生潮红、水肿，自觉痒、痛，皮肤表面可有糜烂、渗出，反复发作者会有色素沉着。要确定诊断可对所接触的颜料或染料做斑贴试验，若为阳性即可确诊。

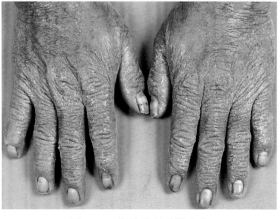

图 10-4 印染业职业性皮炎

本病的治疗同职业性皮炎湿疹，必要时可做冷湿敷，既能消肿、止痛痒，又能稀释化学物质（图10-4）。

10.5　油漆皮炎（rhus dermatitis）　本病是因接触漆树或接触油漆而发生的皮炎。油漆中的漆酚是挥发性物质，具有致敏作用，患者对其发生过敏后，一旦接触就能发生严重的急性皮炎，尤其是裸露的部位可迅速出现潮红、高度水肿，面部、躯干和四肢均可发生，以面部皮损最重，两眼睑因高度水肿而不能睁眼。皮损也可出现大疱，可自觉瘙痒或疼痛，被从事油漆工作的工人称为"漆咬"。本病有明确的接触史并呈急性皮炎改变，容易诊断。治疗上首先应远离存在油漆的环境；其次应口服抗组胺药，必要时口服糖皮质激素，面部用1∶5000呋喃西林溶液冷湿敷（图10-5）。

10.6　硅性肉芽肿（silica granuloma）　在火药沾染的基础上，经过10～20年后硅性颗粒引发机体防御反应而发生的肉芽肿。由于硅颗粒转变成1～100nm的胶体颗粒，体内的异物使巨噬细胞聚集欲将其吞噬，逐渐形成皮肤色增生肉芽组织，局部呈高低不平的肉芽肿增生。本病属于一种机体对异物的反应，组织病理切片既可见到异物颗粒，又可见到吞噬硅的巨噬细胞和多核巨细胞。这是火药沾染的晚期反应，对机体无碍，只是影响外观。对坚持要求治疗者只能进行手术切除和植皮术（图10-6）。

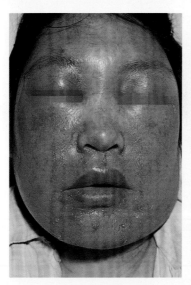 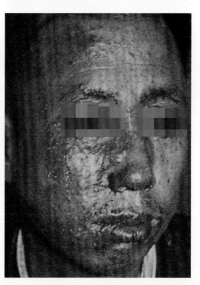

图10-5　油漆皮炎　　　　　图10-6　硅性肉芽肿

历史资料，欠清晰

10.7　护士接触性皮炎（nurses contact dermatitis）　护士每天从事护理和治疗工作，需要频繁地使用各种清洁剂和消毒剂清洗双手。有过敏体质的护士会发生手部湿疹和皮炎。皮损表现为双手尤其是手指皮肤上出现边界不清的红斑、丘疹、水疱，进而形成糜烂、渗出、结痂。继续接触各种刺激物或过敏物，可使病情加重，两手出现明显糜烂、渗出、结痂、皲裂。患者每次洗手或治疗操作均会疼痛。脱离工作环境，避免接触各种化学物，并治疗即可好转，恢复工作后又复发。本病的诊断经斑贴试验证明为接触性皮炎。对本病的治疗为口服抗组胺药和外用激素加抗生素的复合制剂（卤米松／三氯生乳膏）（图10-7）。

10.8　口腔科医师职业性皮炎〔dentists contact dermatitis〕　口腔科医师为了检查、治疗牙病，需要经常洗手并接触各种化学制剂和药物。少数口腔科医师属于过敏体质，对酒精、碘酒、化学品和药物过敏，在双手指部发生红肿、丘疹、水疱、剥脱、糜烂、鳞屑或结痂，在指关节处更容易发生疼痛性皲裂，遇到化学药物使疼痛加重，反复接触、反复刺激手指部皮肤可有糜烂、渗出、结痂，休息一段时间可能好转，恢复

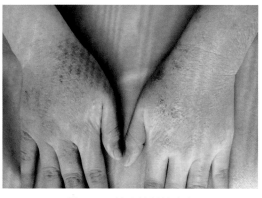

图 10-7　护士接触性皮炎

工作后又复发。操作时戴上手套操作不方便，即使口服抗组胺药，外用糖皮质激素也无效。（图10-8）。

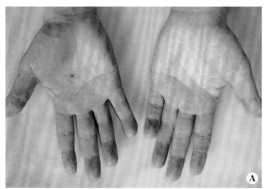
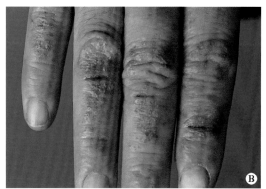

图 10-8　口腔科医师职业性皮炎

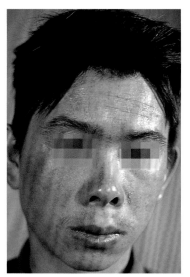

图 10-9　电弧性皮炎

10.9　电弧性皮炎〔dermatitis photoelectrica〕　电焊时会产生强烈的弧光，弧光既是一种特殊的光线，又是很强的电热，对皮肤有损伤的作用，所以工人焊接时须戴防护帽；若不注意防护，会使面部皮肤被弧光射伤，皮肤会发生潮红、水肿而光亮，触之皮温较高，自觉又痒又痛。面部凸出处潮红、水肿较重，而低凹处如鼻唇沟等处潮红、水肿较轻，口唇处也可有潮红、水肿。2～3天后可有细小的脱屑，切忌用手去撕、剥。本病治疗方法为口服抗组胺药、维生素 C，外用 0.2% 氢化可的松霜（图 10-9）。

10.10　焦油黑变病〔tar melanosis〕　焦油又名沥青，是一种大分子化合物，含有很多杂质，它是制造焦煤和煤气时所得到的副产品之一，它既含有光敏物质，又含有光毒性物质。人长期与焦油接触会发生裸露部位皮肤呈灰黑色，看起来很"脏"，也可以有毛细血管扩张，自觉有轻度瘙痒，还可伴有疲乏、无力、头晕等症状。焦油斑贴试验阳性可以确定诊断。工人在工作时应注意保护皮肤，治疗上可口服维生素 C，外用 4% 氢醌霜（图 10-10）。

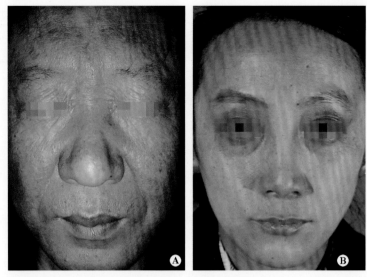

图 10-10　焦油黑变病

10.11　职业性色素沉着症（occupational pigmentation）　本病多见于从事重金属冶炼的工人，也可见于炼钢工、锯工、钻工、磨工和炼焦工，男性多见。表现为全身皮肤出现弥漫性、融合性大面积色素沉着，呈灰褐色，但皮肤表面还是光滑的；病人可能有头晕、疲乏、无力等症状。皮肤病理只是基底层黑色素增加。长时间服用大剂量维生素 C 会有疗效（图 10-11）。

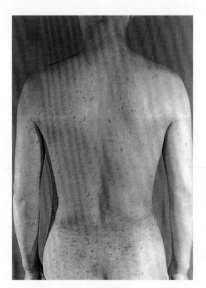

图 10-11　职业性色素沉着

第十一章　神经精神性皮肤病
（neuro-psychogenic dermatoses）

11.1　神经性皮炎（neurodermatitis）　本病又称慢性单纯性苔藓，发病与神经精神因素有关，多见于成人，好发于颈部、肘后、骶尾部等处。患者先有皮肤瘙痒，瘙痒就抓，抓破后更痒，最后抓出苔藓改变即皮丘隆起、皮沟加深，越抓越厚，皮丘明显突起，皮沟明显加深，皮肤很厚，俗称"皮革样"。在苔藓化损害上反复瘙痒搔抓，表面可有糜烂面，但与湿疹不同，渗出很少。本病呈慢性病程，故称为慢性单纯性苔藓。本病瘙痒明显，影响睡眠。治疗上可服用镇静药，睡前服用第一代嗜睡性抗组胺药以达到止痒、安眠的效果；外用中效糖皮质激素制剂（图11-1）。

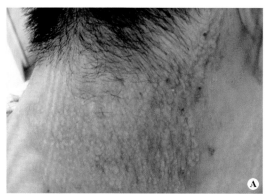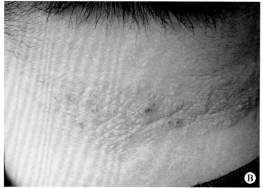

图 11-1　神经性皮炎

11.2　播散性神经性皮炎（disseminated neurodermatitis）　本病多发于性情急躁、脾气暴躁的人，患上神经性皮炎后心情更烦躁，感到瘙痒就毫不控制地用力挠抓，一直抓到皮肤破损、自觉疼痛才罢手，这就使皮肤明显粗糙、肥厚，甚至呈疣状改变，伴有色素沉着；眼睑部位的神经性皮炎较少发生，搔抓使眼睑也出现苔藓化；双肘后也有明显的大片苔藓化改变。神经性皮炎不会发生湿疹样的明显渗出，是以皮肤剧烈瘙痒、苔藓化为特征。医生应劝告病人心情平和，瘙痒时应有所控制，切忌用力搔抓，以免加重病情。可口服抗组胺药，晚间服用嗜睡性抗组胺药，外用中效糖皮质激素，同时告诫病人尽量少刺激皮肤治疗（图11-2）。

11.3　皮肤瘙痒症（pruritus cutis）　是指没有原发性皮肤损害而自觉皮肤瘙痒，搔抓后皮肤上留有抓痕的临床症状。内科疾病如血液病、肾功能衰竭、慢性肝炎、肝硬化、急性淋巴瘤等病可以引起皮肤瘙痒。在秋、冬季，正常人皮肤可以发生瘙痒，老年人因皮脂分泌减少更容易发生皮肤瘙痒。皮肤瘙痒以下肢伸侧为多发，患者经常搔抓，所以

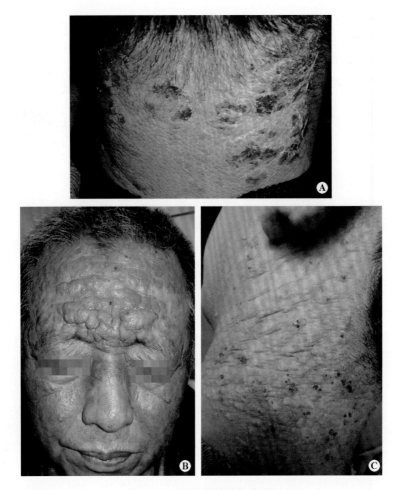

图 11-2　播散性神经性皮炎

瘙痒处皮肤有许多抓痕，而这些抓痕绝大多数分布于手能够触及的部位，可以看到许多被指甲搔抓得很乱的条状抓痕。由于患者长期用手指甲搔抓，甲板早期可被磨亮，经久甲板远端可能发生残缺；而皮肤瘙痒则影响患者睡眠。治疗上可口服镇静药、嗜睡性抗组胺药，外用 10% 甘油止痒洗剂，冬季洗澡水温要低一些，不能"烫澡"，以不觉得水太凉为宜（图 11-3）。

11.4　肛门瘙痒症（pruritus ani）　肛门瘙痒症在临床上常见，以肥胖者、糖尿病患者发病率高，出租汽车司机也常有发病。肛门处无任何皮损，只有汗水或分泌物，引起肛门处皮肤瘙痒。患者瘙痒时坐卧不安，常用手隔着裤子搔抓，搔抓后肛门处的皮肤黏膜变得粗糙，可以形成皲裂，常可见到该处裤子的破洞，瘙痒严重影响患者的工作和睡眠。如果是儿童晚间肛门瘙痒，夜深时可能在肛周捉到蛲虫。本病表现为肛门皮肤及黏膜处有抓痕、糜烂或肥厚、浸渍。单纯性肛门瘙痒症可口服抗组胺药，睡前服用嗜睡性抗组胺药，外用止痒软膏或糖皮质激素乳膏。如果是由蛲虫导致肛门瘙痒者，可口服阿苯达唑或甲苯达唑以杀灭蛲虫（图 11-4）。

11.5　阴囊瘙痒症（pruritus scroti）　本病是男性的常见病，多发于壮年和老年。初发时阴囊皮肤正常，反复搔抓后阴囊皮肤变得肥厚、粗糙、苔藓化，并有色素沉着，因肥厚、

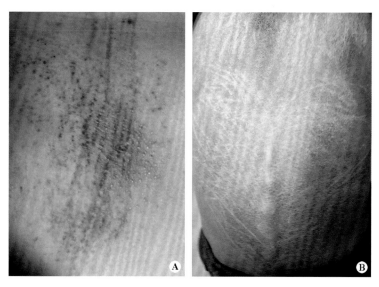

图 11-3 皮肤瘙痒症

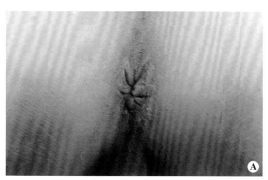

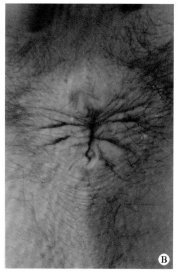

图 11-4 肛门瘙痒症

苔藓化、阴囊变得很大。民间俗称"绣球风"，是指其慢性经过。当人患维生素 B2 缺乏症时也会发生阴囊炎、阴囊瘙痒，但多伴有口腔和皮肤病变。本病主要表现为阴囊肥大、粗糙、增厚，有多处抓痕。治疗上可口服抗组胺药、维生素 B1 和 B2，外用曲安奈德益康唑霜和止痒霜剂，应告诫患者不要搔抓（图 11-5）。

11.6 女阴瘙痒症（pruritus vulvae） 本病属于神经精神性皮肤病，既可见于儿童，也可见于成年人和老年人，表现为外阴部瘙痒，但无原发性损害。本病瘙痒剧烈，搔抓后局部皮肤可出现抓痕、肥厚及苔藓化改变，阴毛也可被抓脱，令患者非常苦恼。女阴瘙痒症与女阴阴道念珠菌病的不同之处是后者局部有白色假膜（即伪膜），真菌直接镜检呈阳性，而前者为阴性。老年女阴瘙痒症可能与雌激素减少有关，治疗可服用雌激素加外用雌激素膏，一般病人可口服抗组胺药，睡前服用嗜睡性抗组胺药并外用止痒软膏，不能用糖皮质激素乳膏，以免加重外阴萎缩（图 11-6）。

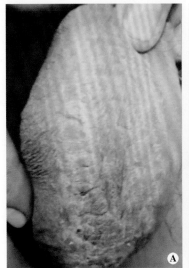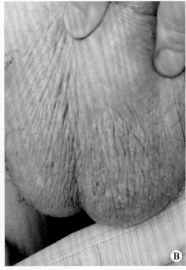

图 11-5　阴囊瘙痒症

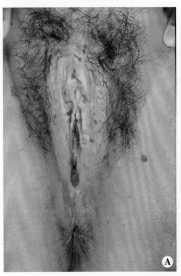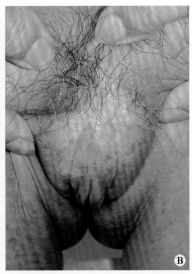

图 11-6　女阴瘙痒症

　　11.7　单纯性痒疹（prurigo simplex）　本病多见于青少年，可发于身体任何部位，病因不明，可能与昆虫叮咬有关。皮损为粟粒或绿豆大小的丘疹，自觉剧烈瘙痒，搔抓后在隆起的丘疹顶部形成表皮缺损，抓破后出现糜烂面。皮损在裸露部位比遮盖部位多，分布很不规则，不一定对称。本病与昆虫皮炎不同，后者皮损为丘疹顶端有刺咬口或小水疱，能很快消退，而单纯性痒疹不容易消退。医生应嘱患者避免搔抓，以免加重病情和发生继发感染。治疗上口服抗组胺药，外用糖皮质激素乳膏（图 11-7）。

　　11.8　结节性痒疹（prurigo nodularis）　本病为典型的神经精神性皮肤病，女性比男性多见，好发于两下肢，尤其是小腿伸侧，可能有昆虫叮咬的病史。皮损为隆突于皮肤的坚实的丘疹、结节，伴有剧烈瘙痒，患者用力搔抓，越抓越痒，越痒越抓，直到出血、疼痛才肯罢手，致使皮损越抓越大，每个结节顶端均有角化增厚或糜烂，也有些结节呈条状分布。结节性痒疹患者一般在夜晚会痒醒，搔抓后方能入睡，所以皮损越抓越痒，越痒越抓，使患者精神疲惫，严重影响工作和睡眠。治疗上可服用镇静药和嗜睡性抗组胺药，外用糖皮质激素，可用复方倍他米松注射液与 2% 利多卡因溶液按 1 ∶ 1 配制后于病损内分批分次注射，每月 1 次。本病如坚持治疗，避免搔抓，可以治愈（图 11-8）。

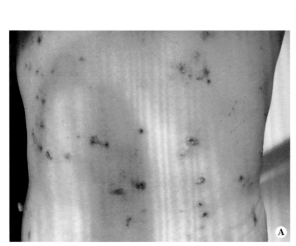
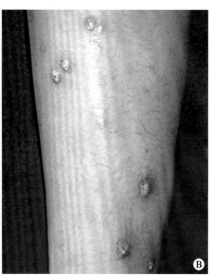

图 11-7　单纯性痒疹

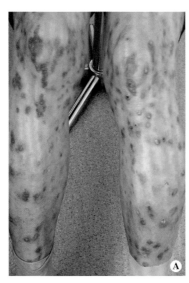
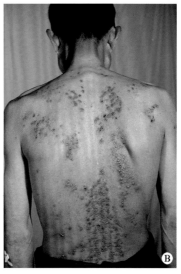

图 11-8　结节性痒疹

11.9　人工皮炎（dermatitis factitia）　患者因患有精神分裂症或癔症，精神不正常，为了引起家人注意而自残皮肤，自残皮肤时多将自己关在屋里用刀具损伤皮肤，也有用强酸、强碱来烧灼皮肤。因为患有精神疾病，在损伤皮肤时不觉疼痛，被损坏的皮肤均为自己的手能够得到的部位。皮损形态各异，无规律。临床上根据皮损表现、部位，结合患者精神状态，能够作出诊断。医生应对患者进行耐心的解释和说服工作，对皮损处外用氧化锌糊或硅霜（图 11-9）。

11.10　强迫性洗手症（complete wash hands）　患者患有洗手癖，总觉得手脏、手上有细菌，每天无数次地洗手，直到把皮肤洗破也不觉得疼痛。双手表现为皮肤呈波浪状、圈环状脱皮，但患者还认为没有洗干净，也不听医生的规劝，还是不停地洗。这一症状也反映了患者的精神疾病还没有得到控制需要用调整、治疗精神疾病的药物。可将患者双手用干净毛巾包起来，防止病情进一步加重和继发感染（图 11-10）。

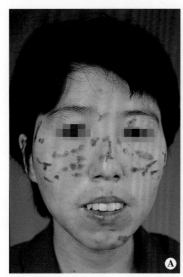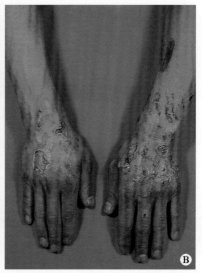

图 11-9　人工皮炎

11.11　寄生虫妄想症（parasite vain hope）　有些精神疾病患者自认为寄生虫在皮肤里钻来钻去，造成瘙痒，影响睡眠，故自行用刀子在皮肤上切割，欲刮除自认为钻进去的虫子，并装进玻璃瓶带去医院就诊。患者的主诉是小虫子钻进皮肤里，皮肤非常痒，要求医师把钻进皮肤里的虫子杀死，病人往往非常固执。检查可见皮肤上有散在的切割面，病人患有癔症或精神分裂症即可诊断。应给予服用治疗精神疾病的药物，把病情详细告知家属，使其对患者加强看护并保管好刀具，以免其再自伤。皮损处可外用硅霜治疗（图 11-11）。

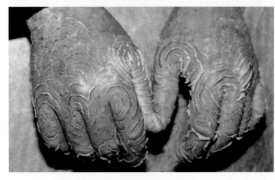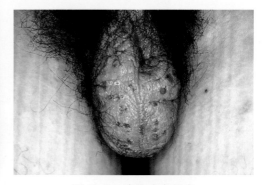

图 11-10　强迫性洗手症　　　　　图 11-11　寄生虫妄想症

11.12　刀割伤（knife cut）　精神病患者因自己不被重视而不满，故用刀子割伤皮肤，伤口整齐，刀割的间距也相同，因为患有精神疾病，刀割时患者并不觉得疼痛。刀割伤完全是人为的，皮肤病导致的损伤不会有如此排列和分布。应告知家属刀割伤的原因是患有精神疾病，家属需要更多地关爱和看护患者。应给患者服用治疗精神病的药物，外用氧化锌糊包敷，数天后即可治愈，但会留下瘢痕（图 11-12）。

11.13 香烟烧伤（cigarette burn） 病人因患有精神疾病，想用自残来引起家人对自己的重视，故用香烟烧伤皮肤。根据烧伤时间的长短不同，造成的溃疡也深浅不一，烧伤可为单个分布，也可为连续性烧伤而成长条形。检查时见皮肤有不规则的点状和条状大小不一的烫伤、溃疡，可显露皮下脂肪组织，病人无疼痛感。应劝告患者不要伤害自己的皮肤，并告知家人加强看护，可外用莫匹罗星乳膏治疗（图 11-13）。

11.14 指甲抓伤（nail scratch） 精神分裂症患者

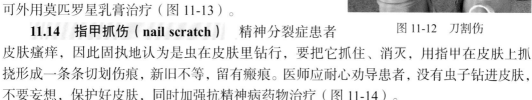

图 11-12 刀割伤

皮肤瘙痒，因此固执地认为是虫在皮肤里钻行，要把它抓住、消灭，用指甲在皮肤上抓挠形成一条条切划伤痕，新旧不等，留有瘢痕。医师应耐心劝导患者，没有虫子钻进皮肤，不要妄想，保护好皮肤，同时加强抗精神病药物治疗（图 11-14）。

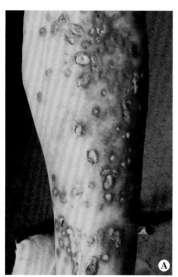
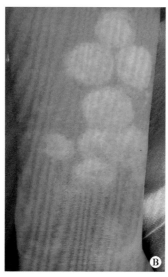
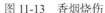
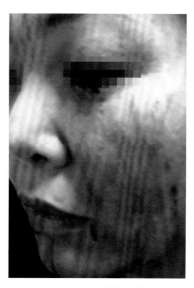

图 11-13 香烟烧伤　　　　　　　　　　　　　　　　图 11-14 指甲抓伤

11.15 嘴啃垫（chewing pads） 本病多见于有精神疾病的青年男性，无论什么场合总是用牙齿啃咬自己的手指，以右手第一指关节面最常见，不断地啃咬使拇指第一指节背面皮肤发生增厚，形成厚垫样，表面粗糙，可呈轻度疣状，患者有长期啃咬该部位史。可外用 10% 尿素软膏厚敷皮损，使皮肤恢复正常；也可在皮损处涂上有异味的物质以帮助阻止患者啃咬（图 11-15）。

11.16 描绘皮炎（describe dermatitis） 年轻人用鲜艳的染料在手臂上描绘动物和花草图案。图案在 10 余日内能消失，但过敏性体质者可在描绘的皮肤上出现潮红、水肿，自觉瘙痒，其皮损图形与描绘一致。本病的发生除了与过敏体质有关外，还可能与阳光照晒有关。治疗本病可外用弱效糖皮质激素制剂止痒，并促进消退（图11-16）。

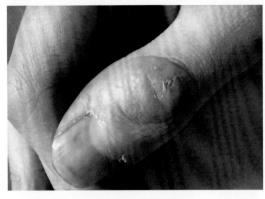

图 11-15　嘴啃垫

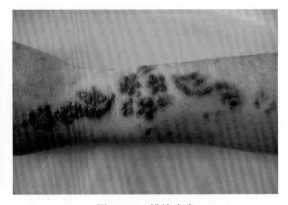

图 11-16　描绘皮炎

11.17　渗出性神经性皮炎（exudative neurodermatitis）　本病是因为精神疾病，患者自觉皮肤瘙痒，全身搔抓而发病。多见于老年人，女性比男性多见。突然发病，莫名其妙地从头到脚全身皮肤瘙痒，不分白天和夜晚，双手不停的搔抓。皮损为广泛而散在的丘疹，表面有渗出。除皮肤瘙痒外，还有灼热感，有的病人接触水也可使瘙痒加重，夜间几乎不能入睡，白天精神差。皮损越多，瘙痒越重，病情加重与缓解交错。治疗本病可口服镇静剂、三溴片或三溴合剂，晚间服用嗜睡性抗组胺药如酮替芬、赛康啶等，全身外用1%樟脑糊剂或弱效糖皮质激素制剂（图11-17）。

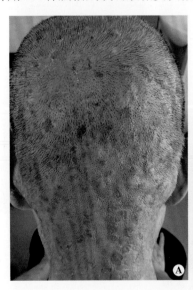
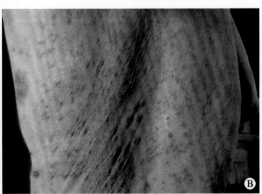

图 11-17　渗出性神经性皮炎

11.18　皮肤行为症（cutaneous beharior disorders）　本病是神经功能障碍性皮肤病。患儿以采取损伤自身皮肤的方法获取快感，久而形成对皮肤的伤害。父母离异、单亲照料致患儿不满，或者因体内缺乏锌或铜元素而发病。本病多见于儿童，患儿情绪不佳，经常哭闹，用手抠破自身皮肤，以足趾在地面上反复摩擦致皮肤破伤、残缺，并且在已受损伤的皮肤上继续予以破坏。遭受破坏的皮肤形成极不规则、形态怪异的破坏、缺损，以致足趾发生畸形。患儿多在已被破坏的皮肤上施加更强硬的破坏，使损伤更加严重，患儿总是哭闹不安。自伤的皮损一面自行愈合、恢复，一面又遭受新的伤害，使病变扩展。皮肤上的损害毫无规律，表现为非皮肤病所具有的皮损。父母应尽可能地关爱患儿，使其生活正常化。对损伤的皮肤应注意保护、防止感染，必要时予以纱布包扎，以保护患处（图 11-18）。

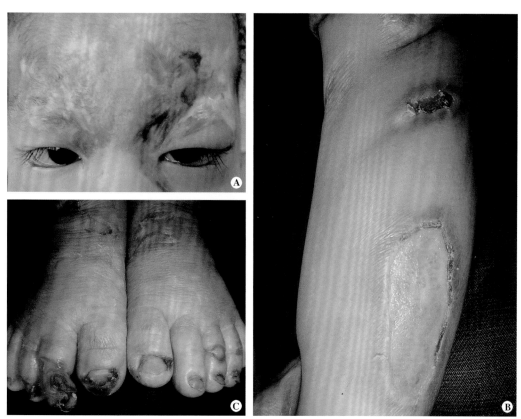

图 11-18　皮肤行为症

第十二章　红斑性皮肤病
（erythema dermatoses）

12.1　多形红斑（erythema multiforme）　本病又称多形渗出性红斑（erythema multiforme exudativum），病因比较复杂，遭遇寒冷刺激、患感染性疾病及药物过敏等均可引起发病。本病多见于儿童和青壮年，皮损好发于肢端，多见于腔口黏膜部位（眼、口、鼻、外阴和肛门），一般春、秋季多发。皮损为圆形红斑，从黄豆粒到花生粒大，红斑中央有渗出，可以形成水疱，因红斑和渗出，皮损可呈虹彩状。少数红斑因渗出可以高起，严重者渗液中可有血液。皮损呈对称性分布，当发于口腔、口唇时会发生糜烂。本病经常复发，可口服抗组胺药或沙利度胺 25mg，每日 3 次，并注意保暖（图 12-1）。

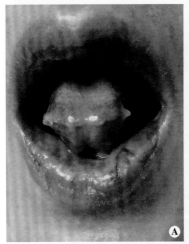
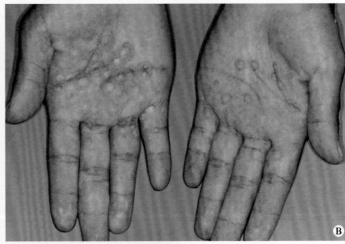
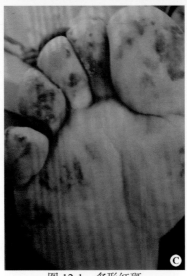

图 12-1　多形红斑

12.2 重症多形红斑（severe erythema multiforme） 本病又称 Stevens-Johnson 综合征，是多形红斑的重症型，更多见于药物不良反应，也可能是病毒感染而致。本病多见于儿童，也可见于成年人和老年人，发病急，有恶寒、高热、头痛，全身皮肤包括多口腔黏膜广泛地发生多形红斑皮损，皮疹数目多、面积广，红斑中央渗出较多，形成水疱和血疱；多腔口部位皮损发生破溃、糜烂，眼结膜明显潮红、流泪，有分泌物，鼻腔红斑发生糜烂、流涕、呼吸不畅，口腔从唇到黏膜发生大片糜烂面，流涎、出血、疼痛，不能进食；外生殖器及肛门部也发生大片糜烂、渗出，排尿、排便困难；躯干和四肢有众多的多形红斑损害，病情一般较重，需要住院治疗，并接受重病护理。应立即停用致敏药物，静脉滴注糖皮质激素，在安全情况下应用抗生素防止感染（图 12-2）。

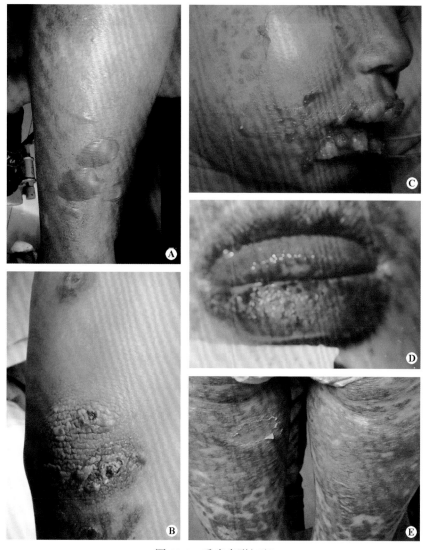

图 12-2 重症多形红斑

12.3 掌红斑（palmar erythema） 多见于成年人，双手掌皮肤明显潮红、充血，以大、小鱼际肌处尤为明显，本病只是潮红，压之退色，减压后又恢复红色，局部皮肤温度稍稍增高。原因可能是遗传性，也可以发生于肝硬化和重症高血压病人，国人称之为"朱砂掌"。本病一般无自觉症状，表面皮肤也正常，无治疗意义，有时可发现病人患有肝硬化（图 12-3）。

12.4　离心性环形红斑（erythema annulare centrifugum）　本病属于一种红斑性皮肤病，临床多见，可能与变态反应、中毒性反应有关，多见于成人，男性比女性多发。本病皮损既可发于躯干，也可发于四肢。红斑性皮损的特点是离心性地向外扩大，可以呈圈环状，一般均为多发，大小不同，不同的圈环形皮损同时存在，而且红斑形态有变化，个别的圈环直径可达 20～30cm，不痒或轻微瘙痒，极少数病人的皮损是内脏恶性肿瘤在皮肤上的表现。可予患者服用抗组胺药、沙利度胺或曲尼司特（图 12-4）。

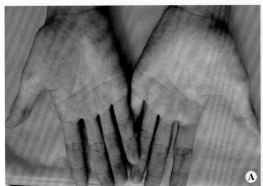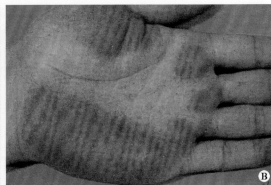

图 12-3　掌红斑

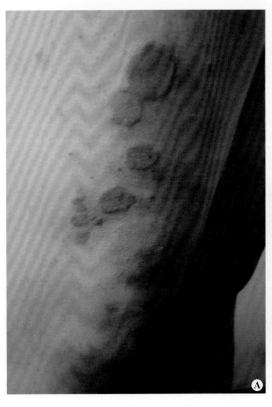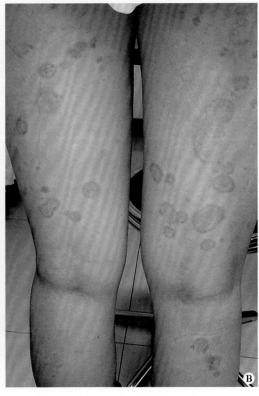

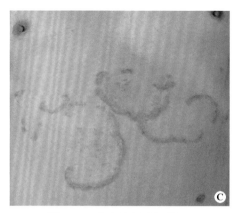

图 12-4 离心性环形红斑

12.5 风湿性环形红斑（erythema annulare rheumaticum） 本病又称风湿性轮廓形红斑（erythema margination rheumaticum），是风湿病活动期间出现的红斑，是风湿病的特征之一，其发病与 A 组 β 溶血性链球菌感染有关。多见于成年人，好发于躯干部。皮损为向四周扩大的红斑，呈圈环形，直径可达 1 ～ 3cm，也可以互相融合成多环形，红斑的边缘较细，一般无自觉症状，红斑消退后不会残留痕迹，也不留色素沉着，它的出现对风湿病的诊断有参考意义。患者可服用抗组胺药，口服阿司匹林治疗风湿病（图 12-5）。

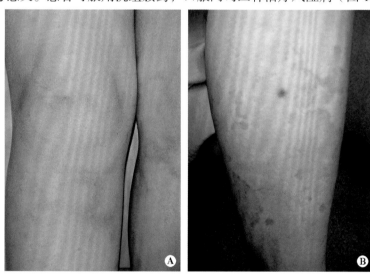

图 12-5 风湿性环形红斑

12.6 单纯性回形红斑（erythema simplex gyratum） 本病又称血管神经性环形红斑（erythema annulare angioneuroticum），多见于青年女性，好发于四肢和躯干部。皮损开始为红色风团样丘疹、斑片，逐渐扩大呈环状红斑。红斑有清晰的边缘，中心为淡红色，呈圈形或椭圆形，一般直径为 3 ～ 10cm，边缘较窄，不隆起，伴有少许鳞屑。红斑数天后可以消退，再发新疹，亦无自觉症状。可予患者服用抗组胺药、维生素 C 对症治疗（图 12-6）。

12.7 慢性游走性红斑（erythema chronicum migrans，ECM） 本病属于莱姆病（Lyme disease）的一种皮肤表现，莱姆病是由蜱（tick）叮咬人皮肤后感染伯氏疏螺旋体（*Borrelia burgdoferi*）而引发的疏螺旋体疾病。本病第一期为慢性游走性红斑，在躯干部有呈离心性扩大的、边缘清晰的红斑，边缘潮红，有少许鳞屑，并逐渐离心性扩大，直径可达近 10cm，中央平坦。本病和梅毒一样可以累及心血管、骨关节和神经系统。本病多见于有蜱生存的森林地区。酶联吸附试验（ELISA）检查可呈阳性，蛋白印迹法可确诊。口服四环素治疗效果极佳，应用青霉素也有效（图 12-7）。

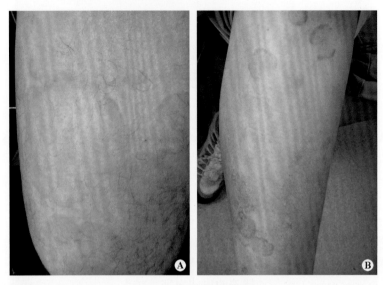

图 12-6　单纯性回形红斑

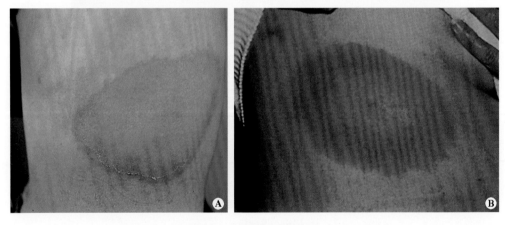

图 12-7　慢性游走性红斑

12.8　中毒性红斑（toxic erythema）　本病多见于儿童和青年，药物、食物或内脏疾病可引起本病。皮损为全身广泛性红色圈环状红斑，边界清晰，中央平坦，数目从 10～20 余个不等。皮损也可发于四肢近端，不对称分布，可发生融合，还可以侵犯口腔黏膜，皮损稍有瘙痒或疼痛；可以有发热、关节疼痛。治疗本病应尽可能找到病因，针对病因治疗。可给患者服用抗组胺药、维生素 C 对症治疗，病情重者可应用糖皮质激素（图 12-8）。

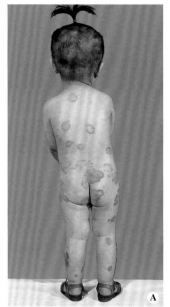
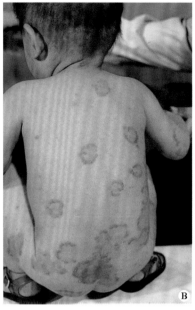

图 12-8　中毒性红斑

12.9　坏死松解性游走性红斑（necrolytic migratory erythema，NME）　本病为胰高糖素瘤综合征（glucagonoma syndrome）的一种特殊的皮肤损害，在头部、面部、躯干、四肢有广泛潮红、充血性红斑，有糜烂、渗出，结痂呈发亮的、薄的漆片样。红斑呈圈环形，可以互相融合，其特点是游走性，每日疹形不同。患者自觉轻度瘙痒，并有贫血、消瘦、低血糖、低氨酸血症、胰高糖素血症等。通过影像学检查可以在胰尾部找到多发的胰腺肿瘤，而且多数已转移到肝脏。治疗方法为对胰腺肿瘤进行手术切除，对肝脏的转移肿瘤用药物治疗（肝动脉药物栓塞治疗）（图 12-9）。

12.10　匐行性回形红斑（erythema gyratum repens）　本病又称 Gammel 病，大多数情况下属于伴肿瘤性皮肤病（paraneoplastic dermatoses），男性比女性多见，多见于壮年和老年人。皮损发于躯干、四肢，为圈环形的红斑损害，大小不一，形态不整。红斑为多发，可以一个

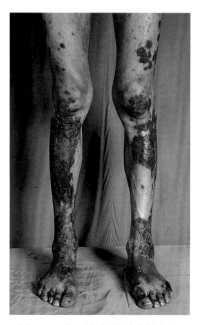

图 12-9　坏死松解性游走性红斑

红斑套一个红斑，红斑的形态随着红斑的扩大而有所改变，其红斑呈回状，红斑有移行性故称匐行性。患者可无自觉症状或有轻度瘙痒。体检可以查出患者患有癌、肉瘤或淋巴瘤，本病是体内恶性肿瘤的伴发症状，少数病人当时找不到体内恶性肿瘤，可能稍晚才发现。组织病理学为非特异性改变，确诊此病一定要做全面体格检查。治疗以对症治疗为主，如发现恶性肿瘤并彻底治疗后皮损可消退（图 12-10）。

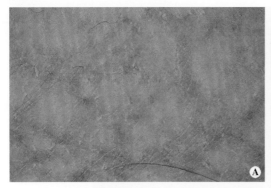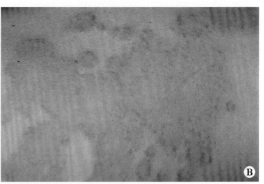

图 12-10　匐行性回形红斑

12.11　持久性色素异常性红斑（erythema dyschromicum perstans）　本病又称灰皮病（ashy dermatosis），病因不明，可能与服药有关，也可能是皮肤病后的色素沉着。皮损可以发于躯干，也可发于手掌，为散在分布的浅黑色色素性斑片，边缘有红斑，略高出皮肤表面，皮损边界尚清楚，红斑可以离心性扩大，因皮损大小不一样，多数呈环状。患者无自觉症状，皮损可经数年消退，残留色素沉着。本病应与色素性扁平苔藓相鉴别。患者要注意防晒，可予口服抗组胺药、维生素 C 或羟氯喹治疗（图 12-11）。

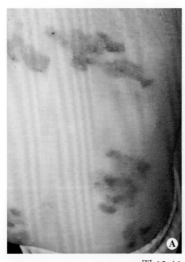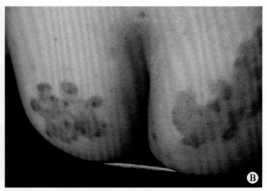

图 12-11　持久性色素异常性红斑

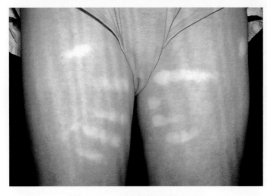

图 12-12　双大腿酒性红斑

12.12　酒性红斑（wine erythema）
人类饮酒已有悠久历史，有的人平常不饮酒，偶尔喝下大量的酒，立即出现全身皮肤潮红、充血，自觉发热，皮肤见大片红斑，用手指轻压呈现苍白色，松压后又恢复潮红。病人可伴有头晕或恶心等症状。治疗应令患者多饮水，并予口服用第一代抗组胺药，休息一夜即能消退（图 12-12）。

12.13　妊娠毒血症性红斑（toxemic

rash of pregnancy）　多见于初次妊娠的妇女，常在妊娠后期发病。皮损好发于腹部、臀部或四肢伸侧，为充血性红色斑疹，皮损较密集，可有瘙痒。本病一直到足月顺产后皮损才会消退，对胎儿发育无不良影响。本病可以外用炉甘石洗剂、口服维生素 C 等治疗（图 12-13）。

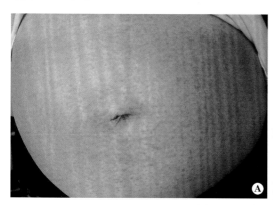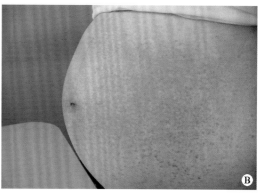

图 12-13　妊娠毒血症性红斑

第十三章　红斑鳞屑性皮肤病
（erythema squamous dermatoses）

13.1　银屑病（psoriasis）　本病是皮肤科常见病、多发病，至今病因不明，但有3点可以肯定，即与细菌感染、遗传和环境变化有关。本病可发于任何年龄，男性比女性多见。皮损可发于全身任何部位，甚至外耳道也可被侵犯。皮损为典型的红斑鳞屑性损害，即浸润性红斑，表面被有银白色鳞屑，从点滴状皮损发展到大斑片状皮损，层层鳞屑堆积呈银白色；刮掉表面鳞屑后可见薄膜现象，继续刮除薄膜可见出血点，称为 Auspitz 征。银屑病在进行期时，局部皮肤外伤后会出现银屑病的皮损，称为同形反应（Koebner 现象）。银屑病损害发于额上部呈皇冠状，发于头皮处毛发呈束状，侵犯甲周时甲板呈顶针箍样，也可以变得肥厚、增生。临床上可以分为进行期（病情进行性发展）、静止期（病损已充分发作，处于静止状态）、消退期（进入炎夏时皮损可以逐渐消退）。银屑病不痒，但病变局部发干、脱屑，呈慢性经过。组织病理学检查有特征性，但只要临床表现清晰即可确诊。本病在治疗上比较困难，可做理疗（黑光疗法）、水疗，可口服抗细胞分裂药物如甲氨蝶呤、环磷酰胺、环孢素等，外用药可用卡泊三醇、糠酸莫米松、喜树碱、芥子气软膏等。本病药物治疗均有疗效，但不能"根治"且容易复发（图 13-1）。

13.2　脂溢性皮炎样银屑病（seborrheic-like psoriasis）　本病为银屑病与脂溢性皮炎在同一病人身上相重叠，多见于成年人，好发于皮脂分泌部位，更多地见于面部或头部，皮损看起来像脂溢性皮炎，但仔细看其皮损还是银屑病的表现。有较厚的干性或油腻性鳞屑，皮损也可发于乳房下、四肢屈侧和腋下，多数为对称性分布，皮损的刮屑试验有出血点现象，更有利于银屑病的诊断，刮取鳞屑真菌直接镜检可以找到糠秕孢子菌，它偏向于脂溢性皮炎之处是双侧眼睑有睑缘炎改变。此型银屑病临床上不太容易诊断，可外用2%酮康唑洗剂、丁酸氢化可的松霜，也可考虑服用维A酸制剂（图 13-2）治疗。

13.3　头皮银屑病（psoriasis of scalp）　头皮是银屑病的好发部位，看到患者头皮上的典型银屑病损害基本上就可以确诊。头皮银屑病多见于青年或成年人，男性比女性多见，头皮银屑病表现为浸润性红斑，伴有成层的银白色鳞屑。由于皮损的厚屑将毛发裹成束状，类似于中国的"毛笔"状，即束状毛发，基底宽、顶端细。头皮银屑病数目多寡不一，可有很多的头屑。皮损可以不痒，或有瘙痒，不会引起脱发，在头皮银屑病病人的躯干、四肢上也可以看到银屑病损害。本病的治疗可外用2%酮康唑洗剂5ml洗头，每周两次会有明显效果（图 13-3）。

13.4　银屑病甲（psoriasis of nails）　银屑病几乎对全身皮肤、指甲均可侵犯，病情重、病期长久的患者甲板常可受侵犯。银屑病的组织病理学检查可见表皮层内有海绵状脓疱或角质层内有 Murno 微脓疡，当银屑病侵犯甲板时，在甲板上也形成海绵状脓疱和 Murno

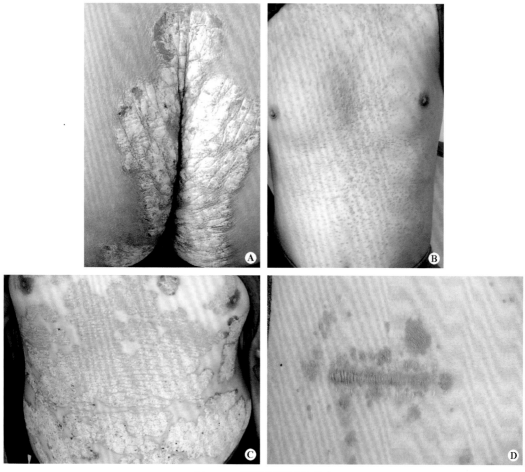

图 13-1　银屑病及同形反应

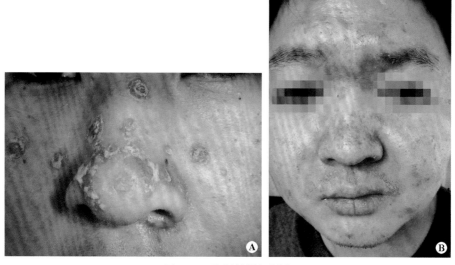

图 13-2　脂溢性样银屑病

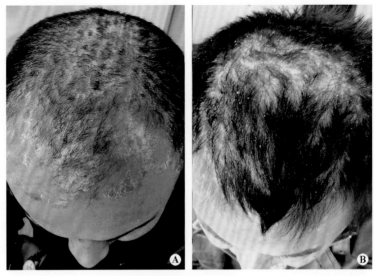

图 13-3　头皮银屑病

微脓疡，它们从病甲上脱落下来就形成顶针样小孔，对银屑病的诊断很有意义，可与甲真菌病相鉴别。另一种甲板上银屑病的改变是甲板肥厚、粗糙和不规则，但不同于甲真菌病，银屑病主要是甲板表面病变，甲真菌病为甲板下病变；银屑病甲病变是多发性的，而甲真菌病可以是几个甲的病变，真菌直接镜检甲真菌病为阳性，而银屑病为阴性。治疗银屑病甲国内多采用 40% 尿素软膏剥甲治疗，也可口服环孢素治疗全身银屑病，全身皮损好转的同时，银屑病甲也可好转（图 13-4）。

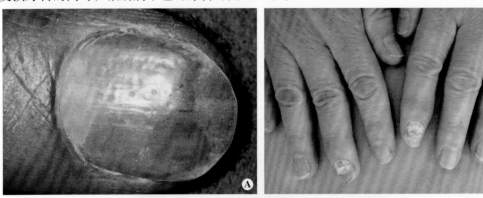

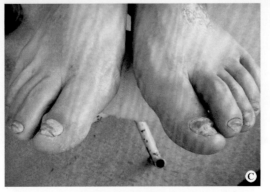

图 13-4　银屑病甲

13.5　屈位银屑病（inverse psoriasis）　银屑病绝大多数皮损发生在躯干或四肢的伸侧，少数病人的银屑病损害发生在屈侧，如发生于大乳房皮肤折叠处、腋窝、腹股沟、外生殖器及肛门等处，有时也可发于外耳道。屈侧皮肤褶皱处温度高、湿度大，环境促使银屑病损害形态上有所改变，损害仍为浸润、肥厚、潮红，但表面银白色鳞屑被湿气浸渍而形成粘连性白色鳞痂，搓之可以一层一层地脱皮，表面似有一层白膜，其下才是浸润性红斑，此处银屑病损害可有痒感，也可以有些臭味。银屑病损害发于龟头处的皮损与体表的银屑病损害一样，也是浸润性红斑和银白色鳞屑，但在治疗上大有区别，不能用有刺激性的抗银屑病药如卡泊三醇乳膏、芥子气软膏等，只能用弱效糖皮质激素或3%硼酸软膏等治疗（图13-5）。

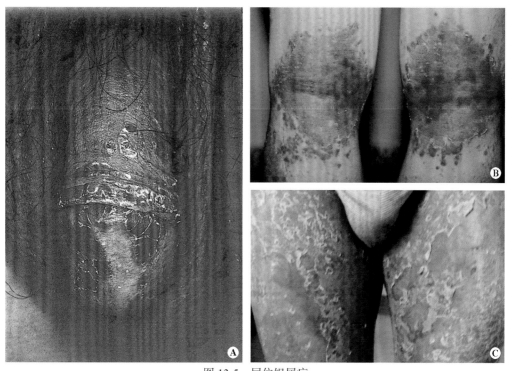

图 13-5　屈位银屑病

13.6　红皮病性银屑病（erythrodermic psoriasis）　本病多见于成年人和老年人，男性比女性多见，绝大多数由银屑病非正规治疗引起，有的是因用有刺激性的外用药引发的，有的是采用强效和长效糖皮质激素制剂肌内注射治疗，皮损消退后立即停药而发生反跳，出现全身红皮病损害。病人从头到脚全身皮肤潮红、浸润，表面被有大量成层的干燥性鳞屑，每日有大量干燥鳞屑脱落。患者黏膜处，如眼、鼻、口、外生殖器和肛门处为浸渍、浅糜烂，可发出臭味，外耳道也被鳞屑堵塞；甲板亦变形、肥厚。患者可以有发热、卧床不起，常可发生皮肤的细菌、真菌感染。对红皮病性银屑病的治疗是一个漫长的过程，可给患者口服环孢素治疗（因为病人本来就是应用激素而发病），口服10mg，每日3次，病情控制后缓慢减量；还可全身外用凡士林软膏；应对患者加强护理，防治感染（图13-6）。

13.7　关节病性银屑病(psoriasis arthritis）　关节病性银屑病在150余年前已有记载，它是一个独立的疾病，不同于风湿性关节病，多见于成年人和老年人，男性比女性多见。

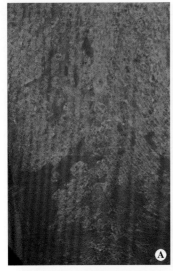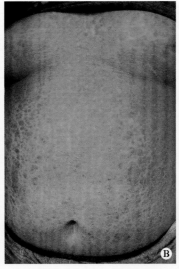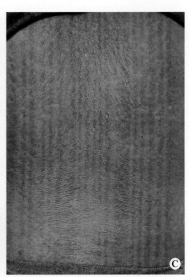

图 13-6　红皮病性银屑病

本病可以分为 3 型：①残毁性关节炎；②非对称性关节炎；③对称性关节炎；依侵犯的部位可分为：①跖趾和指间关节炎；②远端指间关节炎；③外周关节炎；④银屑病性脊柱炎。皮肤科门诊常见的是指间或趾间关节炎，病人 80% 伴发明显的指甲病变。一旦发生银屑病性关节病，其病情为慢性渐进性加重，可导致关节畸形、挛缩而使其丧失功能。关节病性银屑病稍有疼痛。治疗本病可予服用阿司匹林或非甾体类抗炎药，羟氯喹也有效（图 13-7）。

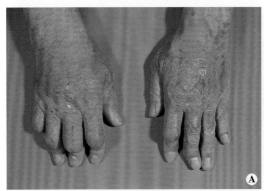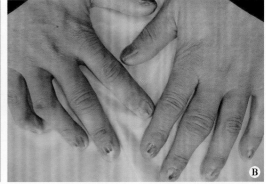

图 13-7　关节病性银屑病

13.8　脓疱性银屑病〔pustular psoriasis of von Zumbusch 型〕　本病是由于银屑病受到激惹而引发的，其病理学基础是银屑病原有的表皮内海绵状脓疱和 Murno 微脓疡明显加重、激化而成。多数病人是误用糖皮质激素制剂后突然停药而爆发，病人可有高热、关节疼痛，全身银屑病损害上密布黄绿色的小脓疱，脓疱可融合成大片状，成为脓湖。因脓疱很浅，容易溃破而呈糜烂面。除了脓疱外，还可以看到新发的银屑病损害。本病的治疗难度很大，不能再使用激素，以口服环孢素效果较好，也可使用羟氯喹，应注意加强对患者的护理（图 13-8）。

13.9　连续性肢端皮炎〔acrodermatitis continua of Hallopeau〕　本病可以看成是一

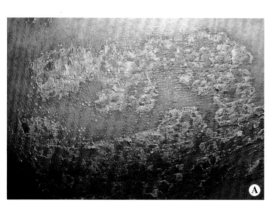
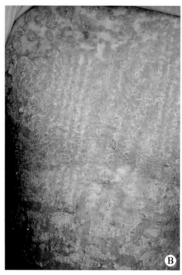

图 13-8　脓疱性银屑病

种轻型和局限性脓疱性银屑病，多见于成年人，男性比女性多见，好发于 1 个指（趾）甲 10 个指（趾）甲。指趾端发生粟粒大小淡黄色脓疱，脓疱逐渐增多，可以侵犯甲床，使甲板与甲床分离，其间为脓湖所占据，造成甲板残缺、翘起，严重者甲板脱落呈现出甲床上密集的脓疱，形成无甲症。患者自觉局部疼痛，其组织病理学也为表皮的海绵状脓疱和 Murno 微脓疡，造成脓湖形成，甲板被破坏。皮损可波及手掌和足跖，病程漫长，细菌培养为阴性。本病的治疗较困难，口服小剂量糖皮质激素如曲安西龙 1mg，每日 1 次；阿奇霉素 0.25mg，每日 1 次，疗效好，副作用小（图 13-9）。

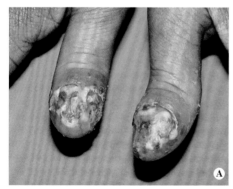
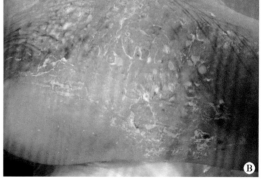

图 13-9　连续性肢端皮炎

13.10　副银屑病（parapsoriasis）　本病病因不明，是一种可能会转化为恶性淋巴瘤的慢性皮肤病，多见于成年人和老年人，男性多发。皮损好发于躯干或四肢，表现为散在、暗红色浸润性斑块，表面有少许秕糠状鳞屑。小斑片型副银屑病皮损一般直径为1cm 左右，散在分布；大斑片型副银屑病皮损一般有钱币大小，呈圆形，浸润性皮损上有少许鳞屑；不痛不痒，呈极慢性经过。少数病例皮损可呈指状分布，对全身健康无不良影响。一旦皮损发生瘙痒、浸润明显，可能转化为恶性淋巴瘤。所以，对确诊为副银屑病的病人，医生应定期随访。本病治疗上内用药和外用疗效均不明显，可以采用光疗、水疗或紫外线照射等治疗（图 13-10）。

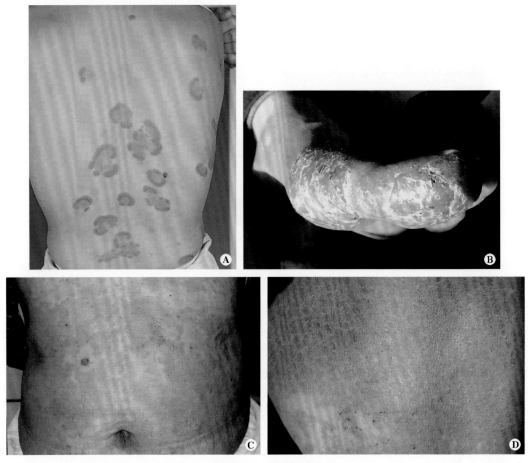

图 13-10　副银屑病

13.11　玫瑰糠疹（pityriasis rosea）　本病是由人类疱疹病毒 7（HHV-7）感染所致，好发于春、秋两季，多见于青年，儿童也可发病。皮损首先在躯干某处发生一块红斑鳞屑损害，经过 7～10 天后，自颈以下、膝以上躯干上发生红斑鳞屑损害，红斑呈玫瑰红色，椭圆形，其长轴与皮纹走行一致，即从内上向外下斜行；皮损数目可达数十到百余个，玫瑰色红斑表面为秕糠状鳞屑，边界清晰；可以有轻度瘙痒或不痒；最早发生的红斑鳞屑斑片称为母斑，它首先吸收、消退。从后背部看，脊柱部位是"圣诞树干"，而无数椭圆形、斜向走行的红斑构成圣诞树枝样的分布；患者无全身症状，皮损历时 2 个月即能自行吸收消退。本病不会复发，为自限性皮肤病，服用维生素类药物即可自愈（图 13-11）。

13.12　白色糠疹（pityriasis alba）　本病又称为单纯糠疹，俗称"桃花癣"，即多于桃树开花时节发病，多见于青少年男性，好发于面部。皮损为不规整形的、大小不一的淡白色斑，表面上有少许干性鳞屑。皮损为多发，可以互相融合，不痒或稍有痒感，冬重夏轻。本病在青春发育期即皮脂分泌旺盛时即能自愈，外用 10% 尿素软膏即可消退（图 13-12）。

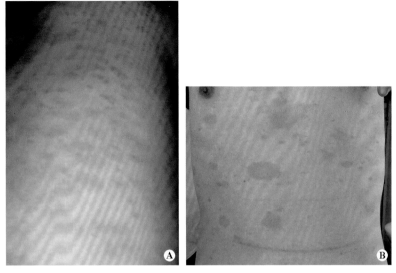

图 13-11　玫瑰糠疹

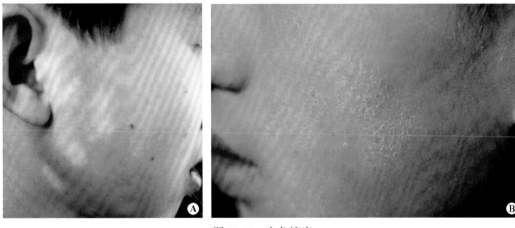

图 13-12　白色糠疹

13.13　泛发性白色糠疹（universal pityriasis alba）　本病为白色糠疹的异型，好发于女性，多见于儿童和青壮年。皮损好发于躯干部，更多的发于前胸和腹部，也可以发于后背及腰部。皮损为形态不一、大小不等的多发性淡白色斑片，儿童发病时为白色糠疹，浅白色斑片上有秕糠状鳞屑，不痒。进入青春发育期后本病能自然消退。全身性白色糠疹随着儿童增龄非但不消退，反而扩大、增多，形成大大小小边界不清、形态不整的浅白色斑，可以有少许秕糠状鳞屑，也可以无鳞屑，仅仅是不规则的边界不清的浅白色斑片，一般不痛不痒。白癜风与本病不同，只是皮肤色素减退，呈浅白色，边界不清；两者相同点是病期均较长，但泛发性白色糠疹一般能自愈或治愈，而白癜风难以治愈。治疗本病可口服多维元素片，外用硅霜、10% 尿素软膏和 2% 水杨酸软膏（图 13-13）。

13.14　毛发红糠疹（pityriasis rubra pilaris）　本病于 1857 年首先由 Devergie 报告，它是一种慢性鳞屑角化性炎症型皮肤病，病因不明，有遗传性，多见于少年和青壮年，发病率无性别差异。皮损泛发于头面、躯干、四肢，遍布全身，表现为毛囊性角化性丘疹，互相融合成斑片状，形成大小不等、形态各异的浸润性斑片，有毛囊角化、白色鳞屑。

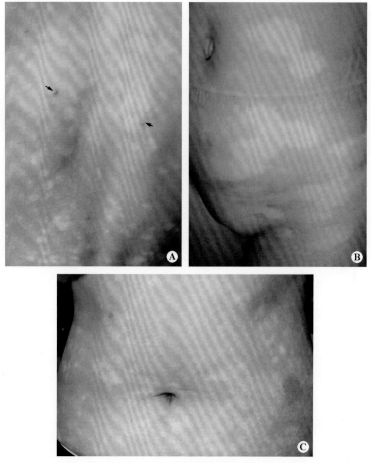

图 13-13　泛发性白色糠疹

背部有两个传染性软疣

头皮皮损可以引起脱发，面部皮损不易与银屑病相区别。躯干部皮损表现为典型的毛囊角化、浸润性斑块和秕糠状鳞屑；发生于指节背面的皮损表现为红色角化丘疹，具有诊断意义。笔者诊治一例正常妊娠的毛发红糠疹患者，分娩一名全身泛发毛发红糠疹皮损的男婴。毛发红糠疹治疗上很困难，口服大剂量维生素 A 治疗无效；口服维 A 酸制剂有效，但副作用大；也可服用免疫抑制剂，并配合外用药治疗（图 13-14）。

13.15　进行性对称性红斑角化症（progressive symmetric erythrokeratodermia）
本病病因不明，可能与遗传有关，多见于儿童，发病率无性别差异。皮损好发于两手、足、肘、膝、髋及坐骨结节等处。皮损为浸润性、炎症性红色斑块，边界十分明晰，表面少许鳞屑，因出汗有时鳞屑不显。皮损呈对称性分布，呈慢性、进行性扩展，患者一般无自觉症状，健康情况良好。本病治疗上很困难，口服大剂量维生素 A 无效；服用和外用维 A 酸制剂有效，需要长期治疗（图 13-15）。

13.16　线状苔藓（lichen striatus）　本病又称线状苔藓样皮病（linear lichenoid dermatosis），多见于儿童或青年，女性比男性多见，好发于四肢的某一侧，发于下肢者从趾端开始向近心端蔓延，沿着 Blaschko 线一直上升到会阴部。皮损为粟粒大的丘疹紧密排列，形成线状分布，但皮损为苔藓损害，即小丘疹互相融合成线状，表面有少许鳞

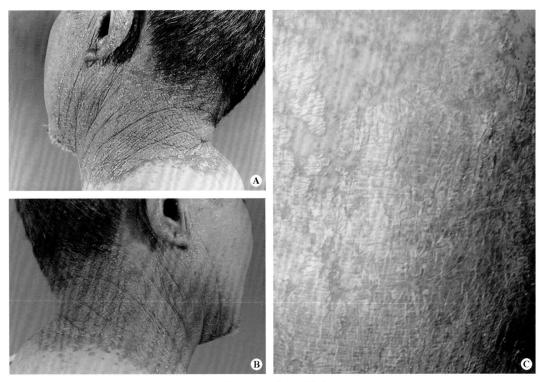

图 13-14 毛发红糠疹

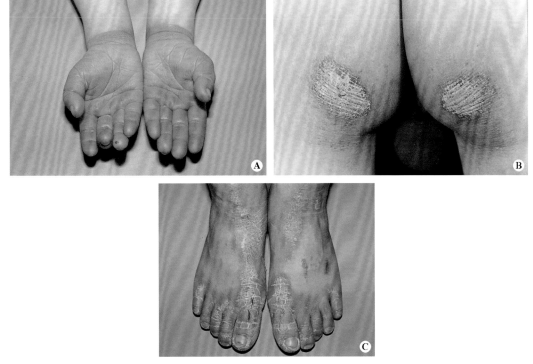

图 13-15 进行性对称性红斑角化症

屑，皮损呈淡红色，较陈旧的皮损呈浅褐色。患者可无自觉症状，若干年后可望吸收消退。本病不同于痣，痣由痣细胞构成，也可呈线状，但不呈苔藓状，一般不能吸收消退。本病可望消退，不必用过强的治疗方法，否则会留下瘢痕，可外用 10% 尿素软膏或 0.1% 维 A 酸软膏以促进吸收（图 13-16）。

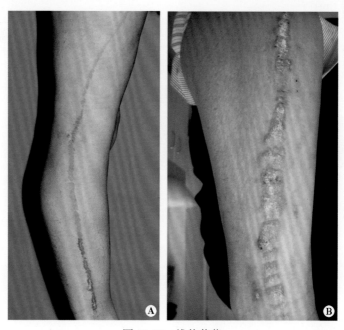

图 13-16　线状苔藓

13.17　扁平苔藓（lichen planus）　本病是皮肤科和口腔科的常见病、多发病，既发于成年人，也发于老年人，发病率无性别差异。本病既可发于皮肤的任何部位，也可发于口腔黏膜和外生殖器。典型皮损为多角形丘疹，互相融合形成苔藓，表面有白色网纹，称为 Wickham 纹。皮损一般为多发，全身十余块到百余块不等，呈暗红色浸润斑片，肥厚高起于皮肤表面，皮损边界清晰。患者可有自觉瘙痒；发于口唇和口腔的损害为浸润性红斑，极容易发生疼痛性糜烂；发于龟头和外阴者也为浸润性红斑，其上有少许鳞屑，常呈圈环形。本病在临床上有许多亚型，病情缓慢进展，治疗虽难，但可以治愈，以口服羟氯喹 100mg，每日 2 次，或服用小剂量糖皮质激素治疗，外用药以维 A 酸软膏或糖皮质激素软膏为宜（图 13-17）。

13.18　萎缩性扁平苔藓（lichen planus atrophicus）　本型病变在扁平苔藓中比较少见，多见于成年人，可发于全身任何部位。皮损为扁平苔藓样改变，呈暗紫红色浸润性斑片，由多角形扁平丘疹构成，表面有 Wickham 纹，边界比较清晰。皮损特点是随着病情的发展逐渐形成萎缩和低凹，可有瘙痒或不痒，病情缓慢进展、加重。治疗同扁平苔藓，即使治愈皮损处仍会留有萎缩（图 13-18）。

13.19　肥大性扁平苔藓（lichen planus hypertrophicus）　本病又称为疣状扁平苔藓（lichen planus verrucosus），开始为扁平苔藓样损害，随着病情的进展逐渐呈表面角化、肥厚，明显高出皮肤表面，并呈疣样增生，边界清楚。此种亚型表面无 Wickham 纹，患者有明显瘙痒。皮损呈对称性分布，病情进展极其缓慢。组织病理学检查呈现典型的扁平

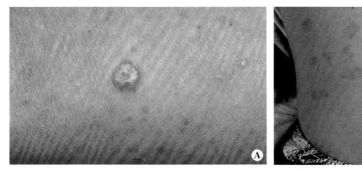
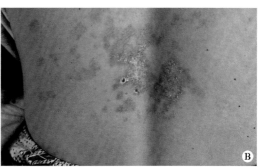
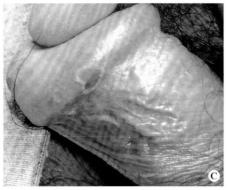

图 13-17　扁平苔藓

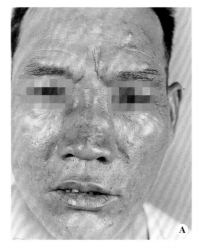
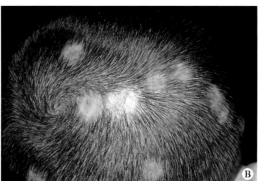

图 13-18　萎缩性扁平苔藓

苔藓改变，而表皮棘层肥厚、角化过度甚为明显。可予患者口服羟氯喹或糖皮质激素，局部可外用 0.1% 维 A 酸或 10% 水杨酸软膏治疗（图 13-19）。

13.20　光化性扁平苔藓（actinic lichen planus）　本病过去也称热带或亚热带扁平苔藓，其主要发病机制为强烈阳光作用所致，多见于青壮年，男性比女性多见。本病好发于皮肤裸露和突出的部位，上额部比较多见。皮损为典型的扁平苔藓样改变，表面可有少许鳞屑和 Wickham 纹，病期长久后，病变处皮肤可呈现萎缩。因发病部位比较醒目，病人多早期就医。治疗以口服羟氯喹效果最佳，100mg，每日 2 次，局部外用弱效糖皮质激素制剂即能治愈（图 13-20）。

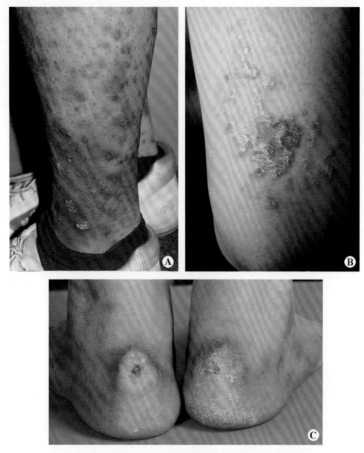

图 13-19 肥大性扁平苔藓

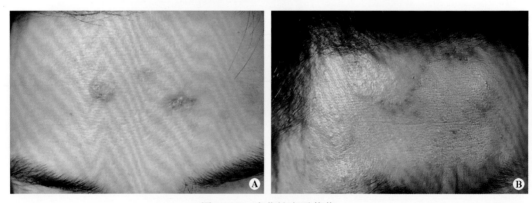

图 13-20 光化性扁平苔藓

13.21 大疱性扁平苔藓（bullous lichen planus） 本病变在临床上比较少见，多见于成人，好发于躯干或四肢。皮损为典型的扁平苔藓样变，有瘙痒，在扁平苔藓样皮损上发生大疱改变，是由扁平苔藓基底细胞层液化、变性、组织液渗出所致，尼氏征阴性，大疱形成后较快吸收，而又呈典型的扁平苔藓样。本病也可见于口唇黏膜处，而该处更容易形成糜烂面。对本病的治疗同光化性扁平苔藓，局部可外用复方氧化锌糊剂（图 13-21）。

13.22　急性泛发性色素性扁平苔藓（acute widesp-read pigmentosus lichen planus）　本病多见于男性，好发于中年和壮年。初发皮损为点滴状色素性扁平丘疹，稍有痒感，随后全身广泛地发生扁平苔藓损害，可以遍布全身，面部也可累及。因为皮损发展太快，典型的苔藓样改变和 Wickham 线不明显，全身只有少许正常皮肤，有的皮损色素浅、有的皮损色素深，有的皮损浸润较浅，有的皮损浸润较深；同时，也可侵犯唇和口腔黏膜，少数患者可以伴发 20 甲营养不良（twenty nail dystrophy）。本病在治疗上以口服维A 酸制剂效果较好，但剂量不宜太大，应注意保护口腔黏膜（图 13-22）。

13.23　色素性扁平苔藓（lichen planus pigmentosus）　本病在临床上较为常见，多见于中年和老年，发病率无性别差异，好发于面部、躯干或四肢皮肤，皮损为典型的扁平苔藓改变，但其颜

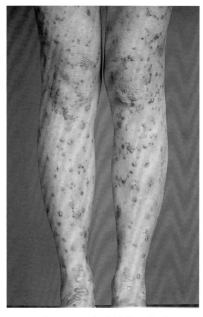

图 13-21　大疱性扁平苔藓

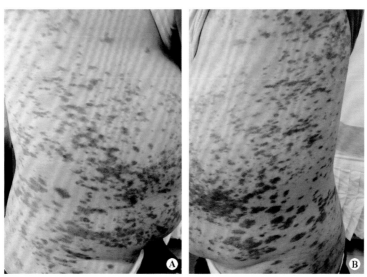

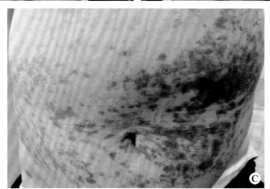

图 13-22　急性泛发性色素性扁平苔藓

色从浅黑色到深黑色不等，Wickham 纹明显，患者可以有自觉瘙痒。皮损从豆粒大小的点滴状到直径 3～5cm 的斑片状苔藓，唇红部、阴茎部皮损也可呈现色素性扁平苔藓改变。本病病程为慢性。对本病的治疗同急性泛发性色素性扁平苔藓，以羟氯喹和大剂量维生素 C 治疗效果较好（图 13-23）。

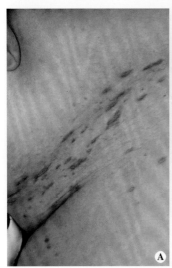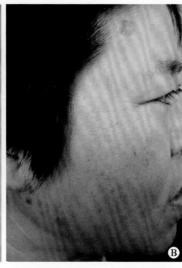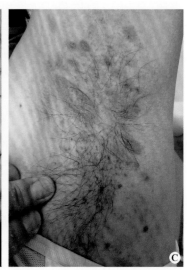

图 13-23　色素性扁平苔藓

13.24　硬化性苔藓（lichen sclerosus）　本病原名为硬化萎缩性苔藓（lichen sclerosus at atrophicus），男性多于女性，好发于躯干、四肢及外生殖器、肛门等处皮肤。皮损开始为芝麻粒大的扁平丘疹，互相融合形成斑片，斑片大小和形态不一。皮损有两个特点：①硬化，苔藓化改变使局部明显发硬，也可以肥厚；②萎缩，在硬化斑片的基础上皮肤病变处可以发生萎缩，明显低于正常皮肤。本病可无自觉症状，发生在外阴部和肛门处可以有明显瘙痒；男性阴茎、女性外阴部位可以发生萎缩，而且使外阴部变形。硬化性苔藓可以演变为鳞状细胞癌。可口服羟氯喹，外用中效糖皮质激素软膏、0.1% 他克莫司或 1% 吡美莫司乳膏治疗（图 13-24）。

13.25　光泽苔藓（lichen nitidus）　本病于 1901 年由皮肤病学家 Pinkus 命名，是一种原因不明的、具有组织病理学特征的丘疹性皮肤病。本病多见于儿童，男性多于女性；好发于躯干和阴茎处。皮损为针头大小光泽发亮的圆形丘疹，一般集簇性发疹，形成大斑片状；散发性皮损很小，要仔细看才能看清楚。患者无自觉症状。组织病理学表现为淋巴细胞和组织细胞构成团状，上皮脚向中心伸展呈抱球状，很容易诊断。本病有自限性，又无自觉症状，可以观察，不予处理；必要时口服 10% 碘化钾溶液治疗（图 13-25）。

13.26　正圆形糠疹（pityriasis rotunda）　本病又称连圈状秕糠疹（pityriasis circinata），1906 年由远山首先报道，病因不明。皮损好发于躯干和四肢皮肤，为钱币大或巨大的圆形红斑鳞屑性损害，有离心性扩大的特点，故边缘处有淡红色扁平小丘疹，相互融合而扩大，中心皮肤色泽稍淡，表面有秕糠状鳞屑，边界清晰。皮损可单发，也可多发，无自觉症状，可自行消退。可予口服维生素 A 胶丸，外用 2% 水杨酸软膏或 10% 尿素软膏治疗（图 13-26）。

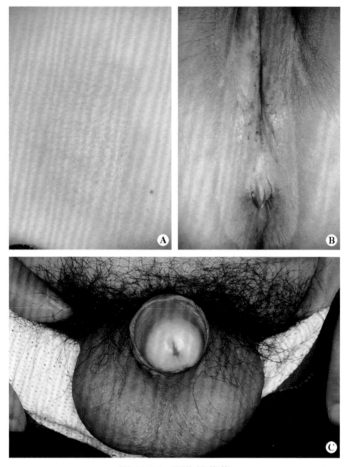

图 13-24　硬化性苔藓

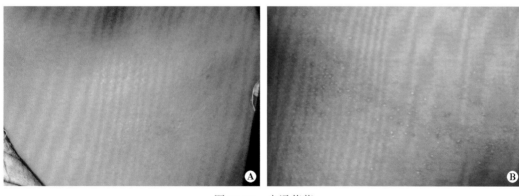

图 13-25　光泽苔藓

13.27　红皮病（erythroderma）　本病又称剥脱性皮炎（exfoliative dermatitis），病因复杂，一些红斑鳞屑性皮肤病可演变为红皮病，血液系统肿瘤、皮肤淋巴瘤、药疹等也可以引发红皮病。红斑鳞屑性皮肤病由于治疗不当或激惹加重，可以发展到全身而形成红皮病，有大量剥脱者称为剥脱性皮炎，如前面介绍过的银屑病性红皮病。毛发红糠疹发于儿童或成年人，在治疗不当及激惹的情况下也会发生毛发红糠疹性红皮病，

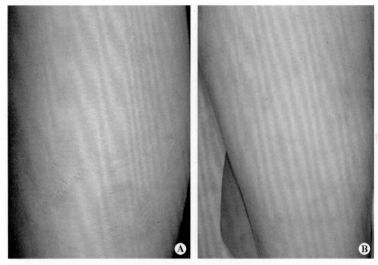

图 13-26　正圆形糠疹

表现为全身皮肤呈红斑鳞屑性损害，但在皮损中仍可见毛发红糠疹的疹形，大量干燥的层层鳞屑剥脱。血液疾病引起的红皮病表现为全身皮肤潮红、水肿、有干燥性鳞屑，几乎无正常皮肤。红皮病因全身皮肤潮红、水肿，经皮失水增多，病人可伴有发热，故消耗很大，继发感染的发生率也很高。治疗上应即停用致敏药物，静脉滴注糖皮质激素，配合全身营养支持疗法，加强皮肤黏膜护理，外用 10% 尿素软膏或硅霜，有条件者可行水疗（图 13-27）。

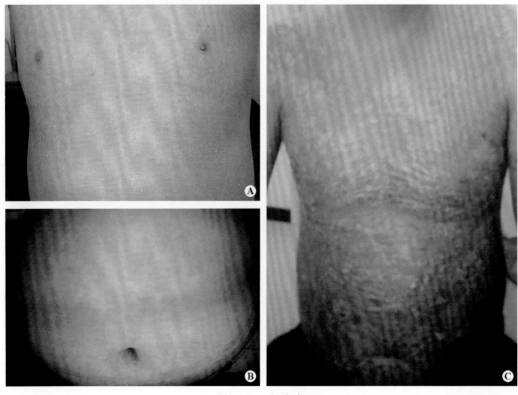

图 13-27　红皮病

13.28　红皮病性结节病（erythrodermic sarcoidosis）　结节病是一种可累及皮肤和多个内脏器官的肉芽肿性疾病。本病世界各地均有发生，临床上有广泛的病谱，本型是较严重的一型。本病开始时皮肤有红斑鳞屑性损害，逐渐发展为红皮病；表现为皮肤潮红、浸润、肥厚，表面少许鳞屑，可有自觉瘙痒。本病可伴有发热、关节疼痛等全身症状，并可出现肝脾肿大、肺部浸润和结节、淋巴结肿大等。仅凭临床表现不能确诊本病，组织病理学检查见到有大而淡染的上皮样组织细胞构成的"裸结节"，即可确诊。应用糖皮质激素、甲氨蝶呤或维 A 酸制剂等治疗有效。本疾病侵犯多脏器和系统时死亡率较高（图 13-28）。

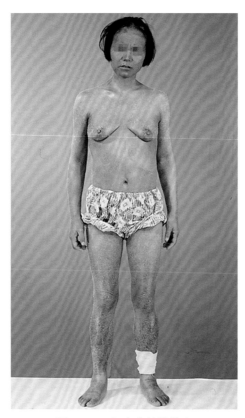

图 13-28　红皮病性结节病

第十四章 免疫结缔组织病
（immuno-connective tissue diseases）

14.1 盘状红斑狼疮（discoid lupus erythematosus，DLE） 本病多见于成年女性，好发于面部、足部、耳郭、双唇等部位。临床上本皮损有 5 个特点：①持久性局限性红斑；②表面有黏着性鳞屑；③形成毛囊性角质栓；④有毛细血管扩张；⑤晚期皮损可发生萎缩。典型的盘状红斑狼疮好发于面颊部，为持久性、局限性红斑，表面有黏着性鳞屑，鳞屑较厚而硬，毛囊处有角栓形成；将鳞屑揭去后，可见扩张的毛囊口，鳞屑内侧面有与毛囊口一致的角质栓，此现象称为"地毯钉"现象，具有诊断意义。因浸润性红斑多为圆形，中央稍凹陷，周边稍隆起，故称为盘状红斑狼疮。本病呈极慢性病程，最后皮肤形成萎缩性斑片。发生于足跟部的盘状红斑狼疮皮损因走路摩擦而有明显的角化、肥厚和皲裂，皮损沿足后跟分布呈半月形，患者行走时感疼痛。发于头皮的皮损以红斑、浸润、角化过度和脱发为特点（图 14-1）。

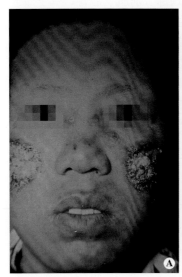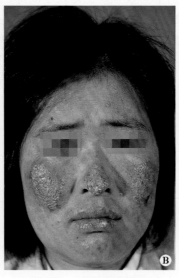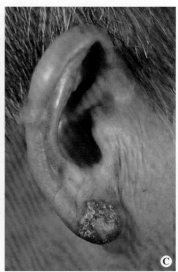

图 14-1 盘状红斑狼疮

14.2 亚急性皮肤红斑狼疮（subacute cutaneous lupus erythematosus，SCLE） 本病多见于女性，青壮年多见。皮损分为两型，即环形型和丘疹鳞屑型。环形型皮损播散性发于面部、躯干、四肢，为环形或多环形红斑、斑块，向外离心性扩大呈环形或弧形，互相融合后可成不规则环形，边缘高起，中央平坦，可有少许鳞屑。丘疹鳞屑型皮损为多发性浸润性丘疹，表面有鳞屑，类似于银屑病的损害。患者可有发热、关节痛。本病也可侵犯唇黏膜，皮损数目比盘状红斑狼疮多，也可有雷诺征（图 14-2）。

140

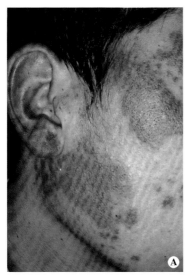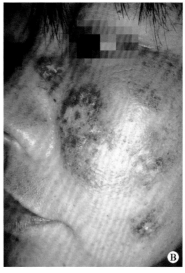

图 14-2　亚急性皮肤红斑狼疮

14.3　系统性红斑狼疮（systemic lupus erythematosus，SLE）　本病多见于女性，青壮年发病率高，患者可有阳光暴晒史。患者有发热、关节痛、肌肉痛等症状；全身皮肤可见播散性暗红斑，边缘高起，中央低平，可离心性扩大，呈大小不等、形态不一的圈环状红斑，皮损可融合成大片状。皮损广泛地发于面部、颈部、前胸、后背、双下肢。手足可有典型的 Raynaud 现象。化验检查可有血沉加快、白细胞减少，红斑狼疮细胞检查阳性、抗核抗体阳性并滴度高，有蛋白尿及管型尿。本病可伴发神经系统、心血管系统和呼吸系统症状，病情较重，常有持续高热，继发细菌、真菌或病毒感染，死亡率较高。本病用糖皮质激素制剂治疗效果好、见效快；如果与免疫抑制剂、抗疟剂一起伍用效果更好、疗效更快，常用的药物有环磷酰胺、环孢素、羟氯喹、来氟米特等；也可采用丙种球蛋白静脉滴注，配合外用药治疗（图 14-3）。

14.4　大疱性红斑狼疮（bullous lupus erythematosus，BLE）　本病多见于成年人，也可见于儿童，以女性多见。本病好发于受日光照射部位，如面部、颈部和上肢皮肤。皮损为大片浸润性红斑，因炎症较重、水肿明显而形成大疱，表现为松弛性大疱；新发疱疱液清晰，容易破溃形成糜烂面；大疱为多发、对称分布，无自觉症状。病理学改变为以中性粒细胞浸润为主的表皮下大疱。多数患者为 HLA-DR$_2$ 阳性。对本病的治疗以口服羟氯喹效果好，首剂 200mg，每日 2 次，见效后改为 100mg，每日 2 次（图 14-4）。

14.5　疣状红斑狼疮（verrucous lupus erythematosus）　本病又称肥大性红斑狼疮（hypertrophic lupus erythematosus），多见于成年人，男性多见，好发于面部、上肢伸侧及下肢踝部上下，呈对称分布。皮损为浸润较重的红斑，表面角化过度、增厚呈疣状。组织病理学改变除有典型的红斑狼疮改变之外，还有表皮显著的角化过度和角化不全。本病的治疗除用羟氯喹外，还需要糖皮质激素治疗，皮损处可外用 10% 尿素软膏（图 14-5）。

14.6　冻疮样狼疮（chilblain lupus erythematosus，CLE）　本病多见于女性成年人，好发于肢端；寒冷刺激比阳光照射更容易引发本病，因此好发于血供不佳的耳郭、手指和足趾末端。皮损为浸润性红斑，呈暗红色或黑红色，表面可有糜烂或破溃，也可有角化性鳞屑，触之局部温度较低，也可伴有 Raynaud 现象和发生溃疡。本病呈慢性经过，少数患者可有内脏受累。可予口服硝苯地平 20mg，每日 3 次，与糖皮质激素合用治疗（图 14-6）。

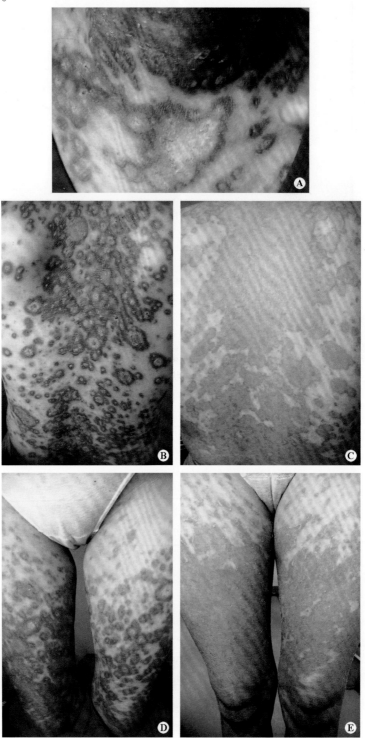

图 14-3　系统性红斑狼疮

C、E 为治疗后好转

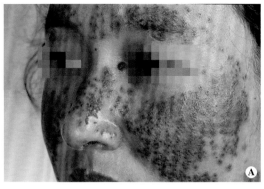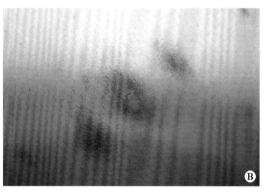

图 14-4 大疱性红斑狼疮

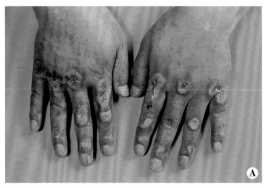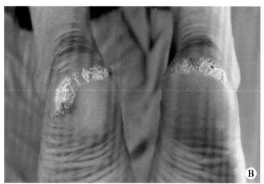

图 14-5 疣状红斑狼疮

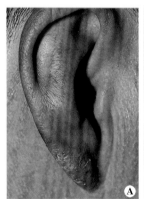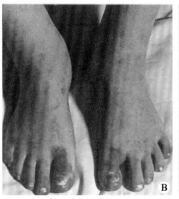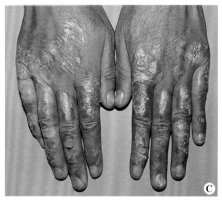

图 14-6 冻疮样狼疮

14.7 皮肌炎（dermatomyositis） 本病属于自身免疫性疾病，主要侵犯大肌群。临床上可分为 6 种亚型：①皮肌炎，即皮炎合并肌炎；②多发性肌炎，只有肌炎，没有皮炎；③无肌病性皮肌炎，有皮肌炎的皮损，但无肌炎；④儿童皮肌炎或多发性肌炎；⑤皮肌炎与其他免疫结缔组织病重叠；⑥伴发恶性肿瘤的皮肌炎，无肌病性皮肌炎或多发性肌炎。皮肌炎患者有皮炎、肌炎的临床症状和实验室异常这三大表现。皮炎表现为眼眶周围有暗紫红色斑片、水肿，前颈、上胸部有"V"字形浸润性红斑，指（趾）关节背面有平顶的紫红色丘疹，此征称为 Gottron 征。肌炎主要侵犯四肢近端横纹肌大肌群，表现为头部低垂、四肢乏力，握力减弱，举肩困难，不能梳发，双下肢无力，蹲下、起立困难，走路不稳，上楼梯困难；侵犯吞咽肌可出现吞咽困难；患者常常卧床。实验室检查可有肌电图异常，血清肌酶特别是肌酸激酶值升高，皮肤活检为典型的皮肌炎改变。患者应卧床休息，可全身应用糖皮质激素和免疫抑制剂。本病为慢性病程，伴发内脏肿瘤的患者预后差（图 14-7）。

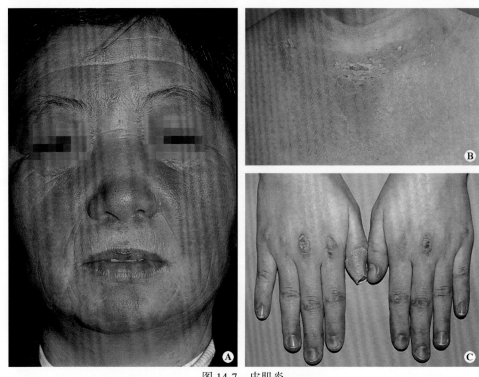

图 14-7　皮肌炎

C 为双手指背 Gottron 征

14.8　无肌病性皮肌炎（amyopathic dermatomyositis）　1979 年由 Pearson 首先提出本病的病名。本病临床上并不少见，据统计，本病的发病率超过了皮肌炎，多发于女性成年人和儿童。本病具有典型的皮肌炎皮损改变，有眶周皮肤水肿性暗红色斑，眼睑下垂、面颈部、后肩背、双上肢因在日光下暴露有典型的日光性皮炎改变，手指节和指掌关节背面有典型的红色丘疹和丘疹融合而成的红斑及鳞屑损害（即 Gottron 征）。虽然皮疹表现典型，但患者无肌痛、肌无力，也无肌酶值的异常或仅有轻微改变。无肌病性皮肌炎伴发内脏恶性肿瘤的发病率并不低。无肌病性皮肌炎平均以 2 年为界，2 年以后或更长的时间还是可以出现肌炎的症状。本病常常被误诊为日光性皮炎。可给予口服糖皮质激素和羟氯喹治疗，效果显著（图 14-8）。

14.9　眼轮匝肌皮肌炎（musculus orbicularis oculi dermatomyositis）　少数皮肌炎患者就诊时只有双眼眼睑皮肤水肿性暗紫红色斑的表现，皮疹边界不清，瞬目动作比较迟钝；严重者眼睑高度水肿、眼睑不能活动而使眼裂消失，两眼闭合，影响工作和生活。全身其他部位未见皮疹，肌肉也未受累。本病见于成年男女，血清磷酸激酶升高，眼轮匝肌肌电图检查为肌炎改变，3～5 个月后其他皮肌炎的表现逐渐出现。对本病的治疗同无肌病性皮肌炎（图 14-9）。

14.10　异色症型皮肌炎（poikilodermatomyositis）　本型皮肌炎多见于儿童，皮疹初见红斑、轻度水肿，病期长久后全身皮肤发生色素沉着、色素减退、毛细血管扩张和皮肤萎缩，呈典型的皮肤异色症改变，同时有典型的肌炎症状。肌电图检查、血液学检查、免疫学检查均符合皮肌炎改变。此型皮肌炎预后相对良好。患者应避免阳光照晒，治疗同无肌病性皮肌炎（图 14-10）。

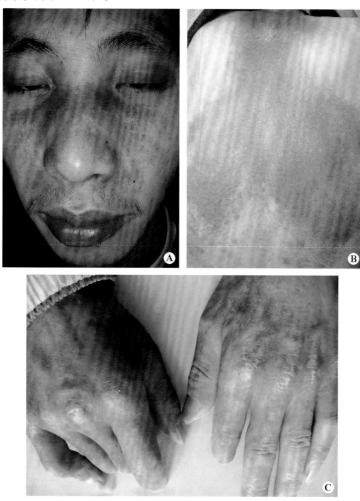

图 14-8　无肌病性皮肌炎

C 为 Gottron 征

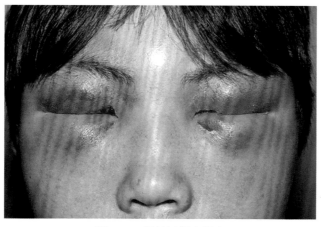

图 14-9　眼轮匝肌皮肌炎

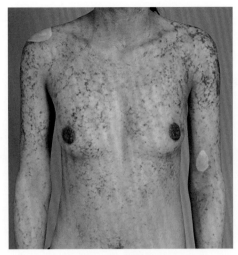

图 14-10   异色症型皮肌炎

14.11   儿童皮肌炎（childhood dermatomyositis）   皮肌炎可分为 6 型，其中一型为儿童皮肌炎，后者又可分为 2 型，即寻常（Brunsting）型和胃肠道血管炎（Banker）型。本病好发于儿童，症状与成人皮肌炎相同，有皮炎、肌炎、肌酶值升高、肌电图异常。本病皮肤可以发生皮肤异色症样改变，皮损为潮红充血、皮肤萎缩、毛细血管扩张和色素异常。胃肠道血管炎型儿童皮肌炎有弥漫性胃肠道溃疡，有腹痛、呕吐和黑便，偶尔可发生肠穿孔，糖皮质激素治疗无效。儿童皮肌炎不会伴发恶性肿瘤。寻常型儿童皮肌炎的治疗上比成人皮肌炎容易（图 14-11）。

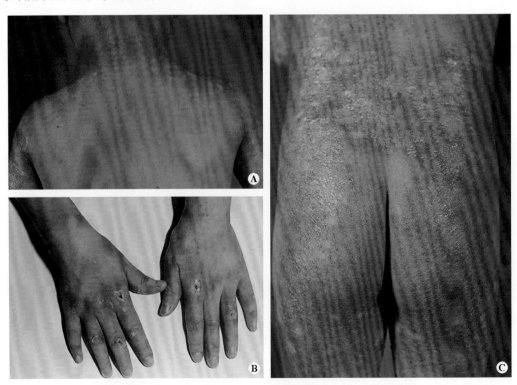

图 14-11   儿童皮肌炎

14.12　局限性硬皮病（localized scleroderma）　本病是硬皮病较轻的一型，仅侵犯身体的某一部位，多见于儿童和成年人，发病率无性别差异。皮损表现为局部皮肤发硬，其上可有皱褶、少许鳞屑，稍稍凹陷，触之发硬，呈肤色、淡白色或灰褐色；病期长久后皮肤有萎缩及色素沉着，明显低凹。皮疹发于关节部位会使关节活动受限。本病呈极慢性病程（图 14-12）。

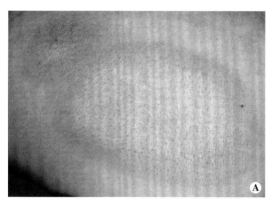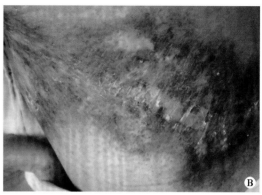

图 14-12　局限性硬皮病

14.13　点滴状硬斑病（guttate morphea）　本病在硬皮病中病情最轻、对全身健康影响最小。皮损好发于上胸、颈、肩、臀或股部，多见于儿童或青年；皮损为绿豆至黄豆大小的淡白色萎缩性斑点，边界相对清晰，对皮肤影响不大。本病有时需要与花斑糠疹性白斑、疣状表皮结构不良相鉴别，但三者在组织病理上完全不同，本病为真皮浅层有硬皮病改变，病程为极慢性（图 14-13）。

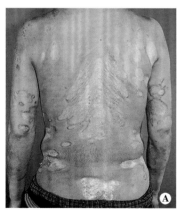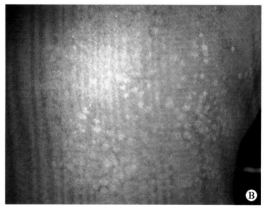

图 14-13　点滴状硬斑病

14.14　额顶部硬斑病（frontoparietal morphea）　本病属于线状硬斑病（linear morphea），特定地发生于额部，累及前发际处，多见于儿童和青年，发病率无性别差异。皮损表现为额部一侧局限性硬皮病，向上延伸到患侧头皮毛发处，因皮肤萎缩而致毛发脱落，呈条状脱发，脱发处皮肤发硬、萎缩。皮损向下发展可侵犯眉毛、眼眶及鼻根部外侧，呈长条带状萎缩，明显破坏容貌，给患者带来很大的痛苦，患者常常用长发来遮盖。本病病程呈慢性进行性，虽无自觉症状、不影响健康，但对病人精神造成极大压力（图 14-14）。

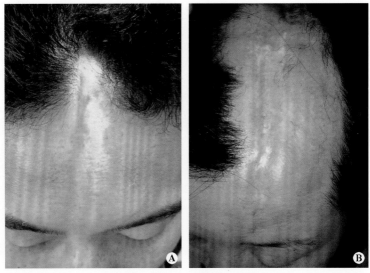

图 14-14 额顶部硬斑病

14.15 节段性硬斑病（segmental morphea） 本病多见于儿童和成年人，发病率无性别差异。本病好发于四肢的某一侧，皮损呈节段状分布，沿着某一肢体呈节段状改变，局部可见大片皮肤硬化，边界相对清晰，边缘或有红斑、浸润，中央皮肤硬化、色素沉着、色素脱失伴少许鳞屑；膝关节、肘关节处皮肤硬化可使关节挛缩、屈曲，影响关节功能。本病病程呈慢性进行性（图 14-15）。

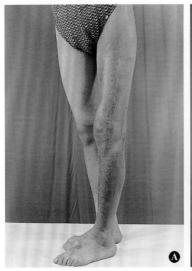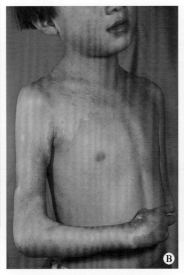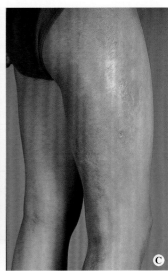

图 14-15 节段性硬皮病

14.16 偏面萎缩（facial hemiatrophy） 本病多见于儿童和青年，发病率无性别差异。本病表现为节段性硬皮病的皮损，经过中面部向上延伸到前额及头皮部，向下至下颌角处。患者面部因硬斑病而呈半侧面部萎缩、皮肤硬化，骨骼也随之缩小、萎缩，致面部呈明显歪斜，表现为患侧眼裂缩小、鼻翼缩小、口角歪斜，面部不对称，严重破坏面部容貌。本病虽然无自觉症状，但对病人精神上的创伤较为严重。本病病程呈慢性进行性，逐渐加重。治疗上尚无法控制其进展（图 14-16）。

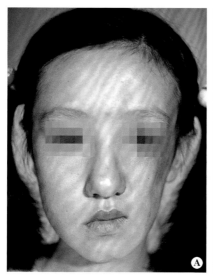
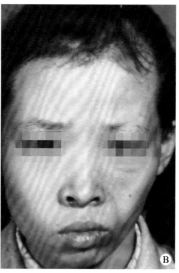

图 14-16 偏面萎缩

14.17 泛发性硬斑病（generalized morphea） 本病多发于儿童和青年，发病率无性别差异，好发于头、面、躯干和四肢。皮损为播散性硬斑块，大小不等、形态不一，表现为局限性硬斑，皮肤发硬、萎缩，其上有毛细血管扩张，可伴有鳞屑。皮损呈淡白色、肤色，分布不规则。本病呈极慢性、局限性病程。因影响大、小关节，关节可因挛缩而发生畸形引起功能受限（图 14-17）。

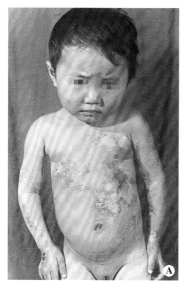
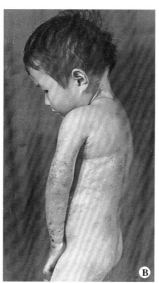
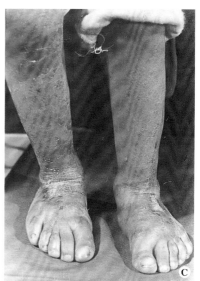

图 14-17 泛发性硬斑病

14.18 肢端硬皮病（acrosclerosis） 本病多见于女性，青壮年多见，发于手指和足趾，但以手指更为多见。皮损局限于手指的硬皮病使手指呈半弯曲状，不能自如活动，从而失去功能。肢端皮肤僵硬、无弹性，不能被压缩，颜色苍白。末节指端呈板状，形成硬结，称为圆指垫征（round fingerpad sign）。因为顶端发硬且有角质物堆积，尤似指垫状，失去正常轮廓；随之可以发生皮肤缺损、肢端坏死、结痂，患者有自觉疼痛，也可伴发Raynaud 征，使肢端硬化更加严重，冬季病情加重，夏季病情可减轻。病情严重时，手指末节组织可因被吸收而变尖细（图 14-18）。

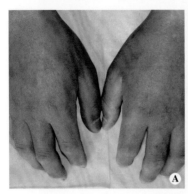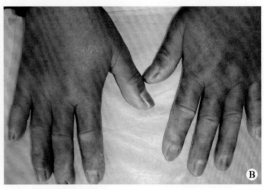

图 14-18　肢端硬皮病

14.19　进行性系统性硬皮病（ progressive systemic sclerosis, PSS ）　本病多见于女性，男性也可发病，多发于中年人，从面部一直到指趾端呈现全身性硬皮病。患者不仅有皮肤改变，内脏也可受累；病情呈进行性发展。全身皮肤硬化、僵硬、缺乏弹性，硬如木板，不能捏起，可有色素沉着，也可有色素减退，还伴有毳毛脱落、汗液分泌减少；四肢皮肤发硬，如木棒状；面部皮肤发硬，面无表情，有毛细血管扩张或蜘蛛痣；指趾末端因皮肤硬化、血供不足而发生缺血性坏死和溃疡，指趾端可发生挛缩，冬季频繁地发生疼痛性 Raynaud 征；肺、肾、心脏和内分泌系统均可被侵犯。本病病程呈慢性进行性经过，严重影响患者的生活质量。组织病理学改变为表皮萎缩、真皮内胶原纤维增生和肿胀。硬皮病在治疗上很困难，可口服维生素 E、糖皮质激素和免疫抑制剂，伍用末梢血管扩张剂如硝苯地平、烟酸片等；外用安抚剂、维生素软膏等。患者应注意保暖、防止感冒（图 14-19）。

14.20　CREST 综合征（CREST syndrome ）　本病属于进行性系统性硬皮病的一种亚型，是由 5 个主要症状构成的皮肤综合征。C 为皮肤钙沉着症（calcinosis cutis）、R 为 Raynaud 现象（Raynaud's phenomenon）、E 为食管功能障碍（esophageal dysfunction）、S 为指趾硬化症（sclerodactyly）、T 为毛细血管扩张症（telangiectasia）。虽然皮损表现众多，但无重要器官受累，因此属于进行性系统性硬皮病的轻型。抗着丝粒抗体（ anti-centromere antibody）阳性是本病的特异性实验室检查，阳性率高达50% 以上。临床上手指的肿胀也有特征性，即手指中段肿胀明显，呈腊肠状。对本病可按进行性系统性硬皮病治疗（图 14-20）。

14.21　嗜酸性筋膜炎（eosinophilic fasciitis ）　本病于 1974 年由 Shulman 首先报告，可以认为本病是局限性硬皮病的皮下型，多见于壮年男性，发病与猛然用力有关。本病好发于某一肢体，全身症状有低热、倦怠和肌肉疼痛；局部有弥漫性水肿，进而局部组织硬化，与皮下组织粘连，皮肤表面凹凸不平而呈沟槽状。表面皮肤正常或稍有肿胀，有疼痛及压痛，影响功能。实验室检查可见外周血嗜酸粒细胞升高、血沉加快、高 γ 球

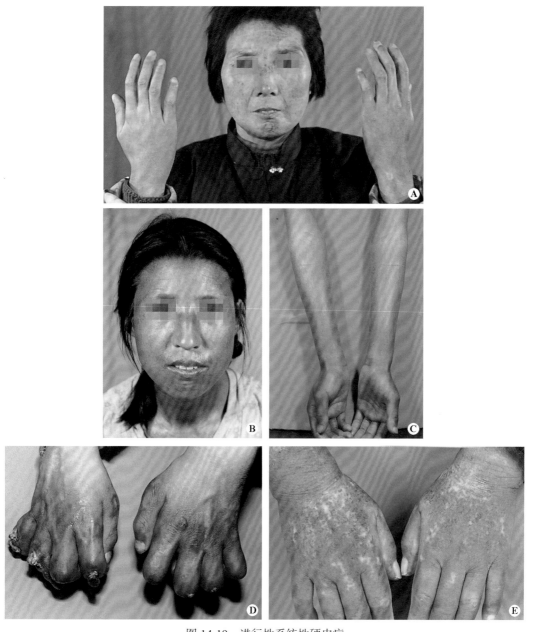

图 14-19 进行性系统性硬皮病

蛋白血症；组织病理为深部筋膜炎症。本病在治疗上口服糖皮质激素有显效，也可用复方倍他米松注射剂肌内注射（图 14-21）。

14.22 混合结缔组织病（mixed connective disease） 本病于 1972 年由 Sharp 首先提出，是由系统性红斑狼疮、皮肌炎、进行性系统性硬皮病、风湿病等疾病的症状混合而构成，多见于女性，好发于成年人。本病有多发性关节炎，主要为手、足关节炎，手部呈弥漫性肿胀，指间关节或指掌关节受累，手指指端变纤细，指间关节肿胀呈腊肠状；面部和甲皱襞处有毛细血管扩张，面部可以呈红斑狼疮、皮肌炎或硬皮病样改变，手足可有 Raynaud 征，可有肌肉疼痛、肌无力等症状，也可有肺部疾病、肾病或心包炎等。

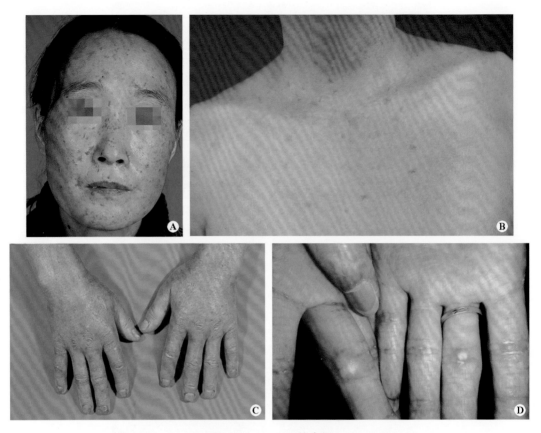

图 14-20　CREST 综合征

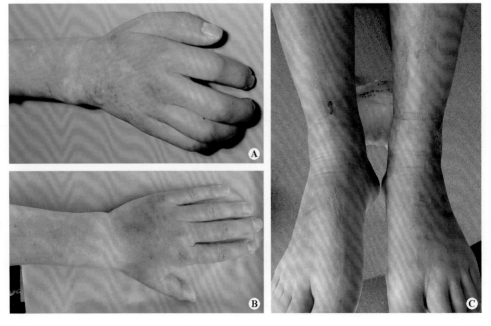

图 14-21　嗜酸性筋膜炎

实验室检查可有贫血、血细胞减少、血小板减少、血沉加快及类风湿因子阳性，抗 RNP 抗体滴度可高达 1：4000。糖皮质激素治疗效果好，并应予以对症治疗（图 14-22）。

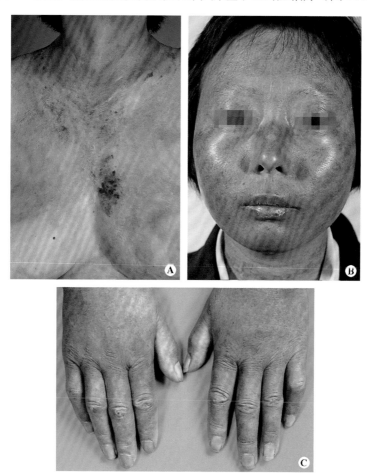

图 14-22　混合性结缔组织病

14.23　干燥综合征（sicca syndrome）　　本病又称为 Sjögren 综合征。据统计，本病发病率占免疫结缔组织病的首位，多见于中年女性，男性很少发病。本病的主要表现为干燥、不适，眼角膜和结膜干燥，缺乏泪液，眼睛干涩，结膜充血，眼角有眼屎，严重者角膜可有浸润性小斑点，影响视力；口腔和口唇干燥，口腔唾液腺因淋巴细胞浸润而致唾液分泌甚少，口腔发干，舌可有厚厚的白苔，舌面可有剥脱；全身皮肤干燥，出现瘙痒，毛发缺乏光泽、干枯发脆和稀疏；常伴发各种下肢紫癜或血管炎，也可伴发关节炎。实验室检查可见抗 Ro/SSA 抗体阳性、检出率很高，抗 La/SSB 抗体滴度也相当高。本病的治疗上应用糖皮质激素或免疫抑制剂有效，双眼应经常滴人工泪液（0.5% 羟基纤维素液），口含或口服枸橼酸或柠檬汁（图 14-23）。

14.24　类风湿关节炎（rheumatoid arthritis）　　本病是以侵犯关节为主要特征的慢性全身性疾病，前驱症状有疲乏无力、食欲不振、体重下降、全身酸痛和发僵。本病为隐袭性侵犯关节，致关节疼痛、僵硬，活动受限，表现为晨僵，每天凌晨手指关节疼痛、僵硬。长期发病后手指关节变形，近端指骨的掌侧半脱位而形成"天鹅颈"样畸形，病情逐渐地进展、加重，最后双手丧失功能。20% ～ 25% 的患者可以伴发类风湿结节，结节为圆形或椭圆形的坚实肿块，位于皮下，不能移动。可予服用非甾体抗炎药或青霉胺等治疗（图 14-24）。

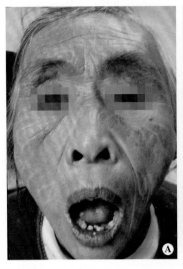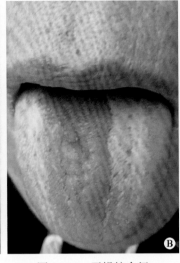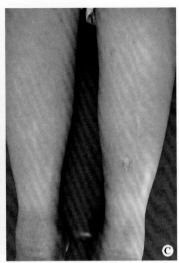

图 14-23　干燥综合征

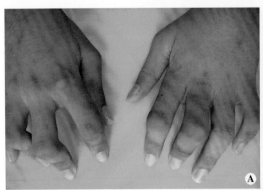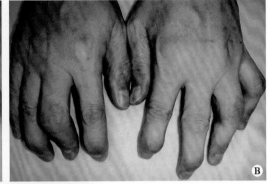

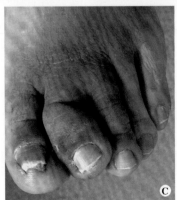

图 14-24　类风湿关节炎

14.25　厚皮性骨膜病（pachydermoperiostosis）　本病又称 Touraine-Solente-Gole 综合征，属于不同外显率的常染色体显性遗传病，多见于男性，青春发育期后开始发病。皮肤的厚皮病是由骨膜增厚所造成的，头皮表现为回状颅皮；面部皮肤有增厚、油腻、粗糙、有较深的皱褶，尤其以颈部、眉间为重，双侧鼻唇沟明显加深，双颊部深的皱纹致形成"哈巴狗"样面容；四肢长骨明显变长、增粗，踝关节肥大、肿胀，小腿伸侧向外呈弓形隆凸，双手、足明显增大、增粗，皮肤变厚、粗糙，甲板呈表皿状。X线检查见胫腓骨增粗、增厚，呈佩刀胫样向前突出。本病无有效治疗方法，为改善容貌可行整容手术（图 14-25）。

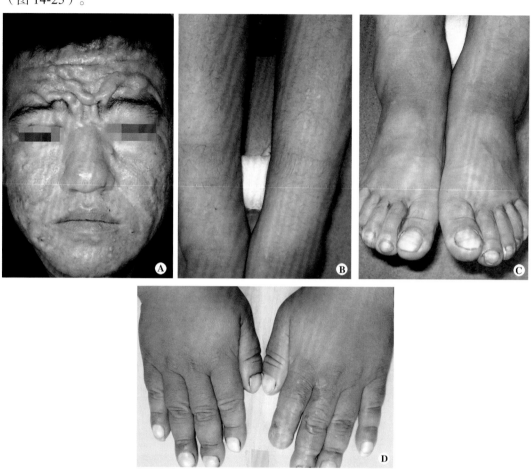

图 14-25　厚皮性骨膜病

第十五章 大疱性皮肤病
（bullous dermatosis）

15.1　寻常型天疱疮(pemphigus vulgaris)　天疱疮属于自身免疫性大疱病,分为4型,即寻常型、增生型、落叶型和红斑型。寻常型天疱疮是4型中最严重的一型,多见于中壮年,发病率无性别差异。全身皮肤包括多腔口部位发生松弛性大疱,在正常皮肤上发生大疱,疱壁较松弛,故疱侧壁和周围皮肤之间的角度较大,呈钝角,即大于90°,稍加摩擦大疱可扩大,在表面正常的皮肤上摩擦后也可发生大疱,尼氏征（Nikolsky sign）阳性。如果抓住疱壁一撕,可以撕下一大片皮肤,这是因为表皮的棘层细胞松解所致。大疱首发于口腔、口唇和口腔内黏膜,极容易形成糜烂面,疼痛难忍;躯干、四肢皮肤上发生松弛性大疱,疱壁很薄,容易剥脱而呈大片糜烂面,疱壁与衣物粘连使大疱壁完全剥脱;疱壁的剥脱可造成疼痛,使患者不能进食且活动受限,非常痛苦。本病用糖皮质激素或免疫抑制剂治疗有效,应加强口腔及皮肤护理（图 15-1 ）。

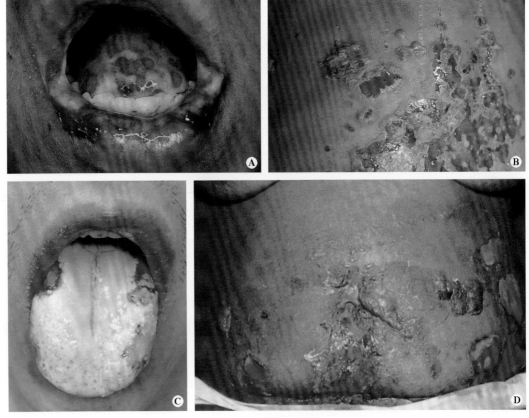

图 15-1　寻常型天疱疮

15.2　增生型天疱疮（pemphigus vegetans）　本病是寻常型天疱疮的异型，好发于中壮年和老年人，发病率无性别差异。皮损好发于皮肤大皱褶处，如腋下、腹股沟和乳房等处。皮损为红斑性大疱，疱壁破后逐渐形成增殖性损害，有明划的边缘。在身体其他部位的皮肤上也有增殖性天疱疮的损害且尼氏征阳性。组织病理学检查除有天疱疮的改变外，还有角化过度、棘层肥厚、乳头瘤样增生和表皮内小脓疡。对本病可应用糖皮质激素或免疫抑制剂治疗，必要时伍用抗生素（图15-2）。

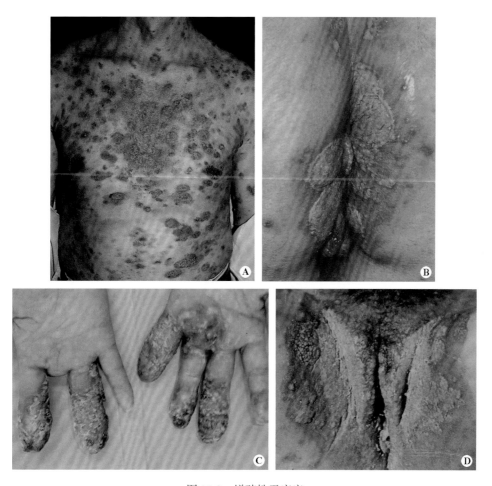

图 15-2　增殖性天疱疮

15.3　红斑型天疱疮（pemphigus erythematosus）　本病也称为 Senear-Usher 综合征，多见于中壮年，女性比男性多见。本病由类似于红斑狼疮、脂溢性皮炎的皮损和松弛性大疱这三种皮肤表现所组成。大疱发于面部呈蝶形分布，类似于红斑狼疮；大疱发于头皮、胸背、腹部等皮脂溢出部位，类似于脂溢性皮炎；在红斑基础上发生大疱，形成糜烂及薄痂，尼氏征阳性，本型天疱疮较少侵犯黏膜。本病在天疱疮中病情最轻，病情急剧加重时，会演变为落叶型天疱疮，给予有效治疗后又可表现为红斑型天疱疮。本病在治疗上容易取得疗效，也有希望治愈（图15-3）。

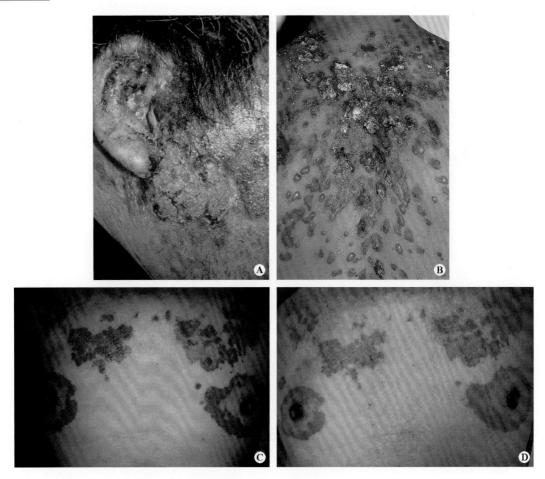

图 15-3　红斑性天疱疮

D 为治疗后皮损吸收

15.4　落叶型天疱疮（pemphigus foliaceus）　本病是红斑型天疱疮受到各种刺激后，特别是久治不愈、患者情绪很差转化而成，也可自然发生。皮损为头面、躯干和四肢皮肤出现浅表的红斑，上面有细薄的鳞屑，红斑上可见天疱疮的糜烂面。由于本病的水疱位于表皮最浅层，所以水疱壁很容易形成碎屑而脱落，全身有大量的菲薄鳞屑脱落；多腔口部位也可出现糜烂。落叶型天疱疮的病程不长，治疗后很快就演变为红斑型天疱疮；服用糖皮质激素或免疫抑制剂能控制病情（图 15-4）。

15.5　幼儿天疱疮（juvenile pemphigus）　天疱疮是一种严重的慢性复发性自身免疫性大疱病，主要见于中年人，但儿童也可发病。幼儿天疱疮的皮损首先发于口腔黏膜，因为咀嚼，口腔内的大疱很容易溃破，形成疼痛性糜烂面；全身皮肤发生豌豆至鸡蛋大的松弛性水疱，因挤压、摩擦变为疼痛性糜烂面；皮损尼氏征阳性；天疱疮可对幼儿造成很大的痛苦，病程漫长。疱液用瑞氏或 Giemsa 染色检查可见天疱疮细胞。对本病的治疗以口服糖皮质激素或免疫抑制剂有效，幼儿使用糖皮质激素很容易发生向心性肥胖（图 15-5）。

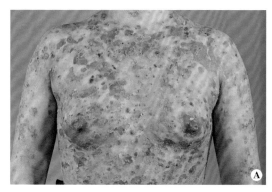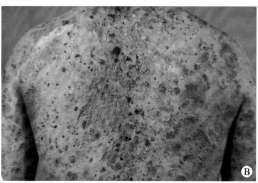

图 15-4 落叶性天疱疮

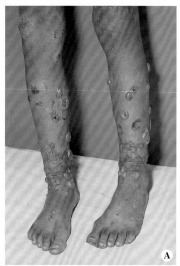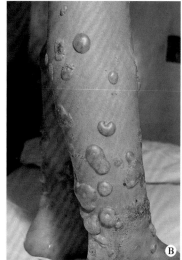

图 15-5 幼儿天疱疮

15.6 大疱性类天疱疮（bullous pemphigoid） 1953 年皮肤病理学家 Lever 将大疱性类天疱疮从天疱疮中独立出来。本病属于自身免疫性大疱病，多见于 60 岁以上的老年人，好发于胸腹部、腋下及四肢屈侧皮肤，较少侵犯口腔黏膜。皮损为皮肤上出现张力性大疱，大疱高起，疱液充盈，疱侧壁与皮肤成 90°，故疱角锐；水疱张力大，疱壁厚，不容易破溃，疱液清澈透明，也可有血疱；全身大疱较多，大疱因中央可吸收，而周边仍为大疱而呈圈环状。因为本病是表皮下大疱，故尼氏征为阴性，病人全身情况良好。组织病理学检查为表皮下大疱，直接免疫荧光检查为阳性。本病的治疗同寻常型天疱疮，糖皮质激素的治疗剂量比寻常型天疱疮要小（图 15-6）。

15.7 局限性类天疱疮（localized pemphigoid） 本病为类天疱疮中的一种少见类型，1957 年首先由 Brunsting 和 Perry 报道，见于高龄老人，男性比女性多见。皮损多发于踝部和小腿，也可发于掌跖、头颈和口腔；皮损为张力性大疱，可双侧发生，其中也可有血疱。本病可分为 4 型：①胫前部类天疱疮；②出汗不良型类天疱疮；③头颈部瘢痕性类天疱疮；④口腔类天疱疮。在整个疾病过程中大疱一般不侵犯身体其他部位。天疱疮不会有血疱，因为其水疱位于表皮上，而类天疱疮的水疱位于表皮下，可出现血疱。本病的治疗采用小剂量糖皮质激素即能见效（图 15-7）。

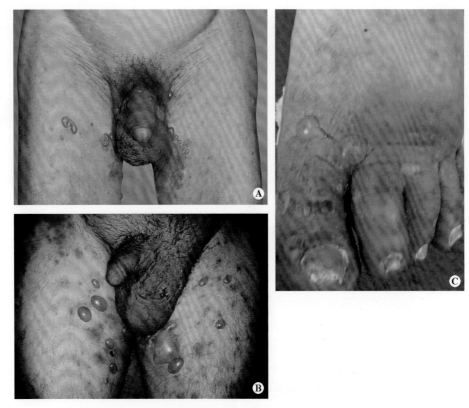

图 15-6　大疱性类天疱疮

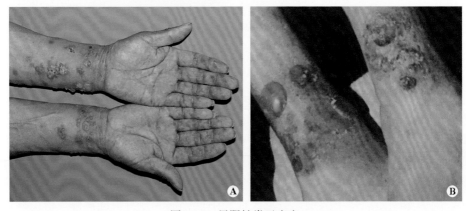

图 15-7　局限性类天疱疮

　　15.8　幼儿型类天疱疮（juvenile pemphigoid）　本病为类天疱疮的幼儿型，发生于 5 岁以下的幼儿，男孩比女孩多见。皮损好发于四肢的屈侧、腋下、腹股沟和下腹部等处，急性发病，在正常皮肤或红斑的基础上突然发生成批的张力性大疱，呈半球形，直径达 1 ～ 2cm，群集，疱壁紧张，疱液澄清，也可为血疱。张力性大疱有时可被碰破而形成糜烂面，但很快能愈合。组织病理学检查为表皮下大疱，有 IgG 和 C3 的沉积。本病治愈后可有色素沉着，但不留瘢痕。口服糖皮质激素治疗较快见效，必要时可配合免疫抑制剂治疗（图 15-8）。

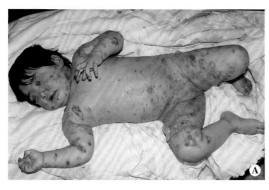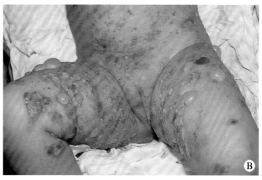

图 15-8　幼儿型类天疱疮

15.9 良性黏膜类天疱疮(benign mucosal pemphigoid) 本病又称为眼天疱疮(ocular pemphigus)，属于自身免疫性疾病，多见于中老年人，女性比男性多见。皮损首先发于双眼结膜处，在结膜上反复发生大疱，大疱吸收后有纤维组织增生；反复发作后发生结膜粘连，也可累及角膜，愈后留下云翳，影响视力，严重者可导致失明。本病也可侵犯口腔、皮肤和外阴部，表现为大疱、糜烂、结痂等病变，有时会被误诊为多形红斑。皮损也可发于咽喉和食管，愈后留下瘢痕。组织病理学检查为表皮下大疱；免疫荧光检查可见 C3 和 IgG 沉积。本病治疗上要积极，以防止发生后遗症；口服糖皮质激素有效，配合氨苯砜治疗效果更好，应注意保护眼睛（图 15-9）。

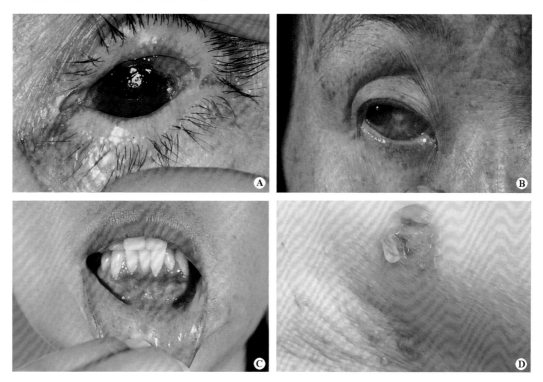

图 15-9　良性黏膜类天疱疮

15.10　儿童良性慢性大疱性皮肤病（benign chronic bullous dermatosis of childhood）

本病又称儿童线状 IgA 大疱性皮病（childhood form of linear IgA bullous dermatosis），是仅发于幼儿的大疱病，常见于 10 岁以下儿童，好发于躯干、四肢，尤其是躯干下半部、小腹及下肢。皮损为泛发性的张力性大疱，疱液为浆液性或血性，大疱可为弧形或群集，但不融合，很少侵犯口腔。本病病程慢性，可有皮肤瘙痒，但无全身症状。组织病理学检查为 IgA 呈线状沉积的表皮下大疱，位于表皮与真皮交界处。本病一旦确诊，应口服糖皮质激素治疗，疗效较好（图 15-10）。

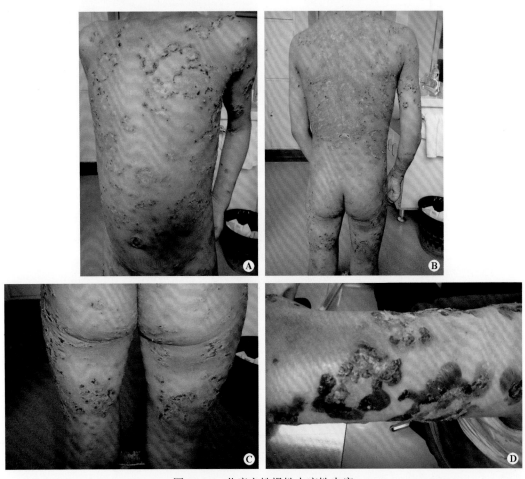

图 15-10　儿童良性慢性大疱性皮病

15.11　获得性大疱性表皮松解症（epidermolysis bullosa acquisita，EBA）　本病属于自身免疫性疾病，血液中有抗Ⅶ型胶原的 IgG 抗体。大疱性表皮松解症为遗传性疱病，多发于儿童；而获得性大疱性表皮松解症发于成人，与遗传无关。大疱多发于肩背和四肢伸侧容易受外伤的部位，在正常皮肤上发生大疱，疱周可有潮红、血疱，大疱溃破后形成糜烂、结痂或鳞屑，愈后会发生粟丘疹和萎缩性瘢痕，侵犯头皮和指甲时可导致脱发或甲脱落，本病也可侵犯口腔黏膜。组织病理学检查为表皮下大疱，有大量中性粒细胞浸润；直接免疫荧光检查为线状 IgA 或 IgM 沉积。糖皮质激素或免疫抑制剂治疗有效（图 15-11）。

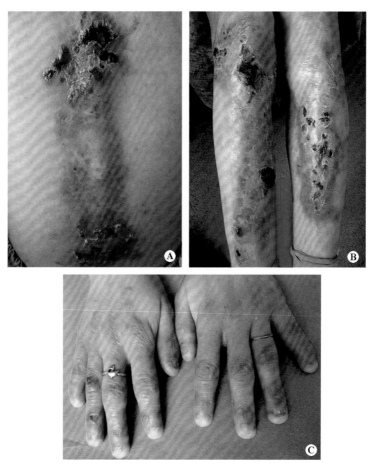

图 15-11　获得性大疱性表皮松解症

15.12　疱疹样皮炎（dermatitis herpetiformis）　本病又称 Duhring 病，是一种慢性复发性严重瘙痒性水疱性疾病。皮损好发于头皮、腋后皱褶、骶骨区、前臂部，尤其是靠近肘部的部位。皮损为多形性，有红斑、丘疹、风团水疱和大疱，呈对称分布。水疱多呈集簇性，可呈圈环状排列，消退后留有色素沉着。本病病程为慢性，持续不愈，可有十余年病史，加重和好转相交替，患者可自觉剧烈瘙痒。患者血液中嗜酸性粒细胞升高，疱液中有较多的嗜酸性粒细胞。患者对碘过敏，对谷胶食品（如小麦、大麦、燕麦等）过敏，可以发生谷胶敏感性肠病（gluten-sensitive enteropathy），长期腹泻、吸收不良。组织病理学检查有特征性，在真皮乳头的顶端有水肿和嗜酸性粒细胞浸润而形成的水疱；免疫荧光检查为 IgA 和 C3 沉积。患者坚持无谷胶饮食 1 年以上后，本病可自愈。氨苯砜治疗有效（图 15-12）。

15.13　幼儿疱疹样皮炎（juvenile dermatitis herpetiformis）　本病多见于 8 岁以下的儿童，好发于面部、躯干、骶尾部及四肢伸侧。皮损为散在分布的集簇性水疱，可以排列成圈环状、匐行状，可以出现血疱。本病与其他儿童大疱性皮肤病的不同之处在于本病的儿童食用小麦、大麦、燕麦等食物后会出现腹痛、腹泻，皮损急剧加重，即伴有谷胶敏感性肠病，患者可有自觉瘙痒。组织病理学检查为真皮内水疱，免疫荧光检查有 IgA 和 C3 的沉积。应嘱患者注意不食含谷胶食物和含碘的食物如海带等。治疗上口服氨

苯砜 [2mg/（kg·d）] 或口服糖皮质激素有较好的疗效（图 15-13）。

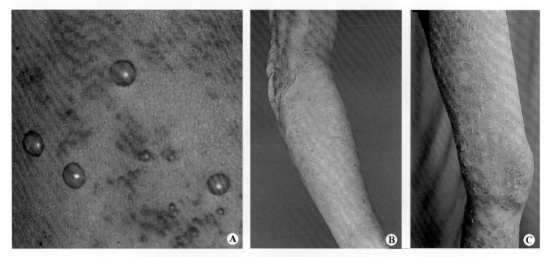

图 15-12　疱疹样皮炎

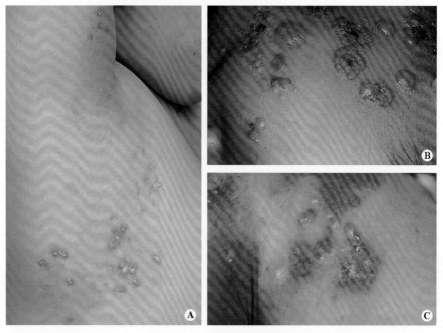

图 15-13　幼儿疱疹样皮炎

15.14　慢性良性家族性天疱疮（familial benign chronic pemphigus）　本病又称 Hailey-Hailey 病，属于常染色体显性遗传病，常有父子同患本病。患者自青春发育期开始发病，皮损好发于侧颈部、腋窝、肘窝、脐周、乳房下、腹股沟、外生殖器、会阴、肛周和腘窝等处，呈对称性分布。皮损为成群的小水疱，早期疱液清澈，以后很快浑浊，破后形成集簇性点状糜烂面并有渗出、结痂，患者自觉瘙痒，搔抓后可有苔藓化，常有继发感染。发于腹股沟的皮损可以形成大面积的皮肤浸渍、表皮分离或糜烂。本病呈慢性经过，夏季发作，冬季减轻。治疗有效，但易复发。组织病理学检查见基底层上方裂隙及水疱形成，可见绒毛、谷粒细胞和圆体细胞。本病属于遗传性皮肤病，既不能自愈，也不能治愈。可酌情给予患者服用糖皮质激素控制病情，外用糖皮质激素制剂可缓解病情和止痒（图 15-14）。

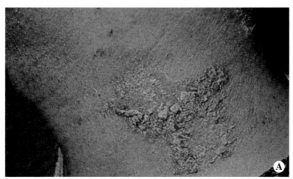
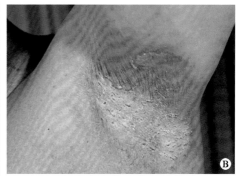

图 15-14　慢性良性家族性天疱疮

15.15　结节性类天疱疮（pemphigoid nodularis）　本病是一种罕见的大疱病，多见于成人，也可见于儿童，女性比男性多发，好发于躯干和四肢，如胫前。皮损为米粒至黄豆大小的结节，表面有糜烂，皮损分布可为播散性，患者自觉瘙痒，并常剧烈搔抓，导致皮损类似于结节性痒疹，常在出现水疱时才考虑到本病。组织病理学和免疫荧光检查可见大疱性类天疱疮改变。可口服糖皮质激素、氨苯砜，外用止痒剂治疗（图 15-15）。

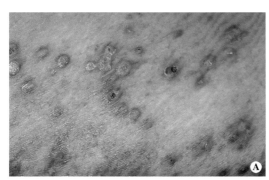
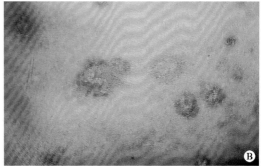
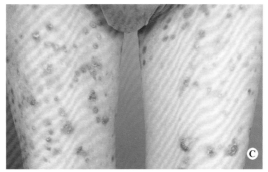

图 15-15　结节性类天疱疮

第十六章 无菌脓疱性皮肤病
（aseptic pustular dermatoses）

16.1 疱疹样脓疱病（impetigo herpetiformis） 本病常见于妊娠妇女，也可见于青壮年妇女，偶尔见于壮年男性。皮损先发于腹股沟、腋窝、乳房下及脐周等处，随之泛发全身。皮损为红斑，其上有芝麻粒大的淡绿色脓疱，密密麻麻，融合成片；当密集的脓疱融合成大片时称为脓湖，其上的脓疱可漂浮起来，大片脓疱的边缘不规则；随着皮损扩大，大片脓疱损害向外扩延，当脓湖结痂时可成壳状。患者可能有发热、伴发皱襞舌、毛发稀少、脱落；若为妊娠妇女，其病程可能持续到妊娠足月顺产后，也可能发生流产或死胎。脓疱细菌培养为阴性。因病情较重，需要应用糖皮质激素制剂治疗，必要时可予病人服用磺胺药或甲氨蝶呤等（图16-1）。

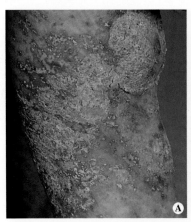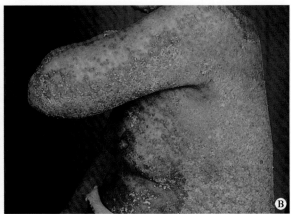

图 16-1　疱疹样脓疱病

16.2 连续性肢端皮炎（acrodermatitis continua） 本病最早由 Hallopeau 报道，病因不明，为无菌性脓疱，可见于儿童到老人，女性比男性多见。皮损好发于肢端即手指、足趾，偶尔也可延伸到肢体。皮损为芝麻粒大的淡黄色或浅绿色脓疱，脓疱可以互相融合而成脓湖状，皮损发于甲床处时，甲板下反复发生的脓疱会使甲板翘起、变形、直至脱落。皮损于双手或双足对称性分布，病程呈慢性。患者可能会伴发皱襞舌，极少数情况下会发生全身性小脓疱。脓疱细菌、真菌培养均为阴性。可予以口服秋水仙碱、甲砜霉素或氨苯砜等治疗（图16-2）。

16.3 掌跖脓疱病（palmoplantar pustulosis） 本病多见于壮年和老年人，女性比男性多见，好发于双手掌和足跖部。皮损呈对称性分布，为芝麻粒大的淡黄色脓疱，密集融合成大片状，形成脓湖，其上皮肤游离，脓疱壁形成淡黄色脓性角质物，揭开后呈蜂窝状的脓点。脓疱细菌培养为阴性。应尽可能除去体内病灶，口服四环素或维A酸类制剂治疗（图 16-3）。

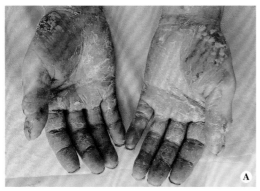
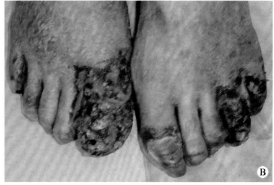

图 16-2 连续性肢端皮炎

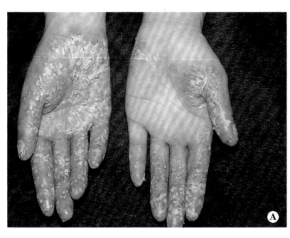
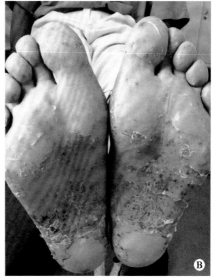

图 16-3 掌跖脓疱病

16.4 角层下脓疱性皮肤病（subcorneal pustular dermatosis） 本病是一种慢性良性复发性脓疱性皮肤病，又称为 Sneddor-Wilkinson 综合征，常见于中年妇女，尤其是40～50 岁的妇女，好发于腋下、腹股沟、乳房下、躯干或四肢。皮损为在正常皮肤上发生轻度红斑，在红斑上出现豌豆粒大小的水疱，很快变为脓疱，呈卵圆形，疱壁松弛，脓疱的上半部为浆液，下半部为脓性，呈半月形；水疱或脓疱可以群集，也可以呈环形或匐行性，溃破后结脓痂。患者有轻度瘙痒。使用氨苯砜或糖皮质激素制剂治疗有效（图 16-4）。

16.5 嗜酸性脓疱性毛囊炎（eosinophilic pustular folliculitis.Ofuji） 本病为无菌性毛囊炎，多见于亚洲人，尤其是日本人。好发于成年人，男性比女性多见。皮损为瘙痒性旋涡状、环状或匐行性斑块，其上有毛囊性丘疹和脓疱；好发于躯干、上肢和面部，偶尔见于掌跖。病情常反复发作，数月或数年后可望自愈，并留有色素沉着。血常规检查提示白细胞数升高，伴有嗜酸性粒细胞升高，血清 IgE 升高。近年来发现，本病可与艾滋病伴发。应用糖皮质激素治疗有效，也可用氨苯砜或磺胺嘧啶（图 16-5）。

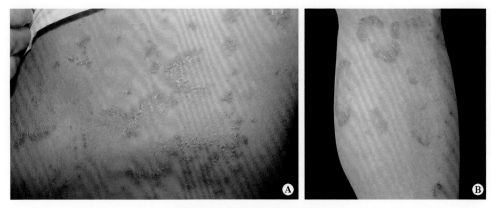

图 16-4　角层下脓疱性皮病

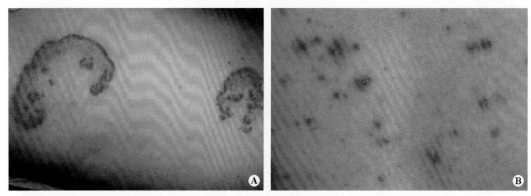

图 16-5　嗜酸性脓疱性毛囊炎

16.6　脓疱性细菌疹（pustular bacterid）　本病于 1935 年由 Andrews 首次报道，可能与体内局灶性感染有关，如牙龈或扁桃体脓肿等。在手掌、足跖有脓疱性皮损，呈对称性分布，病情加重与缓解交替出现，在脓疱损害上还可伴有小出血点。当皮损发展完全时，掌跖遍布脓疱，皮损成熟后可以出现脱屑、鳞屑，可伴有瘙痒。学者们认为，此病可能为银屑病的一种变型。可外用莫匹罗星乳膏或夫西地酸乳膏治疗（图 16-6）。

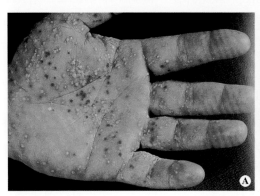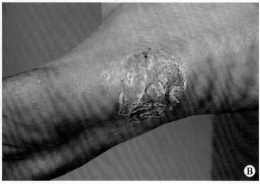

图 16-6　脓疱性细菌疹

第十七章　血管性皮肤病
（vascular dermatoses）

17.1　变应性皮肤血管炎（allergic cutaneous vasculitis）　本病属于皮肤小血管炎（cutaneous small vessel vasculitis），主要侵犯毛细血管、微静脉、微动脉或小血管，多见于青壮年，女性比男性多见，好发于双小腿，也可见于上肢。皮损可呈多样性，即有红斑、丘疹、风团、紫癜、水疱、大疱、脓疱、血疱、结节、坏死、溃疡等损害；主要皮损为红斑、结节，但皮损较小，可为多发，一般为一过性病程，吸收后可消退。本病是一种累及真皮上部的小血管炎症，表现为白细胞碎裂性血管炎。可予抗组胺药、非甾体抗炎药、氨苯砜或糖皮质激素制剂治疗（图 17-1）。

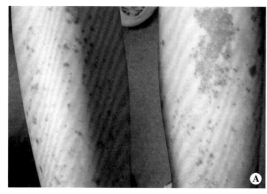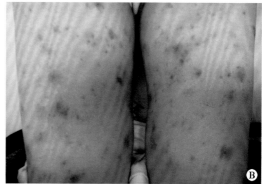

图 17-1　变应性皮肤血管炎

17.2　过敏性紫癜（anaphylactoid purpura）　本病又称为 Henoch-Schonlein 紫癜，是血管炎中常见的多发病，多见于青年人，女性比男性多发，好发于双小腿。患者可能有发热、头痛、不适等全身症状，突然发现双小腿有多发性斑点状的出血性小点，稍稍高出皮面。皮损开始为鲜艳红色，以后逐渐变为暗红色。紫癜的最大特点是压之不退色，即用玻片压迫紫癜，玻片下的出血点不会消退。皮肤发生紫癜的同时可能发生胃肠道紫癜，故可伴有腹痛、恶心、呕吐等症状；可以伴发关节症状，在关节附近发生紫癜，可能关节腔内也发生紫癜而出现关节红肿、疼痛；当肾脏发生紫癜时表现为尿常规检查有蛋白尿、血尿等。可能有抗链球菌溶血素 O 增高、血沉加快、毛细血管脆性试验阳性，血小板计数和出凝血时间正常，束臂试验可呈阳性。本病有自限性，皮损可望自行消退。可予口服芦丁、维生素 C、抗组胺药、卡巴克络（肾上腺色腙）片等治疗促进消退（图 17-2）。

17.3　结节性血管炎（nodular vasculitis）　本病为皮下组织的血管炎，侵犯部位较深，以结节性表现为主，多见于中年人，女性发病率高。皮损发于下肢，以小腿为多发，也可发于大腿，双侧发病。皮损为暗红色的皮下结节及浸润性斑块，触之较硬，分布常不

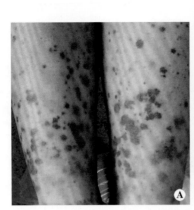
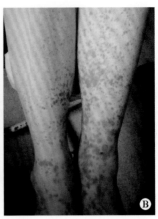

图 17-2　过敏性紫癜

对称；可有压痛，发于近关节处，疼痛明显，也可有自觉疼痛；结节较大、较深，触之有压痛，局部组织温度稍高，偶尔可以破溃，形成浅溃疡，愈后遗留瘢痕，本病呈慢性经过。组织病理学检查为皮下深处、脂肪层有中小血管炎症，也可见白细胞碎裂性血管炎改变。患者应注意适当休息，可以服用非甾体抗炎药、糖皮质激素、氨苯砜等进行治疗（图 17-3）。

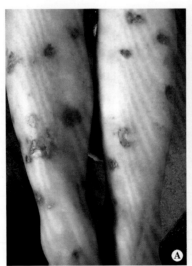
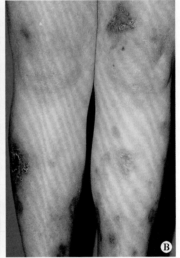

图 17-3　结节性血管炎

17.4　结节性红斑（erythema nodosum）　本病是临床上的常见病，病因复杂，常表现为系统性疾病的皮肤症状，多见于青年女性，好发于双小腿伸侧，偶尔发于膝关节处。皮损为双侧小腿发生红斑、结节，不对称分布；中央为隆起的结节，周围为红斑，患者有自觉疼痛并有发热、全身不适及走路疼痛，当累及膝关节行走时疼痛更明显。本病可以是结核、结节病、麻风等疾病的伴发病。组织病理学检查为脂肪小叶间隔型脂膜炎。患者应卧床休息，服用阿司匹林及其他非甾体抗炎药，如吲哚美辛等，也可服用羟氯喹（图 17-4）。

17.5　急性发热性嗜中性皮肤病（acute febrile neutrophilic dermatosis）　本病于1964年由 Sweet 首先报道，故又称为 Sweet 病。本病有5个特点：①患者有发热；②四肢、面、

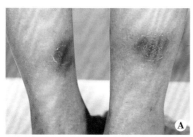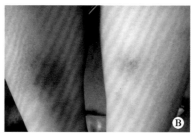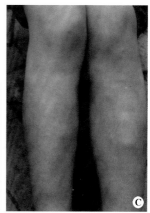

图 17-4　结节性红斑

颈部有隆起的疼痛性红色斑块；③血中中性粒细胞升高；④组织病理学检查为真皮内密集的中性粒细胞浸润；⑤本病属于伴肿瘤性皮肤病（paraneoplastic dermatoses），常常伴发恶性血液病。本病多见于中年以上的人群，女性比男性多见，好发于面部等处。皮损为浸润性红斑，明显隆起，边缘高起形成明显的界限，中央有假性脓疱；可为多发性，也可为单发，慢性白血病患者可有直径达 20 ～ 30cm 大环状皮损。组织病理学改变呈典型的白细胞碎裂性血管炎。本病也经常发生于妊娠期妇女。口服糖皮质激素治疗效果最为快捷，也可服用碘化钾或秋水仙碱（图 17-5）。

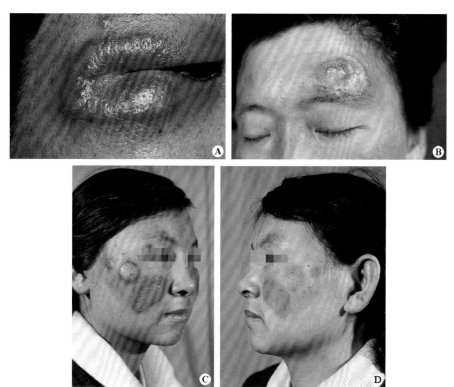

图 17-5　急性发热性嗜中性皮病

C. 治疗前；D. 治疗后

17.6　持久性隆起性红斑（erythema elevatum diutinum）　本病病因不明，多见于成年人，男性比女性多见。皮损好发于四肢伸侧，特别是手、足、肘后和膝部，为成群的丘疹、结节，伴有瘀斑和瘀点；新发损害不硬，随着病情延长而发硬，明显隆起、突出，可以有溃疡；皮损呈圆形或卵圆形，互相融合形成不规则的斑块，可发生破溃，为对称性分布，不断发生新的皮损，故呈持久性的特点；皮损愈合后会萎缩并留下瘢痕，可伴有瘙痒或不痒，有压痛，也可伴有关节疼痛。组织病理学改变也属于白细胞碎裂性血管炎，有红细胞渗出，陈旧性皮损有纤维化。可予口服氨苯砜、磺胺类药物治疗，陈旧性皮损可以于皮损处注射糖皮质激素制剂（图 17-6）。

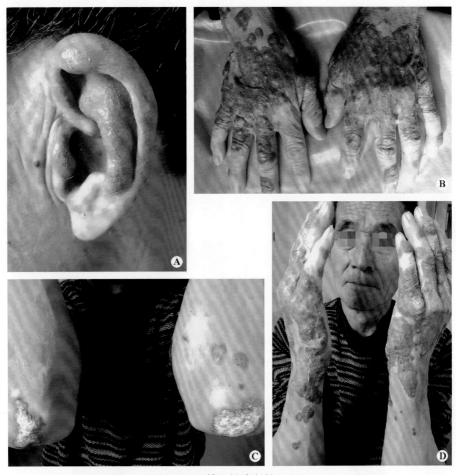

图 17-6　持久性隆起性红斑

17.7　坏死性肉芽性血管炎（necrotic granulomatous vasculitis）　本病原名为韦格纳肉芽肿（Wegener granulomatosis），是一种坏死性血管炎性疾病，侵犯上、下呼吸道并致坏死性肾小球肾炎，是一种致死性疾病，多见于成年人，男性比女性多见。本病早期表现为上呼吸道肉芽肿，如鼻腔、气管、耳部发生坏死性血管炎，鼻、眼红肿，组织坏死、出血，发生溃疡，鼻腔可以发生严重破溃，患者有发热、全身不适，进而侵犯下呼吸道，肺部发生坏死性血管炎，最后侵犯肾脏，发生坏死性肾小球性肾炎。本病患者的病情严重，持续高热，可有贫血、白细胞计数增高、血沉加快，血液中可检出抗中性粒细胞胞质抗体（ANCA），这对本病的诊断很重要。治疗主要为全身应用糖皮质激素与免疫抑制剂（图 17-7）。

17.8　荨麻疹性血管炎（urticarial vasculitis）　本病为一种常见的血管炎疾病，多见于中年人，女性比男性多见。皮损好发于躯干或四肢近端，类似慢性荨麻疹样，为多发性轻度水肿性斑片，呈淡红色或红色，可有自觉瘙痒。与荨麻疹不同的是皮损发生后不会很快消退，呈慢性过程，除瘙痒外，还可能有烧灼感和疼痛，也可以伴发血管性水肿、关节痛、胃肠炎和肾脏症状，以及血沉加快、补体降低，可以与某些系统性疾病伴发。本病虽然有内脏损害，但预后良好。组织病理学改变为真皮水肿、浅表小血管周围炎性细胞浸润，伴有血管损伤。治疗上需要服用糖皮质激素，或伍用氨苯砜、羟氯喹等（图 17-8）。

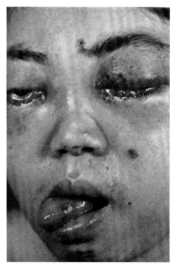

图 17-7　坏死性肉芽肿性血管炎

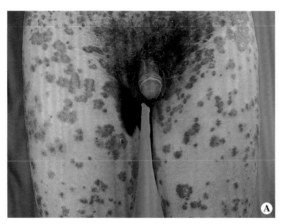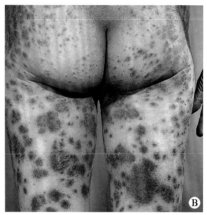

图 17-8　荨麻疹性血管炎

17.9　抗磷脂抗体综合征（antiphospholipid antibody syndrome）　本病又称 Sneddon 综合征，是作用于磷脂的抗体（IgM 或 IgG）所导致的疾病，多见于中青年女性，也可见于儿童和老年人，好发于躯干部，尤其是臀部。皮损为大片瘀斑、紫癜、网状青斑、白色萎缩，以及坏疽和坏死；皮损主要为青紫色，皮肤发凉；由于有抗凝活性的循环抗磷脂抗体出现，导致小血管的血栓形成，表现为网状青斑样损害，此处的网状青斑是由小动脉或小静脉的血栓形成所致。本病常可以伴发系统性红斑狼疮，常因缺血性脑卒中而导致死亡。这种网状青斑是不可逆的，夏季减轻，冬季和妊娠时加重。本病无有效的治疗方法，可试用阿司匹林、己酮可可碱、肝素或糖皮质激素治疗（图 17-9）。

17.10　蜘蛛痣（spider nevus）　本病又称蜘蛛状毛细血管扩张（spider telangiectasis），多见于儿童，女性比男性多见，好发于面部，一般多为一个或两个，绿豆粒大，中央有一突出的丘疹，以此为中心有向四周呈放射状的血管丝，形成类似于蜘蛛状的皮肤改变，用针头按压皮损中心的红丘疹，周围扩张的毛细血管则全部消失，松开后又恢复原貌。皮损可见于正常健康人，可自行消退；发生于肝硬化等疾病时，皮损不会自行消退。

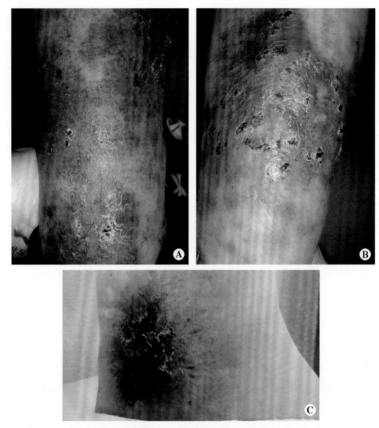

图 17-9　抗磷脂抗体综合征

可用电烧机将电针头放在皮损中央的丘疹处，通电后将其凝固，整个蜘蛛痣即消退；现在用激光治疗更快、更方便（图 17-10）。

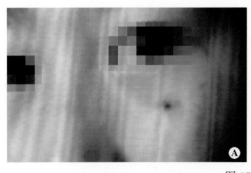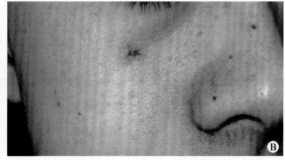

图 17-10　蜘蛛痣

17.11　毛细血管扩张症（telangiectasis）　本病可以是独立的皮肤病，也可以是全身性疾病的一个体征，多见于面部。表现为全面部皮肤毛细血管扩张，因为毛细血管内有血液而呈红色，故全面部皮肤呈红色，似"关公脸"；可以看到一根根扩张的毛细血管，形成红色脸庞。本病无自觉症状，或局部有轻度灼热感。本病应与出血性遗传性毛细血管扩张症（Osler 病）相鉴别。目前采用激光将扩张的毛细血管打掉的方法治疗，可分批多次治疗，可获疗效（图 17-11）。

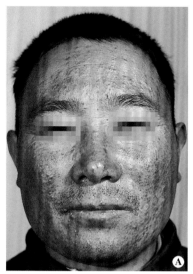
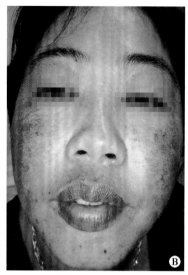

图 17-11　毛细血管扩张症

17.12　进行性色素性皮肤病（progressive pigmentary dermatosis）　本病又称为 Scham- berg 病，多见于老年人，男性比女性多见，好发于双小腿伸侧，偶尔也发于双大腿。皮损开始为鲜红色的小出血点，呈对称分布，以后逐渐变为暗红色，此为含铁血黄素沉积所致；此后颜色逐渐加深，表面散在褐色色素沉着斑点，状似"撒胡椒面"样，皮损不痒或稍有痒感，呈慢性经过，不断地有新发的出血点。新发的皮损为鲜红色，陈旧的皮损为暗褐色，皮损可融合成大斑片，形态不整。实验室检查红细胞、出凝血时间均正常，只是因患者毛细血管功能不全，使红细胞外渗所致。本病可口服抗组胺药、维生素 C、卡巴克络片治疗（图 17-12）。

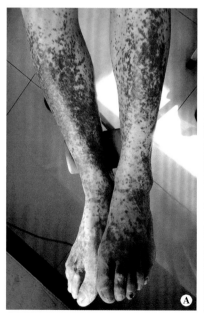
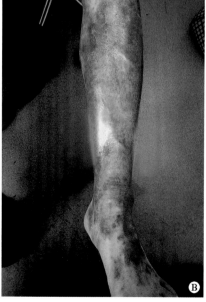

图 17-12　进行性色素性皮病

17.13　色素性紫癜性苔藓样皮炎（pigmented purpuric lichenoid dermatosis）　本病又称 Gouerot-Blum 综合征，多见于壮年和老年，男性比女性多见，好发于双小腿伸侧。皮损为铁锈色苔藓样丘疹，互相融合成不规则斑片状，双小腿对称性分布；有散在的毛细血管扩张性出血点，又有大的出血性斑片，陈旧的皮损有褐色色素沉着；本病无自觉症状或稍有痒感，呈慢性进行性病程。血常规检查正常，出凝血时间也正常，只是由毛细血管通透性增加所致。治疗同进行性色素性皮病（图 17-13）。

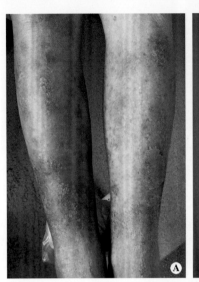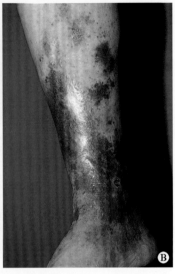

图 17-13　色素性紫癜性苔藓样皮炎

17.14　毛细血管扩张性环状紫癜（purpura annularis telangiectodes）　本病又称 Majocchi 病，多见于青壮年，好发于下肢，对称性分布。皮损为毛细血管扩张性圈环状分布的出血点，压之退色；稍有痒感或不痒，呈慢性经过。血常规检查正常，血小板计数和出凝血时间也正常。治疗同进行性色素性皮病（图 17-14）。

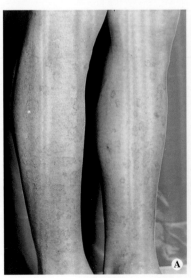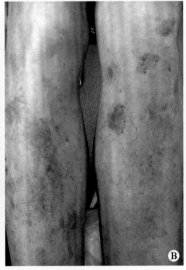

图 17-14　毛细血管扩张性环状紫癜

17.15　暴发性紫癜（purpura fulminans）　本病又称坏疽性紫癜，可以是弥散性血管内凝血（DIC）的皮肤表现，多见于儿童，也可见于成人。本病发病突然，躯干部或四肢出现广泛、弥散的出血性斑片，呈暗红色，皮损较深者表现为皮下出血，较浅者皮肤可以破溃，形成糜烂面，伴有出血。本病可以是严重血小板减少症所致，也可以由抗凝血药引起。治疗上，应用大剂量糖皮质激素、输血小板成分血及用止血剂（图17-15）。

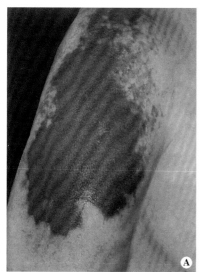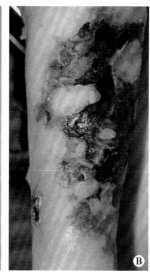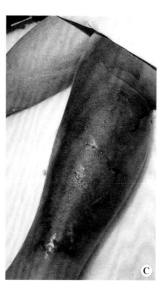

图17-15　暴发性紫癜

17.16　瘙痒性紫癜（itching purpura）　本病又称湿疹样紫癜（eczematoid purpura），属于分布广泛的进行性色素性紫癜性皮炎样皮疹，多见于成年男性，好发于春季。皮损广泛者发于全身，但首先发于下肢。皮损与进行性色素性皮炎相同，只是分布面积广泛，而且有瘙痒。有的皮损被搔抓后有少许渗出，类似于湿疹，有的出血性皮损呈圈环形，有的皮损呈丘疹性苔藓样，因有瘙痒，皮肤上可伴有抓痕。本病呈慢性经过。治疗上，服用抗组胺药、止血药和维生素C等（图17-16）。

17.17　呛咳性紫癜（purpura of choke cough）　儿童在发生上呼吸道感染或百日咳时会发生本病，不断地咳嗽可导致皮肤较薄的眼睑处发生出血性紫癜，父母不明原因，看到孩子皮肤出血而就诊，患儿有呛咳史，精神委靡，这是一种由机械性充血而发生的皮下出血，主要应治疗咳嗽，可予口服维生素C，出血可望吸收（图17-17）。

17.18　闭塞性血栓性脉管炎（thromboangitis obliterans）　本病又称Buerger病，多见于16～40岁男性，好发于吸烟患者，多见于下肢，尤其是足部。因本病致动脉闭塞，使足部缺血发凉，皮肤苍白，足背动脉搏动减弱或消失，患者走路时疼痛，发生典型的间歇性跛行，即行走后缺血致疼痛，迫使患者停步休息，缓解后再行走。因动脉供血不足，从足趾开始发生缺血性组织坏死，逐渐出现多个足趾截缺，裸露坏死溃疡面，因组织缺血、坏死，患者疼痛难忍，不能入眠，精疲力竭，非常痛苦。本病呈慢性进行性病程。可予服用血管扩张药、止痛药，但几乎无效；亦可以采用中医辨证论治疗（图17-18）。

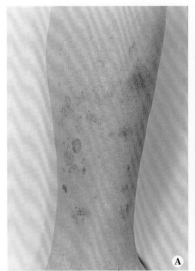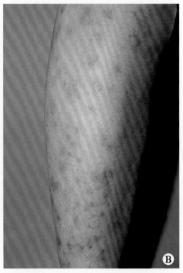

图 17-16　瘙痒性紫癜

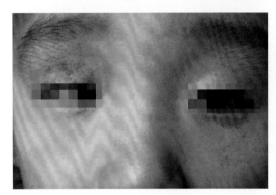

图 17-17　呛咳性紫癜

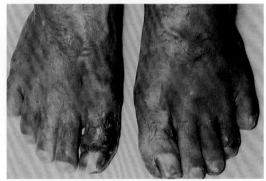

图 17-18　闭塞性血栓性脉管炎

17.19　网状青斑（livedo reticularis）　本病属于血管痉挛性疾病，多见于青年女性，好发于长期站立工作者。皮损呈暗紫色网状、大理石样花纹或树枝状，遍布于两下肢，皮肤发凉，冬季病情加重，夏季病情减轻。严重时皮肤发木或有刺痛感，少数患者可发生糜烂或浅溃疡。治疗可给予服用末梢血管扩张剂如硝苯地平 20mg，每日 3 次，以及烟酸片（有一过性全身性皮肤潮红），注意对患部保暖（图 17-19）。

17.20　雷诺病（Raynaud's disease）　本病为血管神经功能紊乱而引起的肢端小动脉痉挛性疾病，多见于女性，主要发于上肢，尤其好发于手部；原发性疾病称为雷诺病，继发于免疫结缔组织疾病者称为雷诺征或雷诺现象。本病每天凌晨因寒冷或精神紧张而激发，发作时双手，发青、发白、发紫，手指因明显缺血而疼痛。典型的雷诺征三相为小动脉痉挛、局部缺血而苍白，数分钟后静脉被动性充血而呈青紫色，最后小动脉扩张，出现反应性充血而发红；发作时伴麻木、刺痛，反复发作后指尖部软组织可坏死，逐渐变为残缺。本病主要针对病因治疗，如服用末梢血管扩张制剂硝苯地平，可以扩张血管，效果良好（图 17-20）。

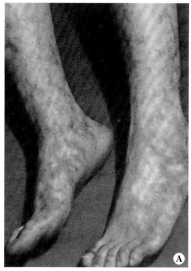
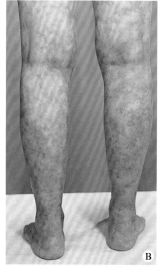

图 17-19　网状青斑

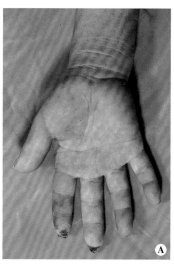
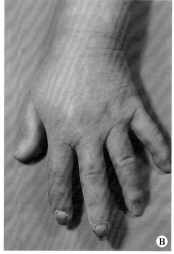

图 17-20　雷诺病

17.21　肢端青紫症（acrocyanosis）　本病是四肢末梢血管功能异常所致，表现为肢端（手足）发紫、发凉，可能与自主神经功能紊乱有关，多见于青年，女性比男性多见。本病好发于足趾或手指，冬季比夏季频发，尤其是凌晨发作多见。在寒冷的作用下，双手指发生青紫、发乌，手指冰凉，多汗，并且为对称性发病；血管收缩严重时组织呈青紫色、乌黑色，有时还会伴发痉挛，触之皮肤发凉，患者有自觉疼痛；发作时患者很紧张，但越紧张乌紫越重。使患部温度升高或予保暖后可以促进缓解。患者常伴有手、足多汗症，应注意对患部的保暖，严冬时避免接触凉水。可予口服血管扩张剂如硝苯地平、硫氮䓬酮或烟酸片等治疗（图 17-21）。

17.22　淤滞性皮炎（stasis dermatitis）　本病多见于长期站立和用力劳动的农民、工人或服务行业职工，好发于男性，双下肢尤其是双小腿因出现静脉曲张致下肢静脉压增

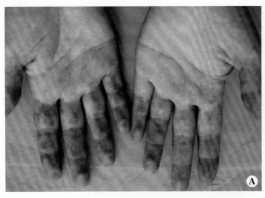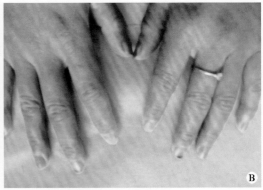

图 17-21　肢端青紫症

大、静脉血淤滞而发生红斑、水肿及皮下出血，皮下有大量含铁血黄素沉积，皮肤营养不良，表现为粗糙、脱屑和色素沉着。小腿下二分之一处到足背有大面积的皮炎、湿疹改变，有瘙痒及小腿沉重感，一旦有破溃则不易愈合。本病应治疗静脉曲张，可穿弹力袜，迫使血液回流；可外用鱼肝油软膏或弱效糖皮质激素软膏，会有好转（图 17-22）。

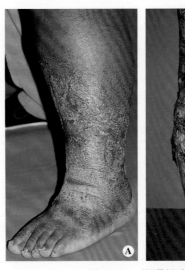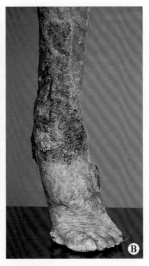

图 17-22　淤滞性皮炎

17.23　静脉曲张综合征（varicose syndrome）　本病多发于重体力劳动者，只发于壮年和老年男性。患者因长期从事重体力劳动，致下肢静脉压力大，多先发生静脉曲张，也称静脉功能不全，一般为双侧发病，以后因长期静脉血液淤滞，局部组织营养不良而发生淤滞性皮炎，在淤滞性皮炎的基础上或发生外伤，可在小腿下三分之一处的内侧发生慢性营养不良性溃疡，因为静脉淤滞有许多红细胞渗出血管外，使局部组织中有含铁血黄素沉积。静脉曲张、含铁血黄素沉积和营养不良性慢性溃疡，构成静脉曲张综合征。双足背皮肤也可呈现营养不良改变。治疗上，应告知患者注意保护小腿皮肤，休息时应有意抬高小腿，以利于下肢血液回流；对溃疡处外敷莫匹罗星乳膏，必要时打弹力绷带或穿弹力袜；可口服多维元素片治疗（图 17-23）。

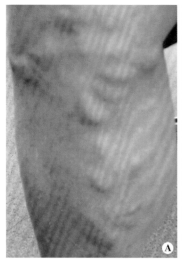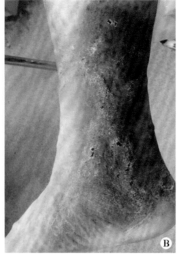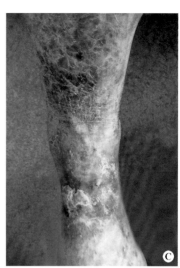

图 17-23 静脉曲张综合征

17.24 慢性淋巴水肿（chronic lymphoedema） 本病又称为继发性淋巴水肿（secondary lymphoedema），皮肤外伤后常发生继发性细菌感染，甚至发生丹毒，反复发作后淋巴管被堵塞，发生炎症、水肿，不能通畅吸收回流，使局部发生慢性水肿，严重者局部皮肤因营养不良而干燥、粗糙、鳞屑；发于小腿时因局部粗大、水肿，使患者行走功能受到影响，一旦有小的外伤即会引发急性感染，使病情加重。伴有足癣和局部慢性感染者应积极治疗，以防止水肿处继发感染。可由血管外科行淋巴液回流治疗（图 17-24）。

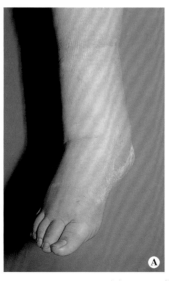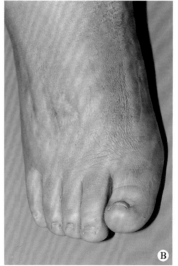

图 17-24 慢性淋巴水肿

17.25 黑踵病（black heel） 本病是发生于特定的足跟部位的皮下出血，也称为足跟瘀斑（calcaneal petechiae），多见于儿童，男性比女性多见。由于儿童发育快，没有及时更换鞋码，穿的鞋比较小，加上好动，运动量大，在足后跟发生的挤压性皮下出血，

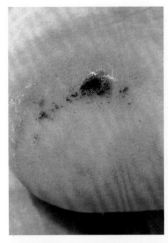

图 17-25　黑踵病

因为该处的角质层较厚，皮下出血斑呈暗黑色，双侧对称性分布，容易误诊为黑素瘤。足后跟有 1～2cm 宽的横行黑褐色斑点构成的斑片，不高出皮肤表面，用刀片削掉角质层即可清楚地看到含铁血黄素沉积，可以除外黑素瘤。患者换穿合适的鞋即可，无需治疗（图 17-25）。

17.26　大理石样皮肤（cutis marmorata）　本病多见于婴儿、青年女性和成年人，为皮肤血管对寒冷刺激的一种生理性反应，偶尔也可发生于进行高压氧舱治疗的患者。本病好发于躯干部，皮肤上呈现大片状青紫色的网状改变，弥漫性分布，一般无自觉症状。本病可以伴发冻疮、肢端青紫症等病，也偶见于过度虚弱的患者。治疗上应注意保暖，可给予口服维生素 C 片（图 17-26）。

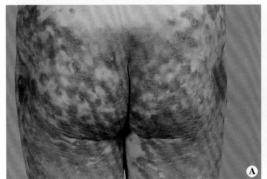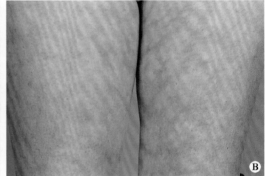

图 17-26　大理石样皮肤

17.27　贫血性痣（nevus anemicus）　本病为一种先天性血管性疾病，多见于儿童、青年，男性比女性多见，其发病机制是血管对儿茶酚胺的敏感性增高而处于收缩状态。皮损好发于面部或某一肢体，为边界不清、形态不规则的淡白色斑，对该处皮肤摩擦后，皮损周围的皮肤因血管扩张而潮红，而皮损处仍为白色，相比之下显得更为明显，用玻片压迫该处皮肤，呈现均匀的白色，表明只是血管舒张功能障碍，皮肤色素正常。本病无自觉症状，可以不予治疗，必要时可试用 0.05% 辣椒素软膏外涂治疗（图 17-27）。

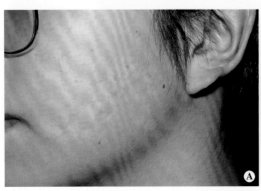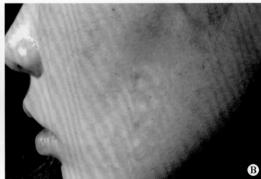

图 17-27　贫血性痣

17.28　恶性萎缩性丘疹病（malignant atrophic papulosis）　本病又名致死性皮肤胃肠道细动脉血栓形成病（lethal cutaneous and gastro-intestinal arterio thrombosis），是皮肤-肠道或其他器官细小动脉内膜炎后血栓形成所致，病因不明，青壮年男性发病率高，通常是累及皮肤和肠道，也可累及中枢神经系统，皮损发生于躯干或四肢，特别好发于背部和肢体近端，原发皮损为直径 2～15mm 半球形水肿性红色丘疹，皮损消退后残留白色皮肤萎缩，而大多数皮损中央坏死，发生溃疡，呈瓷白色萎缩斑（图 17-28）。

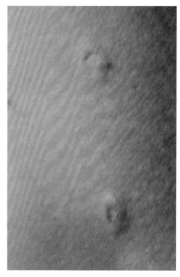

图 17-28　恶性萎缩性丘疹病

第十八章 非感染性肉芽肿病
（noninfectious granulomatosis）

18.1 结节病（sarcoidosis） 本病是一种病因不明、累及多系统、脏器无干酪样坏死的上皮样细胞性肉芽肿性疾病，可有许多临床亚型。本病多见于青壮年，女性比男性多见，除侵犯皮肤外，还侵犯多个脏器，包括脑、眼、唾液腺、淋巴结、心、肺和骨骼。皮肤上可以有多发性暗红色浸润性结节，以面部正中处多见，同时可以看到眼睛被侵犯，侵犯三叉神经而呈面瘫。发于面部和背部可以为大斑块损害，呈浸润水肿性红斑片，边界十分清晰，浸润水肿可以很严重；有的皮损可以呈离心性扩大，为十余厘米的圆环状红斑，中央平坦。患者结核菌素试验阴性、Kviem 试验阳性；组织病理学为上皮样细胞构成的裸结节，可以找到星状体及 Schaumann 体。本病可用糖皮质激素、环孢素、羟氯喹等治疗（图 18-1）。

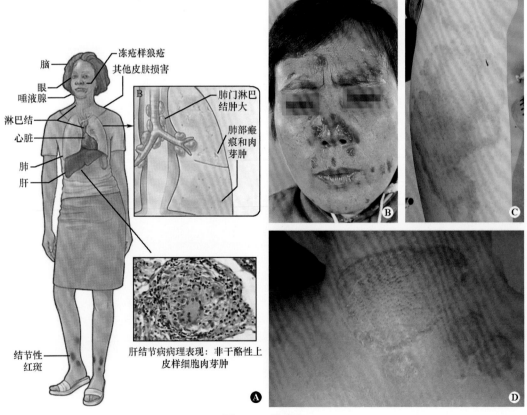

图 18-1 结节病

A 为结节病多系统受累示意图

18.2 环状肉芽肿（granuloma annulare） 本病于 1905 年正式命名为环状肉芽肿，病因不明，可能与多种因素有关，多见于儿童和青年，发病率无性别差异。局限性环状肉芽肿好发于手背、足背、前臂等处，皮损为光滑、质硬、亮泽的小丘疹，逐渐扩大形成正常皮肤色或淡红色的丘疹、小结节，呈圈环状排列，中心为正常皮肤，呈离心性扩大，无自觉症状。组织病理学检查见真皮内有局灶性胶原纤维变性、炎症反应和纤维化。本病因病因不明，无确切有效疗法，过去用口服 10% 碘化钾溶液治疗，现在为口服糖皮质激素、环孢素或维 A 酸类制剂治疗（图 18-2）。

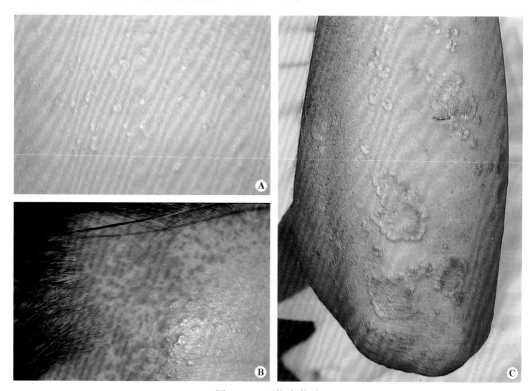

图 18-2 环状肉芽肿

18.3 光化性肉芽肿（actinic granuloma） 本病由 O'Brein 于 1915 年首先报道，属于光化性皮肤病（photodermatosis），可能是长期受阳光照晒所致，多发于热带、亚热带地区，多见于农民、船员。本病好发于颈项部、额部、手腕部。皮损为肤色或暗红色小丘疹、结节，逐渐增大、扩张，互相融合形成环状、弧状和波纹状的堤状隆起，皮损大小不等，边缘堤状隆起明显，中央平坦或萎缩，表面光滑、无鳞屑；病情呈慢性经过，不痒，不会发生溃疡或恶变；经过若干年后皮损可望吸收、消退，皮肤稍有萎缩。治疗本病应告知患者注意防晒，可给予口服羟氯喹、糖皮质激素或维 A 酸制剂（图 18-3）。

18.4 面部嗜酸细胞性肉芽肿（granuloma faciale eosinophilicum） 本病又称为面部肉芽肿（granuloma faciale），属于小血管性嗜酸性变应性血管炎，病因不明，多发于中年，男性比女性多见，易发于面部。皮损为孤立性单发，也可为多发性，为丘疹、结节或斑块，损害较柔软，隆起于皮肤表面，从数毫米到数厘米大，较大的结节中央可有

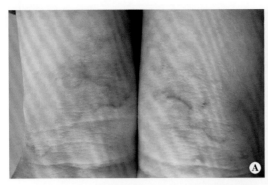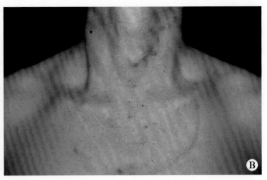

图 18-3　光化性肉芽肿

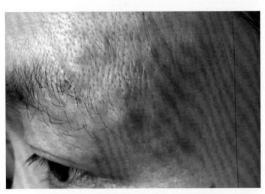

凹陷呈碟状或环状；皮损呈暗红色或棕红色，表面光滑，可有少许鳞屑，不结痂，也不破溃，可有表浅的毛细血管扩张，毛囊口可轻度扩大。本病无自觉症状或稍有瘙痒，呈慢性经过。组织病理学检查见真皮浅层有嗜酸粒细胞、淋巴细胞和中性粒细胞构成肉芽肿。可予口服或向病损内注射糖皮质激素制剂，也可试服氨苯砜或氯法齐明治疗（图 18-4）。

图 18-4　面部嗜酸细胞性肉芽肿

18.5　化脓性肉芽肿（granuloma pyogenicum）　本病又称为毛细血管扩张性肉芽肿（granuloma telangiectaticum），是在外伤的基础上发生的肉芽肿性反应，多见于成人，男性比女性多见，好发于手指，也可见于面部。因不慎皮肤外伤，在外伤创面上发生黄豆粒大的半球状肉芽肿性肿瘤，呈暗红色，表面光滑而薄，组织内有大量的毛细血管，稍加碰撞或外伤即容易发生出血；肉芽肿的底部较细而形成蒂状，由于反复出血、渗出，底部经常呈浸渍状态。本病变虽然不痛，但一不小心碰撞后，局部易大量出血。组织病理学检查见球形肉芽肿，间有大量毛细血管，又有炎症细胞浸润，蒂较细，表面为糜烂。治疗本病可在皮损底部注射局麻药，使皮损高起，从根部将其切除，再用电烧术将出血点凝固止血后包扎，一周后皮肤恢复正常（图 18-5）。

18.6　肉芽肿性酒渣鼻（granulomatous rosacea）　本病又称为鼻赘（rhinophyma），多见于壮年和老年人，男性比女性多见，好发于面部正中和鼻周，从红斑期，发展到毛细血管扩张期，最后进入鼻赘期。全面部有红色丘疹、毛细血管扩张，鼻部呈极显著的增殖性浸润、肥厚，表面非常油腻，有毛细血管扩张，鼻尖部极明显地突出，比正常鼻子要大一倍。肉芽肿性酒渣鼻只是皮肤组织向外增生、肥厚，下面的组织是正常的。本病对一般的口服药和外用药治疗无效，可采用鼻赘消除法，根据患者年轻时的外观，一层层地消除，用凡士林纱布敷贴、包扎，一周后拆线，可见皮脂腺处上皮修复，创面恢复正常（图 18-6）。

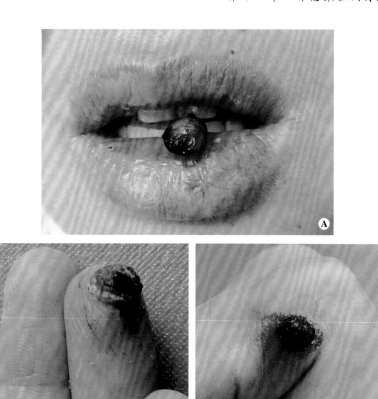

图 18-5　化脓性肉芽肿

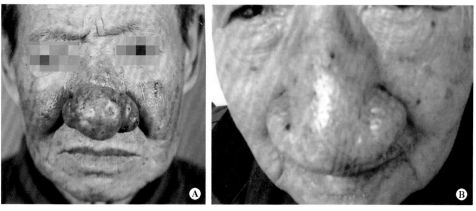

图 18-6　肉芽肿性酒渣鼻

18.7　进行性慢性盘状肉芽肿（granulomatosis disciformis chronic of progressiva）

本病又称为 Miescher 病，为类脂质渐进性坏死的一种异型，多见于中青年妇女，皮损好发于面部或躯干，为不规则的环状斑块，边界明显隆起，并可逐渐扩大。本病呈慢性经过，不伴发糖尿病。组织病理学检查见真皮血管周围有组织细胞、成纤维细胞、上皮样细胞和炎细胞构成的团块状细胞浸润。治疗本病可给予口服糖皮质激素；若病损数目较少，可于病损内注射糖皮质激素（图 18-7）。

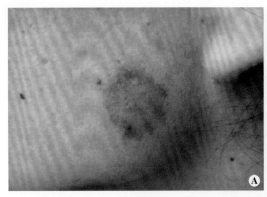
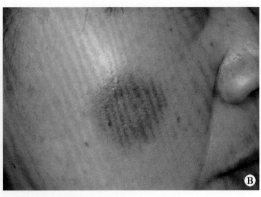

图 18-7　进行性慢性盘状肉芽肿病

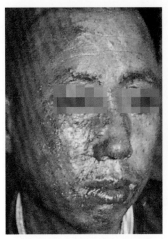

图 18-8　异物性肉芽肿
历史资料，欠清晰

18.8　异物性肉芽肿（foreign body granuloma）　发生爆炸时，火药或细小碎石炸入皮肤发生火药沾染，10～30年后，局部发生异物性肉芽肿反应。在火药沾染的部位发生高出皮肤表面的肉芽肿性反应，皮肤表面高低不平，局部明显肿胀隆起。组织病理学检查为真皮内异物处有组织细胞、异物巨细胞、淋巴细胞和浆细胞浸润呈肉芽肿。本病不影响健康，如果做病变部位切除，自体皮肤移植，效果并不好，建议长期观察（图 18-8）。

18.9　肉芽肿性唇炎（cheilitis granulomatosa）　本病又称为肉芽肿型巨型唇炎（granulomatous macrocheilitis），病因不明，可能与延迟性超敏反应有关，多见于成人，男性比女性多见。本病好发于上唇，缓慢发展可蔓延到下唇、下颌、面中部以及双下眼睑；上唇部先发生水肿性浸润、肿胀及轻度潮红，边界不清，逐渐加重和扩大，向双唇周围发展，下颌部也呈弥漫性水肿，向上可达到双眼睑，鼻唇沟也有明显水肿和肉芽肿样浸润。本病呈慢性进行性发展，浸润范围较广，境界不清。本病无自觉痛痒，只是局部发木，发音含糊。本病可以伴发沟纹舌，健康不受影响。组织病理学检查见真皮下有慢性肉芽肿性炎细胞浸润。各种治疗方法效果均不显著，每月 1 次于病损内注射复方倍他米松注射液会有疗效（图 18-9）。

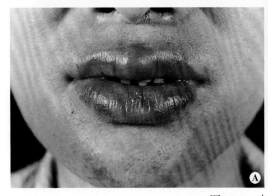
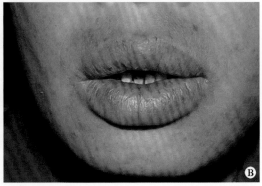

图 18-9　肉芽肿性唇炎

18.10 真菌性肉芽肿（fungal granuloma） 慢性皮肤癣菌感染、念珠菌病、特异性反应的患者可以发生肉芽肿。皮肤癣菌或念珠菌属侵犯皮肤呈慢性病程，患者的病灶处呈现过度反应而出现局限性肉芽肿样增生，表面隆起，可有点状糜烂、结痂，局部皮肤浸润呈肉芽肿状，个别部位可有破溃，呈极慢性过程。刮取到深部组织标本，行真菌直接镜检可为阳性，真菌培养可明确致病的真菌。治疗本病可予服用伊曲康唑或氟康唑能获疗效，疗程宜长一些（图 18-10）。

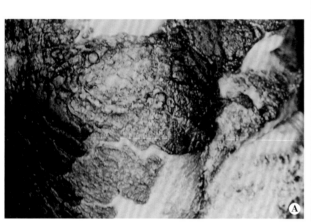
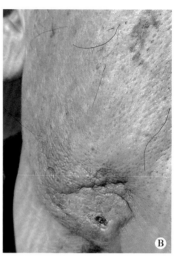

图 18-10　真菌性肉芽肿

18.11 幼年性黄色肉芽肿（juvenile xanthogranuloma）
本病是最常见的非朗格汉斯细胞性组织细胞增生病，多见于儿童，男性比女性多见，好发于面部，皮损可为单发，也可为多发。皮损为淡红色、略带黄色的圆形结节，坚实、有弹性，边界清晰，无自觉症状。儿童发病经 3～5 年后能吸收、消退，不留痕迹。确诊本病后不要进行破坏性治疗，坚持观察，可望自行吸收（图 18-11）。

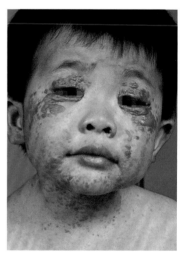

图 18-11　幼年性黄色肉芽肿

第十九章 真皮胶原弹力纤维病
（diseases of dermal collagen and elastic tissue）

19.1 结缔组织痣（connective tissue nevus） 本病为胶原纤维、弹性纤维和黏多糖等构成痣样病变，可以单独发生，也可是某些皮肤病中的一个症状，多见青壮年，发病率无性别差异，好发于躯干部，尤其是胸、背部。皮损为高起坚实的肤色、棕黄色斑块，直径一般为 1～2cm，可以有数块，触之稍坚硬，边界清晰。本病无自觉症状，慢性病程，不会吸收消退。组织病理学检查见真皮中部胶原纤维增多、增粗，胶原纤维均一化。本病不需治疗，必要时可于病损内注射激素类制剂（图 19-1）。

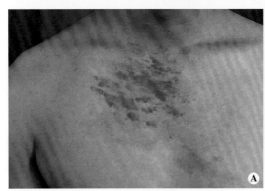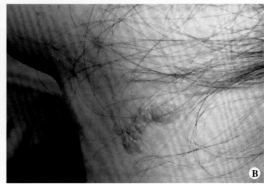

图 19-1 结缔组织痣

19.2 毛囊和毛囊旁角化过度症（hyperkeratosis follicularis et parafollicularis） 本病于 1916 年由 Kyrle 首次报道，故又称 Kyrle 病，可能与遗传有关。患者常伴发肾病或糖尿病，也可能与低维生素 A、低胡萝卜素血症有关，多见于成人，男性比女性多见，好发于躯干部位。皮损表现为暗褐色毛囊角化性丘疹或结节，中央有角质栓，去除角质栓后有窝状凹陷，皮损散在多发，偶尔也可融合。本病无自觉症状。组织病理检查见高度角化和角化不全的角栓贯通至真皮。口服及外用维 A 酸制剂治疗有效（图 19-2）。

19.3 反应性穿通性胶原病（reactive preforating collagenosis） 本病于 1967 年由 Mehregan 首次报道，可能与遗传有关。本病多见于儿童，也可发于成人，皮损好发于四肢，先有瘙痒，经搔抓后皮肤出现针头大小的肤色丘疹，逐渐增大，直径一般达 5～6mm 左右，中央略显凹陷；因皮损常被抓破，中心形成较坚硬的角质小栓；皮损排列不规则，也可呈线状排列；皮疹可自然吸收、消退而痊愈，但周围又可有新发疹，在陈旧愈合的皮肤周围又出现新的皮疹。组织病理学检查为表皮棘层肥厚，真皮乳头处有胶原纤维。糖皮质激素或维 A 酸软膏治疗有效（图 19-3）。

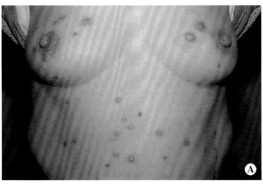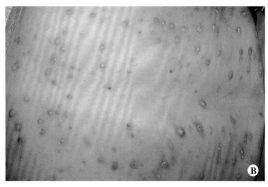

图 19-2　毛囊和毛囊旁角化过度症

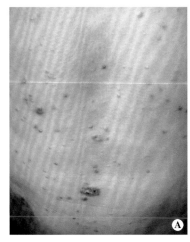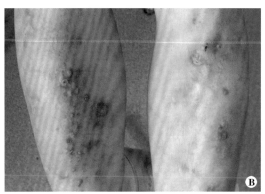

图 19-3　反应性穿通性胶原病

皮损中心有凹陷性瘢痕，系患者用烟头烫伤所致

19.4　皮肤松弛症（cutis laxa）　　本病因皮肤弹力纤维先天性异常而发生皮肤松弛。局限性皮肤松弛症既可为原发性皮肤松弛，也可以是继发性皮肤松弛。原发性者在不定部位的皮肤发生局限性的皮肤松弛。表面呈泡泡纱样皱起、松弛，局限性地高出皮肤表面，缺乏弹性，无自觉症。本病无有效治疗方法，可以注射胶原制剂填充局部（图 19-4）。

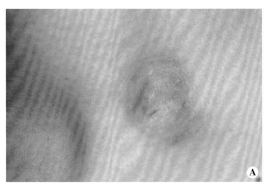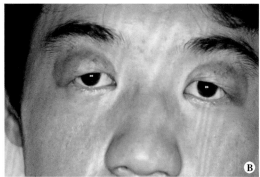

图 19-4　皮肤松弛症

19.5　匐行性穿通性弹性纤维病（elastosis perforans serpiginosa）　本病又名匐行性毛囊性角化病（keratosis follicularis serpiginosa），病因不明，与真皮内弹性硬蛋白变性有关，多见于青年人，男性比女性多见。皮损好发于颈部、上肢、面部、下肢和躯干，皮损为芝麻粒或小米粒大的肤色角化性丘疹，融合汇集一片，也可呈长条形、圈环形的斑片损害，患者自觉稍有痒感，呈慢性经过。本病可以外用维 A 酸软膏、水杨酸软膏或液氮冷冻治疗（图 19-5）。

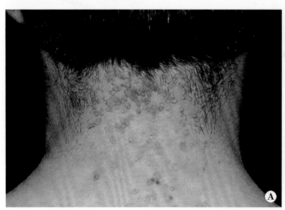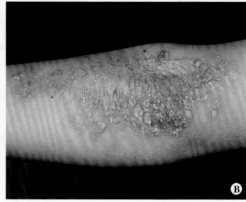

图 19-5　匐行性穿通性弹性纤维病

19.6　弹性纤维假黄瘤（pseudoxanthoma elasticum）　本病属于先天性全身弹力纤维缺陷病，多见于青少年，发病率无性别差异，主要发生于皮肤、眼和心血管。皮损最好发于颈部，尤其是侧颈部，也可发于腋下。皮损为淡黄色或黄色大片斑块，由于皮肤松弛，表面呈现皮革样、鹅卵石样或铺路石样高低不平，以淡黄色为主。眼视网膜上有放射状血管样纹，对视力有一定的影响；血管壁弹力纤维缺陷可导致心血管病症状。组织病理学检查见真皮内弹性纤维变细、肿胀或可发生钙化。本病无有效治疗方法，可以长期口服维生素 E（图 19-6）。

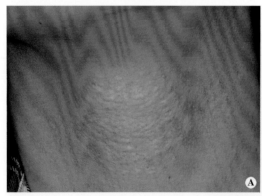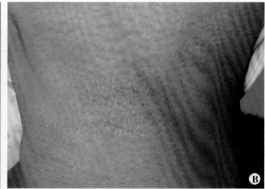

图 19-6　弹性纤维假黄瘤

19.7　皮肤弹性过度（cutis hyperelastica）　本病又称 Ehlers-Danlos 综合征，是一种有遗传倾向的结缔组织病，多见于儿童，男性比女性多见。本病表现为大小关节处皮肤弹性过度，手指可以向背面弯曲大于 90° 以上，膝关节、踝关节因关节固定不好，走路时有些扭拐；皮肤弹力纤维减少，可以把皮肤拉得很长，由于弹力纤维缺损，皮肤划破后可以使伤口扩大，呈鱼口状，致愈合迟缓；皮肤碰伤后容易发生血肿。皮肤弹性过度可分为 10 个亚型，有些患者还可伴发成骨不全。组织病理学检查见真皮内弹力纤维肿胀、断裂。本病无有效治疗方法，要特别保护皮肤，防止外伤（图 19-7）。

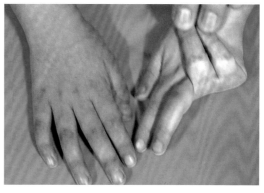

图 19-7　皮肤弹性过度

19.8　项部菱形皮肤（cutis rhomboidalis nuchae）　本病又称为农夫颈、水手颈，因为农民，水手长期在强烈阳光下劳动，久而久之，皮肤弹力纤维被"烤焦"，项部皮肤呈现干燥、粗糙，有无数纵行的深皱纹，形成菱形分隔的高丘、深沟，无自觉痛痒，是一种劳动者的皮肤标志。为防止本病的发生，在户外劳动时应在帽子后的项部安装一块布挡住阳光；长期服用维生素 E，外用维 A 酸软膏会有好转（图 19-8）。

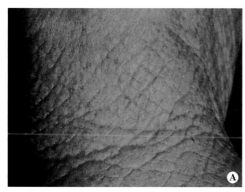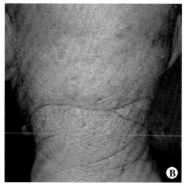

图 19-8　项部菱形皮肤

19.9　结节性类弹力组织变性伴囊肿与粉刺（nodular elastoidosis with cysts and comedones）　本病又称 Favre-Racouchat 综合征，多见于老年男性和长期在日光下劳动的人群。由于受强烈阳光的照晒，颧骨部皮肤发生日光性角化和变性，使毛囊开口增大，皮肤弹性减弱，局部皮肤多皱褶而呈橘皮状，毛囊开口处有黑色粉刺充填，满脸皱纹，皮肤色深。颧骨处结节性损害伴有黑头粉刺，无自觉症状。本病只是表明长期受强烈阳光照晒所造成的后果，对黑头粉刺可用粉刺压出器将其去除，可口服维生素 E（图 19-9）。

19.10　肢端角化性类弹性纤维病（acro-keratoelastoidosis）　本病又称手足胶原斑，可能与遗传有关，也可能与日光照晒有关，多发于青壮年，发病率无性别差异。皮损好发于手足背侧，也可发于掌侧，尤其是腕部，双侧均可发生。皮损为小而圆的半透明角化增厚性坚实结节或丘疹，肤色或淡褐色，

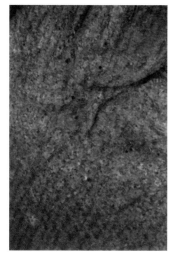

图 19-9　结节性类弹性纤维病

无自觉症状，病期较长。组织病理检查为真皮下部弹力纤维碎裂。本病无有效治疗方法，可以试用液氮行冷冻治疗（图 19-10）。

19.11　边缘性角化类弹性纤维病（keratoelastoidosis margina）　本病属于日光性弹性纤维病的变型，多见于壮老年，男性比女性多见。皮损特定地发于双手掌指外侧缘处，表现为粟粒大或西米粒大，光滑、平坦的皮肤色小瘤，互相紧邻，呈横行长条状，沿着手指向前发展。皮损类似于扁平疣，但呈苔藓样的角化性丘疹，无自觉症状。组织病理检查为表皮角化过度，棘层肥厚，真皮内有退行性胶原纤维和弹性纤维。本病可外用维A酸制剂或用 5% 尿素软膏治疗（图 19-11）。

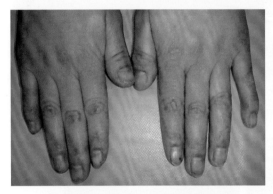
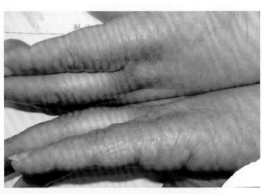

图 19-10　肢端角化性类弹性纤维病　　　　图 19-11　边缘性角化类弹性纤维病

19.12　耳轮弹性纤维性结节（elastotic nodules of ear）　本病的发生可能与阳光照晒有关，多见于壮年和老年人，男性比女性多见。皮损好发于大耳轮和对耳轮，双侧发病，皮损为稍隆起的半透明苍白色结节，互相融合成大片状，与耳郭上正常皮肤有区别；个别皮损可有破溃，使耳郭明显异常，而且较大，但无自觉不适，仅影响外观。组织病理学检查为表皮角化过度，基底层色素增加，真皮层胶原纤维紊乱。本病可应用弱效糖皮质激素制剂或外用硅霜治疗（图 19-12）。

19.13　回状颅皮（cutis verticis gyrata）　本病多见于成年男性，头顶部皮肤增厚，其头皮的面积超过头颅的面积，在头顶部发生粗大的皱褶、折叠，一般为纵向走行，毛发正常，皮脂分泌较多。当发生厚皮性骨膜病时也会发生回状颅皮。本病虽然无自觉症状，但影响外观。可留长发遮挡回状颅皮，一定要求治疗者可行头皮紧缩术（图 19-13）。

19.14　臀肌挛缩症（contracture of buttock muscles）　本病是由于肌内反复注射药物而引起的肌肉挛缩。小儿一旦发生"感冒"，家长便要求肌内注射油剂青霉素，如此反复注射使肌肉发生纤维化增生，注射部位出现明显的萎缩、凹陷，小儿长大后两侧臀部可有程度不同的凹陷，严重者臀部肌肉萎缩，使其走路不稳妥、步态摇摆、下肢力量减弱，局部可见臀部外上 1/4 处有明显的塌陷性凹陷，可令患者加强臀部肌肉锻炼以期减轻挛缩（图 19-14）。

19.15　掌筋膜挛缩症（Dupuytren's contracture）　本病又称掌筋膜性纤维瘤病（fibromatosis palmar aponeurosis），多见于青壮年，男性多见，好发于第 4 指掌处，该处发生肌腱挛缩，将其上的皮肤拉紧皱缩，形成折叠样收缩，第 4 手指因此屈曲、畸形不能伸直，影响正常功能，虽无疼痛，但慢性进行性地发展使手部功能减弱，患者手掌总是呈弯曲状态，不能伸直。本病可单侧发生，也可双侧发生。组织病理学检查为掌腱膜中有成纤维细胞增生形成的结节，本病采用曲安西龙混悬液于肌腱处注射治疗有效（图 19-15）。

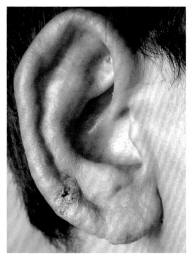

图 19-12　耳轮弹性纤维性结节

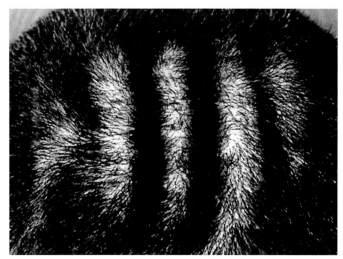

图 19-13　回状颅皮

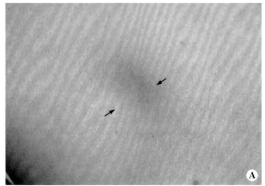
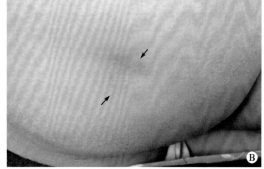

图 19-14　臀肌挛缩症

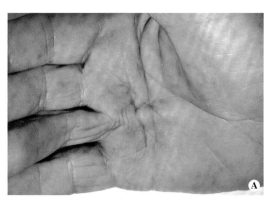
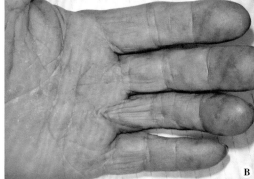

图 19-15　掌筋膜挛缩症

第二十章 萎缩性皮肤病
（atrophic dermatoses）

20.1 萎缩纹（striae atrophicae） 本病又称膨胀纹（striae distensae）或妊娠纹（striae gravidarum），由于妊娠、水肿、皮肤疾病使皮肤极度伸展，导致弹性纤维断裂而呈现条状萎缩，多见于青少年和壮年，皮损根据病因不同而发生在不同的部位。青壮年由于发育过快或发生肥胖病而将弹力纤维撑断，形成明显的膨胀纹；因错误治疗长期应用大剂量糖皮质激素治疗银屑病而发生库欣综合征样肥胖，脂肪堆积而引发众多的长条状萎缩纹，皮肤上还能见到银屑病的损害。本病应针对病因予以纠正，前者要控制肥胖，后者要停用糖皮质激素，采用正规、正确的治疗；已经形成的萎缩纹是不会消退的，日久后可残留淡白色纹路，称为白线（lineae albicantes）（图 20-1）。

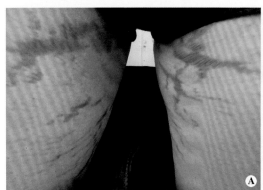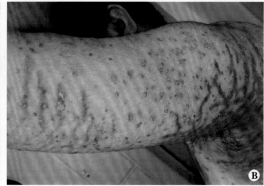

图 20-1 萎缩纹

20.2 老年性皮肤萎缩纹（atrophia cutis senilis） 老年性皮肤萎缩一般始发于 50～60 岁，因人而异，肥胖和丰满者发生较晚，消瘦和干瘪者发生较早，这属于皮肤老化的一个体征，随着年龄的增长而皮肤老化随之加重。皮肤显得干燥、无华，裸露部位的皮肤老化比遮盖部位要严重。皮肤老化表现为皮肤萎缩，有许多较深的皱纹，有色素沉着，皮肤松弛而有皱褶；皮肤上可有老年斑、特发性斑状萎缩，双前臂和手背皮肤萎缩尤为明显，即色素沉着、大而松弛的皱纹，皮肤缺乏弹性。防治本病应减少阳光照晒、口服多种维生素片，外用硅霜既能防晒又能滋润皮肤，也可外用维生素 E 乳剂（图 20-2）。

20.3 偏面萎缩（hemiatrophia facialis） 本病又称进行性单侧面部萎缩病（hemiatrophia facialis progressive），病因不明，可能是神经障碍导致皮肤营养不良，现在发现伯氏疏螺旋体（*Borrelia burdoferi*）感染也可以引起皮肤萎缩。本病多见于儿童和青年，女性比男性多见。本病面部正中偏侧皮肤、脂肪和骨骼均可发生萎缩，首先发生皮肤萎缩，皮肤变薄、凹陷，以后呈慢性进行性发展，使患侧面部皮肤下脂肪和骨骼发

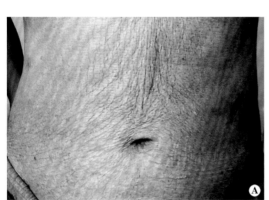
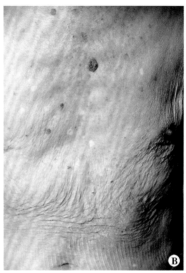

图 20-2 老年性皮肤萎缩纹

生萎缩，患侧面部明显小于健侧，使眼、鼻、口均歪斜，额部直达发际处也发生萎缩，渐使面部不对称，而且病情呈进行性逐渐加重。对本病尚无有效治疗方法，各种方法均属探索治疗，普鲁卡因加维生素 C 局部封闭治疗可能有效（图 20-3）。

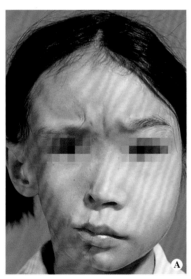
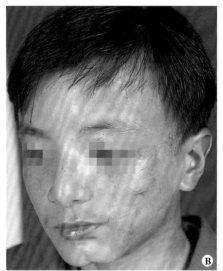

图 20-3 偏面萎缩

20.4 斑状萎缩（macular atrophy） 本病又称为皮肤松弛（anetoderma），其发病机制是真皮内弹性纤维破坏，多见于儿童和青年，好发于躯干、肩、双上肢皮肤，开始时局部皮肤呈现圆形或椭圆形淡红色斑片，直径可达 5 ～ 10cm 左右，以后逐渐扩大，逐渐地皮肤发生萎缩、变薄，表面光滑，皮下脂肪减少，表面皮肤直接贴在肌肉或骨骼上，也可以呈柔软松弛性隆起或明显凹陷。皮损可为单发，也可为多发，多发者皮损数目较多，而皮损面积较小；单发者面积可以较大。本病无自觉症状，但病情呈慢性过程。本病目前无有效治疗方法，可口服多种维生素片或维生素 E，可配合理疗（图 20-4）。

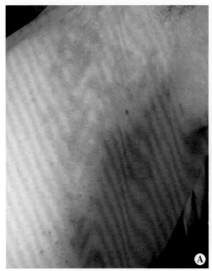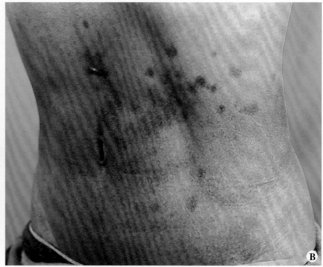

图 20-4　斑状萎缩

20.5　慢性萎缩性肢端皮炎（acrodermatitis chronica atrophicans）　本病于 1863 年由 Buchwarld 首先报道，病因不明，与病毒、螺旋体感染及神经内分泌失调有关；最新提出本病因感染伯氏疏螺旋体而发生。本病多见于 30 ~ 50 岁中年妇女，好发于四肢远端，但以上肢为多见。皮损以皮肤粗糙、水肿开始，逐渐出现皮肤萎缩，皮肤变薄，皮下脂肪减少，手指变纤细，尤其是末端更为明显，最后呈现皮肤紧裹着骨骼，而且手指末端弯曲，不容易伸直，触之皮肤干燥、粗糙、发凉，也可以出现 Raynaud 征。本病呈慢性进行性病程，指端可以出现缺血性坏死。本病可予以口服硝苯地平或烟酸片，也可试用抗生素治疗（图 20-5）。

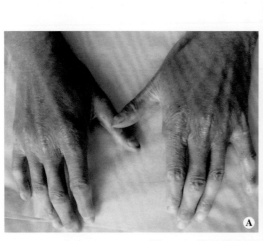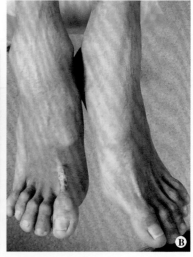

图 20-5　慢性萎缩性肢端皮炎

20.6　进行性特发性皮肤萎缩（atrophic cutis idiopathica progressive）　本病又称为局限性表浅性萎缩性硬皮病，也称为 Pacini-Pierini 萎缩性皮肤病，多见于 20 ~ 30 岁的青年，男性比女性多见。本病好发于躯干或四肢近端，皮损为圆形、卵圆形及不规则长条形的、边界清楚的水肿性红斑，1～2周后皮损变为青灰色或棕褐色皮肤萎缩，特点是边界清晰、表面光滑、皮肤发硬，或稍有色素沉着，呈慢性进行性病程。本病无有效治疗方法，可试用丹参注射液或服用维生素E（图20-6）。

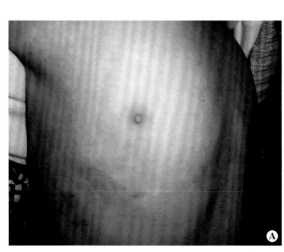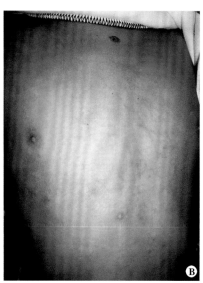

图 20-6　进行性特发性皮肤萎缩

20.7　箍指症（ainhum）　本病又称为自发性指脱落（dactylolysis spontanea），多见于成年人，偶见于儿童，可发于手指、足趾，偶尔发于小腿；开始时上述部位处有一疼痛性横裂，继而发生炎症或溃疡，逐渐形成纤维化及瘢痕性环状狭窄的裂沟，深深地嵌入皮内，呈完整的环状收缩箍（带），依皮损的病期不同，狭窄的收缩箍也有所不同，严重者收缩箍的收缩使指节远端得不到血液供应而发生断指。组织病理学检查见类似于瘢痕组织的纤维结缔组织。治疗本病应尽可能保护好皮肤，防止外伤，可以使用糖皮质激素注射于收缩箍处，使之松解（图20-7）。

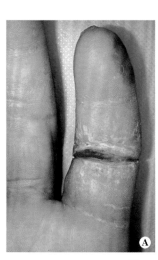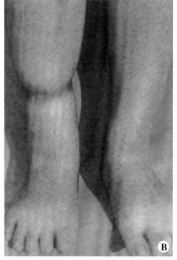

图 20-7　箍指症

A. 箍指症早期；B. 小腿箍指症

20.8　糖皮质激素注射引起皮肤萎缩（cutaneous atrophy caused by glucocorticoids injection）　临床各科有时应用糖皮质激素注射制剂进行组织内注射，如果剂量太大，或局部多次注射可引起皮肤萎缩、凹陷，多见于成人，任何注射部位均可发病。因患者双手指背患慢性瘙痒性皮肤病，要求根治，医师使用复方倍他米松注射液在指节背面皮损内注射，患者觉得效果很好，半个月后又要求再次注射，一直到临床上无自觉症状，即无痒感才停止注射，此后不久便可发现局部皮肤萎缩、变白。本病可给予口服多维元素片，外用硅霜或氟芬那酸丁酯乳膏治疗（图 20-8）。

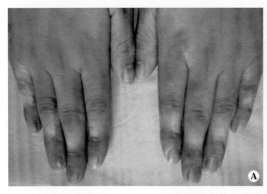 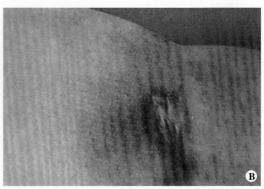

图 20-8　糖皮质激素注射引起皮肤萎缩

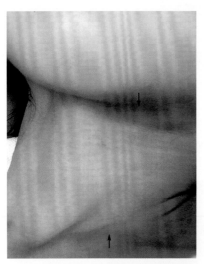

图 20-9　颈部假性萎缩

20.9　颈部假性萎缩（pseudoatrophoderma colli）　本病于 1934 年由 Becker 报道，是一种无症状的慢性病程的皮肤色素性改变，状似萎缩性皮肤病，命名为颈部假性萎缩，多见于女性及青壮年。本病发于颈部一侧或双侧，皮损为不规则的色素改变，色素深浅不一，看起来好似皮肤萎缩，其上有少许鳞屑或光滑，表面光亮，轻度萎缩。皮损可持续数年，可以扩大，可以为色素稍浅的斑片，皮肤稍稍萎缩，无自觉症状。组织病理学检查为真皮浅层轻度炎症，无明显色素改变。本病可给予口服维生素 E 及外用硅霜治疗（图 20-9）。

第二十一章　皮下脂肪组织病
（diseases of subcutaneous fat）

21.1　进行性脂肪营养不良（progressive lipodystrophy）　本病又称 Simon 病，病因不明，隐匿性发病，多见于儿童，女性比男性多见。本病发于面部或躯干部，患病处皮肤表面正常，皮下脂肪缺失，使局部皮肤塌陷，大小不一，直径从 1cm 至 10cm 不等。艾滋病患者两面颊部脂肪垫消失，致两面颊明显凹陷，这是艾滋病病人的一个特征性体征。组织病理学检查见患处脂肪组织全部消失。本病无有效治疗方法，可抽取大腿内侧脂肪注入到面颊部充填凹陷处（图 21-1）。

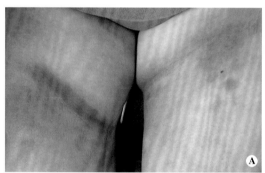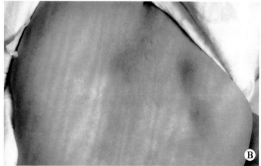

图 21-1　进行性脂肪营养不良症

21.2　幼儿腹部离心性脂肪营养不良（lipodystrophia centrifugalize abdominalis infantilis）
本病病因不明，也称为离心性脂肪营养不良（centrifugal lipodystrophic），多见于儿童，女性比男性多见，好发于腹部，特别是下腹部，同时可累及腹股沟或外阴。病变可发于某一侧，也可累及对侧，局部脂肪组织消失，皮肤直接紧贴在筋膜上，边界不清，该处局部凹陷，一侧重、一侧轻，病重一侧累及大阴唇，可使患侧大阴唇缩小、塌陷，使两侧大阴唇不对称，有轻度上提状。虽然脂肪萎缩以患侧为重，但无明显界线。本病无自觉症状，呈慢性进行性病程。组织病理学检查见患处脂肪组织明显减少。本病无有效治疗方法，可试口服维生素 E 或复方当归液治疗（图 21-2）。

21.3　局限性脂肪萎缩（localized lipoatrophy）　本病又称为皮下脂肪萎缩，临床上多见于胰岛素注射引起的局限性脂肪萎缩，皮损特定地发生在胰岛素注射部位。局限性脂肪萎缩较多发生于一侧面部，多见于儿童或青年，女性比男性多见。本病变特别好发于面中部，但面部上 1/3 和下 1/3 处也可被累及，面中部皮下脂肪完全吸收、消退；累及鼻翼部，可使患侧鼻翼缩小、歪斜；累及上唇部，可使上唇歪斜；累及眼眶部，可使眼眶塌陷；累及额部，该处也有凹陷。本病无自觉症状，病程呈慢性进行性。本病无有效治疗方法，可试服用多维元素片、维生素 E，或试服复方当归液（图 21-3）。

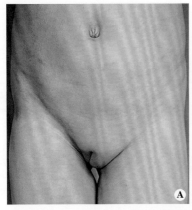
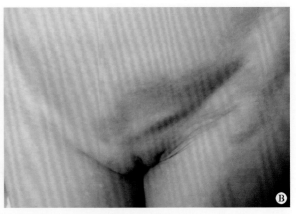

图 21-2　幼儿腹部离心性脂肪营养不良

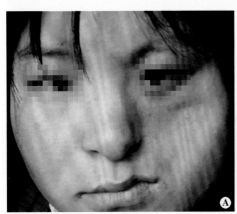
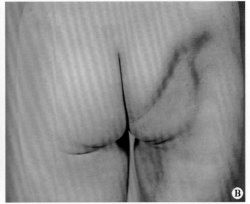

图 21-3　局限性脂肪萎缩

21.4　寒冷性脂膜炎（cold panniculitis）　本病Ⅰ型见于婴幼儿，在寒冷的作用下，如吸吮冰棍、冰块敷贴等可引起脂膜炎。Ⅱ型病人多见于青壮年，好发于两髋部，一种情况是女性在寒冷冬季穿着单薄的长裤，因严寒而发病；另一种情况是穿着紧身裤，在寒冷的冬季参加赛马而发病。本病表现为两髋部皮肤温度较低，局部出现紫红色斑块，进一步发展可形成溃疡，系由于严寒造成局部微循环障碍而发生冻疮。组织病理学检查为真皮、皮下脂肪有淋巴细胞、组织细胞和中性粒细胞浸润，有脂肪细胞坏死。治疗本病可予口服血管扩张剂，如硝苯地平、烟酸等，加穿厚衣服，注意保暖（图 21-4）。

21.5　复发性发热性结节性脂膜炎（relapsing febrile nodular panniculitis）　本病多见于儿童，也可见于成年人，发病率无性别差异。皮损为发于下肢和躯干部的红色皮下结节，大小差异甚大，直径从 0.5cm 到 10cm 不等，结节与皮肤粘连，不容易移动，可有触痛和自发痛，其特点是结节容易破溃，流出黄色油样液体，愈后留有萎缩、凹陷。皮损可反复发作，伴有发热，呈弛张热，持续 1 ～ 2 周后可自然退热。少数患者可因病变侵犯肠系膜或大网膜而发生腹痛、腹胀、包块等症状。组织病理学检查可见脂肪细胞变性、坏死，炎性细胞浸润，以中性粒细胞、淋巴细胞、少许嗜酸粒细胞为主，以出现吞噬大量脂质而形成的泡沫细胞为特点。本病可以应用抗生素、羟氯喹、氨苯砜或沙利度胺等治疗（图 21-5）。

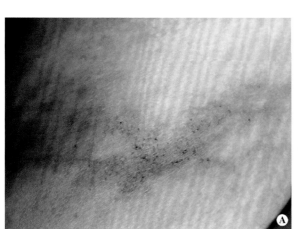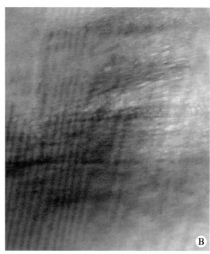

图 21-4 侧腹部寒冷性脂膜炎

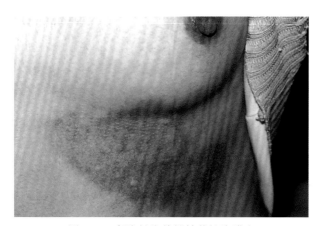

图 21-5 复发性发热性结节性脂膜炎

第二十二章　内分泌代谢营养性疾病
（endocrin、metabolic and nutritional diseases）

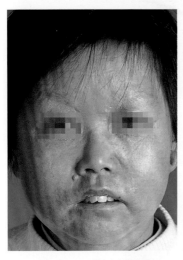

图 22-1　黏液性水肿

22.1　黏液性水肿（myxedema）　本病属于甲状腺功能减退症（hypothyroidism），甲状腺功能减退时会发生黏液性水肿。面部胖圆，状似"满月"，面色苍白、略带象牙色；面部黏液性水肿使面部表情"呆板"、"冷漠"、呈"假面具"样，皮肤无光泽，触摸时皮肤增厚、粗糙、干燥，皮温低，多鳞屑或角化；压迫面部为非可凹性水肿。患者基础代谢率、蛋白结合碘均降低。治疗本病为长期服用甲状腺素以维持体内甲状腺素的正常水平（图 22-1）。

22.2　胫前黏液性水肿（pretibial myxedema）　本病是经典的自身免疫性甲状腺病的三大症状之一，即胫前黏液性水肿、突眼症和甲状腺性杵状指，病人患有甲状腺功能亢进。本病多见于成年人，男性比女性多见。本病变好发于足、踝背面及双小腿伸侧，皮损为皮下黏液性水肿，表现为正常肤色下因黏液沉积而发生的黏液性水肿，黏液进行性地沉积，使双小腿伸侧发生大片黏液性水肿斑块，表面呈暗红色或褐色，凹凸不平，触之坚硬，压之不退，形态不整，皮肤表面毛孔扩大，呈橘皮状，或偶尔伴有多毛；皮损无自觉症状，同时可伴有突眼症或甲状腺肿大，常在治疗甲亢后发病。组织病理学检查为皮下黏蛋白沉积。口服药物治疗本皮损无效，采用复方倍他米松注射液和1%利多卡因等量混合于病损内注射，每月 1 次，能达到较为满意的效果（图 22-2）。

22.3　指（趾）端黏液囊肿（digital mucous cyst）　本病多见成年人，男性比女性多见，好发于指背或趾背近甲板处的皮下，为肤色半球形隆突的囊肿，其内容物为黏液，直径一般为 0.5 ~ 1.0cm。当黏液囊肿接近甲板时，可压迫甲母而形成与囊肿一样宽的甲板沟槽。本病变无自觉症状，偶尔碰撞可流出透明的黏液。因病变处皮肤紧张，手术切除不易切干净，故常复发；可用针穿刺进入囊腔，将注射口稍扩大，挤出黏液，在囊肿基底部注射等量的复方倍他米松注射液和2%利多卡因溶液 0.3 ~ 0.4ml，消毒封包一周后囊肿可治愈（图 22-3）。

22.4　结节性黄瘤（xanthoma tuberosum）　本病是黄瘤中为最常见的一型，好发于青年或成年人，发病率无性别差异。本病既好发于躯干，也可发于四肢，面部、肢端。皮损为大小不一、形态各异的黄色或橘黄色的结节、斑块或肿瘤，隆突于皮肤表面，无自觉症状。除发于皮肤外，也可发于咽喉等处，偶尔可引发窒息而死亡。病损陈旧后因

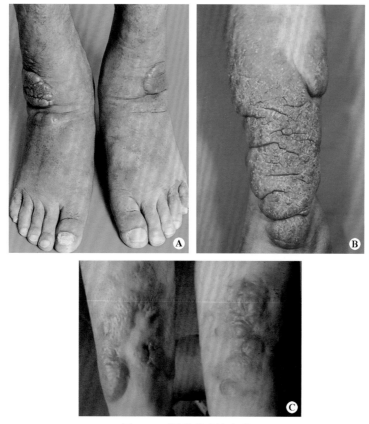

图 22-2 胫前黏液性水肿

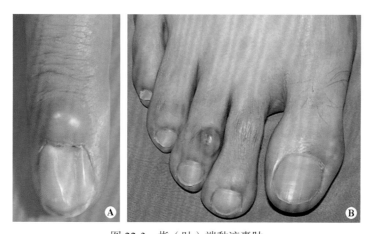

图 22-3 指（趾）端黏液囊肿

脂质被吸收而形成纤维化，患者可伴有高脂蛋白血症。组织病理学检查为大量泡沫组织，其中可见 Touton 多核巨细胞，胞内有大量的脂质。本病可予服用降脂药和烟酸（服药后脸红，为正常反应，不是副作用），以及维生素 E 或辛伐他丁等药治疗（图 22-4）。

22.5 睑黄瘤（xanthelasma） 本病多见于壮老年人，发病率无性别差异，好发于上、下眼睑内侧，以上眼睑更为常见。皮损开始在内侧眼睑处为芝麻粒大的黄色丘疹，稍稍隆起，呈扁平疣样，无痛无痒，可以发于单侧，也可发生于双侧；以后病变逐渐增大，皮

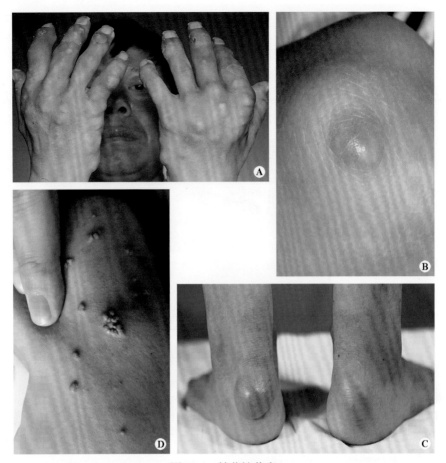

图 22-4　结节性黄瘤

损为光滑、扁平的黄色斑块。患者常患有高胆固醇血症，胆固醇高的患者睑黄瘤可以很大，偶尔也可发于下眼睑。过去治疗本病外用高浓度乳酸或氢氧化钾腐蚀，但愈后留有瘢痕；对眼睑较松弛者做上眼睑切除术将睑黄瘤切除；现在可用激光治疗，疗效较佳（图 22-5）。

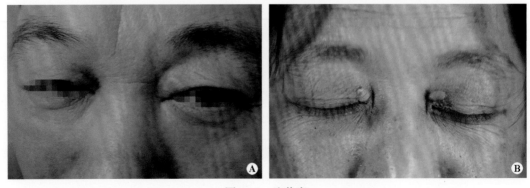

图 22-5　睑黄瘤

22.6　艾迪生病（Addison's diseases）　本病又名慢性肾上腺皮质功能减退症（chronic adrenocortical hypofunction），可因结核、自身免疫性疾病或肾上腺手术切除过多而引发，常见于 30～50 岁者，男性比女性多见。患者因肾上腺糖皮质激素减少而出现疲乏、无力、头晕、心慌、低血压、记忆力减退和性功能障碍等全身症状；全身皮肤黏膜有弥漫性色素沉着，呈青褐色、古铜色，皮肤与黏膜交界处色素沉着较为明显，口唇、口腔黏膜和舌也有色素沉着。实验室检查 24 小时尿 17- 羟皮质类固醇排出量减少、血浆中 17- 羟皮质类固醇也减少，基础代谢率降低，腹部 X 线平片可见肾上腺皮质部位有钙化点。本病患者应每日服用糖皮质激素制剂以补充体内激素的不足，中药可用右归饮对症治疗（图 22-6）。

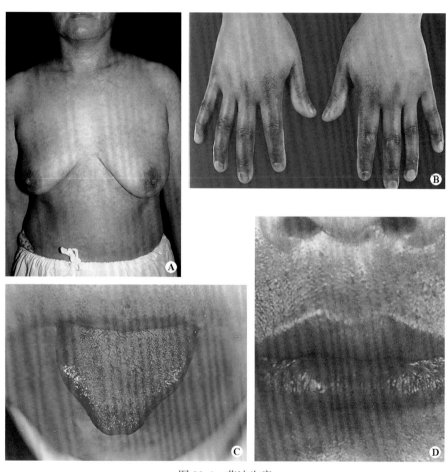

图 22-6　艾迪生病

22.7　库欣综合征（Cushing's syndrome）　　本病为肾上腺糖皮质激素分泌过多引起的一种综合征，是肾上腺皮质肿瘤引起的，但临床上更多见的是长期大剂量使用糖皮质激素治疗疾病而发生的药物性库欣综合征。患者表现有向心性肥胖、满月脸、球状腹、水牛肩，而四肢纤细，大皱褶处有较多的菱缩纹，面部和胸部皮肤有激素引起的痤疮样表现，因皮肤菲薄、免疫功能低下而易继发细菌、病毒和真菌感染，可伴有多汗症、糖尿病、性功能丧失及精神异常。血浆中 17- 羟皮质类固醇和 24 小时尿 17- 羟皮质类胆固醇显著增高。X 线检查有骨质疏松，患者很容易发生骨折，多为肋骨病理性骨折。治疗本病应针对病因，切除或放射治疗肾上腺皮质肿瘤、减少激素的用量，必要时可应用双吡啶异丙酮治疗（图 22-7）。

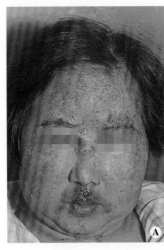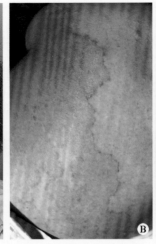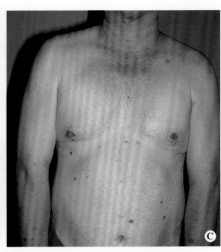

图 22-7　库欣综合征

22.8　黑棘皮病（acanthosis nigricans，AN）　黑棘皮症是皮肤棘层肥厚、表皮粗糙，呈类似于棘皮动物（echinoderm）的皮肤，简单地描述是类似于天鹅绒样，通常将黑棘皮病分为 4 型：①良性黑棘皮病（binign AN），多见于儿童和青年，颈、腋和腹股沟处有淡黑色棘皮病改变；②肥胖型室棘皮病（AN with obesity），青少年肥胖症患者在皮肤大皱褶处有黑棘皮病的体征，常被误认为没有洗干净；③症状性室棘皮病（symptomatic AN），有些内分泌障碍性疾病可发生黑棘皮病，如多囊卵巢综合征（PCOS）、糖尿病、雄激素过多症等；④恶性室棘皮病（malignant AN），发生胃癌、食管癌、肠癌等，皮肤可出现严重的黑棘皮病，面部、腋下、躯干、肛门、腹股沟，包括两手掌均可发生色泽较深、表面非常粗糙的黑棘皮病。棘皮是由于表皮棘层肥厚呈明显高起的乳头瘤状所导致；黑色是棘层肥厚、不透光所致，而不是黑素增加。本病应针对病因进行治疗，控制饮食、减肥，手术切除恶性肿瘤（图 22-8）。

22.9　原发性系统性淀粉样变（primary systemic amyloidosis）　本病的病因不明，属于恶性浆细胞疾病，表现全身多脏器发生淀粉样变性，病程呈进行性，无有效治疗方法，多见于壮老年，发病率无性别差异，男性略多见；本病呈隐袭性发病，先有疲乏、体重下降、淀粉样物质沉积于声带而使声音嘶哑，淀粉样物质沉积于舌部而形成巨舌症，舌边缘可见明显齿压痕；淀粉样物质沉积于肺脏而致呼吸困难，沉积于肝脏和脾脏可使肝、脾肿大，沉积于肾脏可出现血尿、蛋白尿，沉积于心脏可使心律失常、心脏明显肿大，沉积于皮肤则发生典型的皮肤淀粉样变表现，皮损有蜡样光泽，皮损面积大，并因血管脆性增加可有出血性瘀斑。本病病情呈缓慢进展，患者可因多脏器衰竭而死亡。本病目前尚无有效治疗方法，只能对症治疗（图 22-9）。

22.10　继发性系统性淀粉样变（secondary systemic amyloidosis）　本病继发于多发性骨髓瘤、某些慢性消耗性疾病如类风湿关节炎、自身免疫性结缔组织病等，多见于成年人，男性比女性多见，其淀粉样蛋白除沉积于皮肤外，也可见于肾、肝、脾、消化道、肾上腺等器官，面部、躯干和四肢有典型的淀粉样变皮损，所受累的脏器多有相应的临床症状，也有舌肥大。本病变的皮肤呈广泛性淀粉样变改变，可伴有皮下出血，伴发多发性骨髓瘤时，血清蛋白出现 M 峰，尿中可见本周蛋白；其病情和病程与系统性疾病的改善或恶化相一致，如果多发性骨髓瘤获临床治愈，全身系统性淀粉样变皮损也可改善。本病的治疗应以治疗原发病为主，皮肤损害只做对症治疗（图 22-10）。

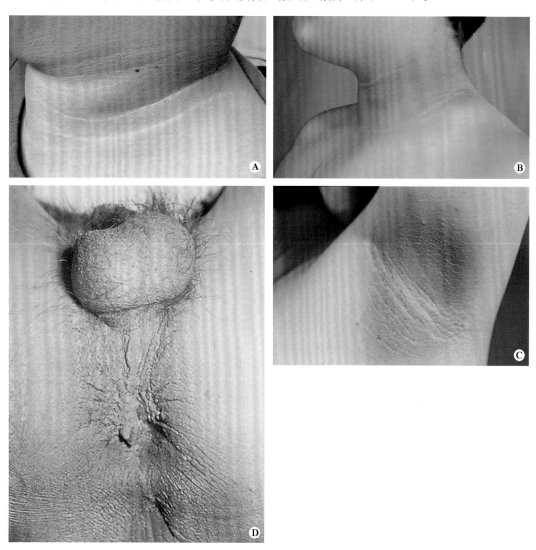

图 22-8　黑棘皮病

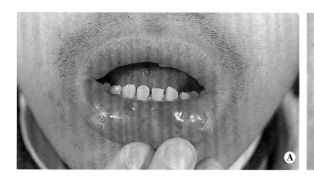

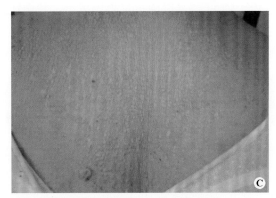

图 22-9　原发性系统性淀粉样变

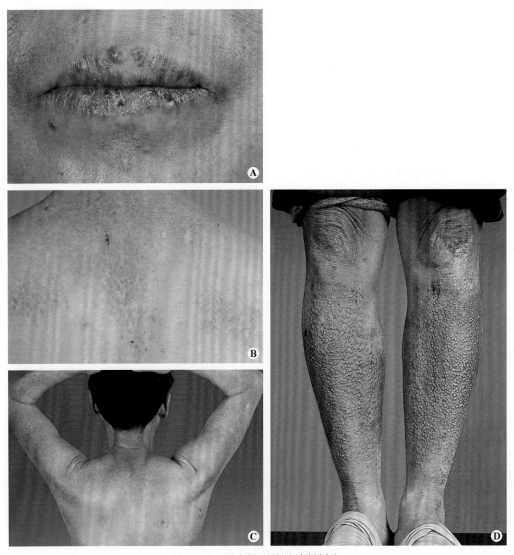

图 22-10　继发性系统性淀粉样变

22.11　斑状淀粉样变（macular amyloidosis）　本病多见于中年人，女性比男性多见，好发于肩胛部位，也可发生于四肢伸侧，皮损初期仅为表浅的紫红色小斑疹，呈线条状分布，以后皮损缓慢地加重，表现为典型的淀粉样变丘疹。因为皮损有瘙痒，患者搔抓后使皮损隆起、增大，表面可有角化，呈暗红色斑片状，边界相对清晰；本病呈慢性进行性病程。临床上只要看到典型的淀粉蛋白样沉积的皮损，就可考虑淀粉样变的诊断。组织病理学检查见真皮乳头处有淀粉样蛋白沉积。本病可外用氟氧可的松硬膏等治疗（图 22-11）。

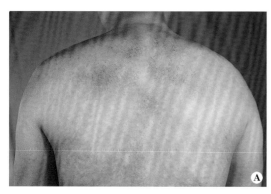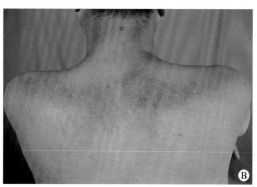

图 22-11　斑状淀粉样变

22.12　淀粉样变性苔藓（lichen amyloidosis）　本病为临床上较多见的一型，多见于壮老年，男性明显多见，好发于双小腿伸侧，也可见于双大腿，对称性分布，皮损开始为皮肤表面有针尖大暗红色斑点，条状分布，一般沿小腿长轴走行，有自觉瘙痒，故患者经常挠抓，使皮损逐渐增多、增厚，呈现典型的苔藓样改变。笔者发现在小腿伸侧静脉上方的皮肤无淀粉样蛋白沉积，很有特点。皮损因角化、抓痕而使表面呈污秽状。本病呈慢性进行性病程，对多种全身性药物的治疗无效，只有外用糖皮质激素封包治疗有效，但长期应用会发生皮肤萎缩（图 22-12）。

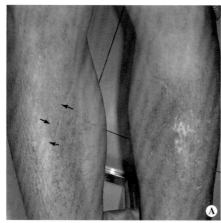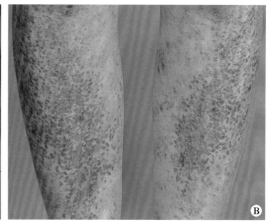

图 22-12　淀粉样变性苔藓

箭头所指静脉走行处无皮损

22.13　痛风（gout）　本病为进食过多的动物内脏、海鲜和高营养食物，使尿酸在体内蓄积而发病，体内尿酸超过正常范围时，尿酸盐就会沉积在皮下，多见于壮老年，男性比女性多见，好发于四肢大、小关节背部。本病首发症状为患者于夜间因双足第一趾的趾跖关节疼痛而醒，见局部红肿、疼痛，以后逐渐累及各大小关节；尿酸盐沉积在关节处，堆积成块，突起于皮肤表面，破坏骨骼；尿酸盐沉积处的皮肤又红又肿，高于皮肤表面，若堆积过多，可以穿破皮肤而排出白垩色结石。尿酸盐可破坏骨骼，使患者昼夜均有疼痛。血液中尿酸超出正常水平即可确诊本病。预防本病应让患者戒酒、进食清淡食物并少吃动物内脏及海鲜。治疗本病可予口服秋水仙碱、别嘌醇或丙磺舒等（图 22-13）。

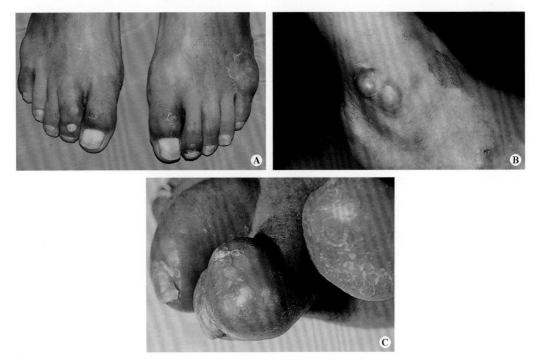

图 22-13　痛风

22.14　糖尿病性坏疽（diabetic gangrene）　糖尿病患者因皮肤含糖量增高、末梢血管供血不足，使皮肤营养缺乏；加上病人患有末梢神经炎而感觉减退，足部皮肤常容易受到伤害，40 岁以上的糖尿病患者易发生糖尿病性坏疽，尤其好发于足跟部，也可发于足跖部，一般可见钱币大小的圆形坏死性溃疡，有清晰的凿缘，由于患者有末梢神经炎，其温觉和痛觉丧失，故无疼痛感，走路时压迫、挤压坏死组织，致使足部溃疡持续性扩大、加重；这种溃疡也称为神经性足溃疡。治疗本病应控制糖尿病，降低血糖水平，同时对症处理，更要加强保护足部皮肤（图 22-14）。

22.15　类脂质渐进性坏死（necrobiosis lipoidica）　本病既是独立性皮肤病，又是糖尿病的并发症，多见于成年糖尿病患者，男性比女性多见，好发于双小腿伸侧，皮损为直径数厘米大的圆形或椭圆形浸润性斑块，中央呈淡黄色，边缘呈紫红色，表面可有鳞屑，也可有毛细血管扩张或坏死。由于糖尿病加重又未经正规治疗，致使皮损显著增大，可沿着小腿长轴扩大至 10 余厘米，呈长条状斑块。本病无自觉症状，呈慢性病程。有的病人不伴有糖尿病，即为非糖尿病性类脂质渐进性坏死。组织病理学检查为栅栏状渐进性坏死性肉芽肿的改变。治疗本病主要是控制糖尿病，改善神经炎的病情，患者可以服用羟氯喹、双嘧达莫或阿司匹林治疗，向病损内注射糖皮质激素也有效，但可使皮肤萎缩（图22-15）。

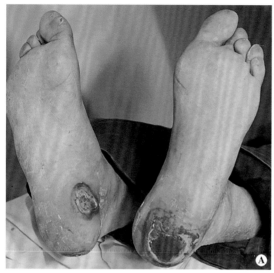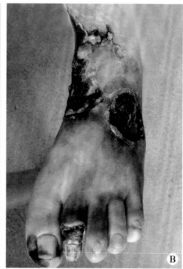

图 22-14　糖尿病性坏疽

A.足跟部糖尿病性坏死；B.第二趾糖尿病性溃疡

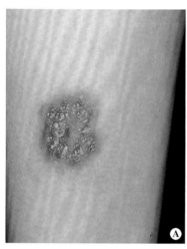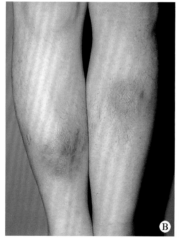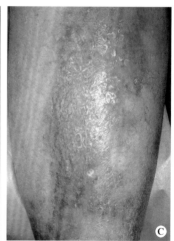

图 22-15　类脂质渐进性坏死

22.16　硬肿病（scleredema） 本病原名为成人硬肿病（adult scleredema），因为儿童中也常有发病，故改称为硬肿病，主要见于成年人，也可见于儿童，女性比男性多见；有的患者有感染史，少数患者患有糖尿病。本病好发于肩背部和面部，表现为后颈部、肩背部大面积皮肤紧绷、肿胀、隆起，皮肤僵硬；面部弥漫性肿胀，皮肤紧绷，面无表情；皮肤甚厚，不能捏起，压之无压痕，触之如木板样硬度。本病无自觉症状，由于肩背皮肤发硬，影响患者头部扭转，故其常以转身代替扭头。组织病理学检查见真皮胶原纤维比正常粗 4 ～ 8 倍。治疗本病可予服用维生素 E、环孢素或糖皮质激素，可有一定的效果（图 22-16）。

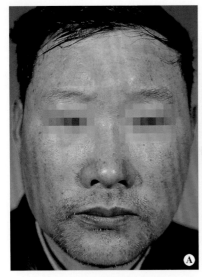
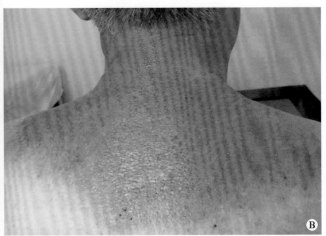

图 22-16　硬肿病

22.17　皮肤钙沉着症（calcinosis cutis）　钙代谢紊乱时可沉积于皮肤而发生钙沉着症，统称为特发性钙沉着症（idiopathic calcinosis）。本病可分为全身性钙沉着症、局限性钙沉着症、耳郭钙沉着症、肿瘤性钙沉着症、特发性阴囊钙沉着症和粟粒样特发性皮肤钙沉着症等，虽然临床类型不同，但本质相同，只是钙盐沉积在皮肤处。当钙磷代谢障碍，体内血钙浓度过高时，会发生钙盐沉积在皮下，因钙盐比较硬，沉积在皮下组织则可形成钙盐结节或斑块，触之甚硬。皮损发生破溃时，可排出白垩色钙盐。特发性阴囊钙沉着症则表现为阴囊上有多发性皮下硬结，个别皮损破溃后显露出白垩色钙盐。由于钙盐对皮肤是异物，所以会发生破溃而将其排出，破溃处皮肤不易愈合，常发生感染。预防本病应尽可能少用钙剂治疗皮肤病，治疗本病可以服用华法林、地尔硫䓬等（图 22-17）。

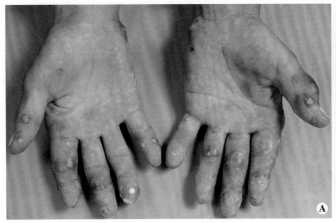
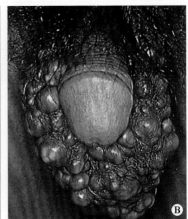

图 22-17　皮肤钙沉着症

22.18　维生素 A 缺乏症（avitaminosis A）　本病于 1930 年由胡传揆教授和 Frazier 教授首先报道，并命名为蟾皮病（phrynoderma）。维生素 A 缺乏症常发生在较长时间内吃不到富含维生素 A 食物的时期，如战争或远航时，多见于成年人，男性比女性多见。本病的首发症状是夜盲症，夜间视力模糊，角膜外侧有 Bitot 斑；其次是全身皮肤尤其是伸侧有较多的毛囊角化棘刺状丘疹，皮肤干燥、粗糙，毛囊口角化呈刺状，触之棘手，尤似蟾蜍的皮肤，可伴有毛发干燥、无光泽、易脱落，甲板变厚、变脆，表面呈点状凹陷。患者血中维生素 A 低于正常水平（0.35μmol/L）。治疗本病应予口服维生素 A 丸，眼内滴入人工眼液，皮肤可外用 10% 尿素软膏（图 22-18）。

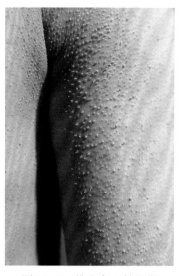

图 22-18　维生素 A 缺乏症

22.19　维生素 B₂ 缺乏症（ariboflavinosis）　维生素 B₂ 即核黄素，是水溶性维生素，多种食物中均含有维生素 B₂，食物中长期缺乏蔬菜、水果时可发病；也可因先切菜后再洗菜或菜的烹饪时间过长、煮饭过程中加入碱等错误的食品加工方法，破坏维生素 B₂ 而发病，多见于成年人和青壮年，男性比女性多见。本病表现为舌炎、唇炎，舌面潮红，或呈紫红色，口唇潮红，可层层脱皮，还会发生口角炎；同时还有阴囊炎的症状，即阴囊处皮肤潮红、丘疹，渗出，结淡黄色、污秽色痂，并有自觉瘙痒，阴囊两侧皮损明显，而中缝处无皮损；头皮、阴阜部毛发处有小的毛囊炎，常反复发作。本病一般为集体食堂单位的人发病。口服维生素 B₂ 20mg，每日 3 次，外用弱效糖皮质激素霜可很快治愈（图 22-19）。

22.20　坏血病（scurvy）　即维生素 C 缺乏症，因维生素 C 缺乏时皮肤会出现出血斑，故称为坏血症。维生素 C 在水果和蔬菜中广泛存在，遇灾难、战争时常会发生维生素 C 缺乏，多见于成年人，男性比女性多见。患者有倦怠、精神不振等症状，皮损表现为毛囊口扩大和角化，使皮肤粗糙，主要症状为皮肤有斑片状出血，压之不退色，齿龈红肿、糜烂，患者还可伴有贫血，其维生素 C 的血液浓度降低（低于 23～35μmol/L）、毛细血管脆性增加。给予口服维生素 C 300mg，每日 3 次，辅以对症治疗，很容易恢复（图 22-20）。

22.21　糙皮病（pellagra）　本病又称为烟酸缺乏症（niacin deficiency），临床上看到的糙皮病患者大部分为酗酒者，一日三餐以酒代饭，吃主食（米饭）等很少，吃的多是下酒菜，长年如此即发生烟酸缺乏。本病多见于壮老年人，男性多见。本病有三大主征，即"三 D"症状：皮炎（dermatitis）、腹泻（diarrhea）和痴呆（dementia）。皮炎表现为光敏感性皮炎，好发于日光照晒的裸露部位，如面、颈、前胸、后背、双上肢、双小腿和足背，皮损为边界清晰的红斑、水疱、糜烂、结痂，以四肢伸侧为多，可以发生大疱，双侧对称性分布。腹泻是由于烟酸缺乏，小肠绒毛萎缩，不能吸收营养物质所致，每日腹泻 3～4 次，反复的腹泻又会加重营养缺乏。痴呆是由于烟酸缺乏导致脑组织萎缩，可出现一系列神经衰弱症状，最后发生痴呆。测定患者尿和血中烟酸、烟酰胺均低于正常水平。治疗本病包括让患者戒酒，每日三餐应吃主食，口服烟酸 10mg，每日 3 次（可以发生一过性潮红、充血，是药物的正常反应）；也可每日口服烟酰胺 300mg，潮红等副作用较小，同时可辅以对症治疗（图 22-21）。

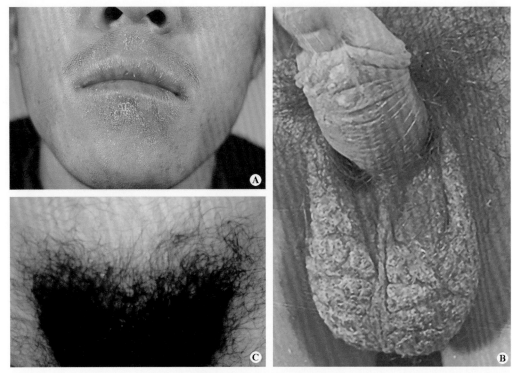

图 22-19　维生素 B₂ 缺乏症

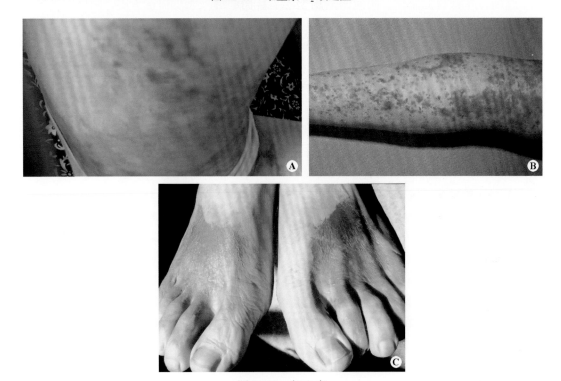

图 22-20　坏血病

A.腹壁瘀斑；B.小腿部瘀斑；C.足背瘀斑

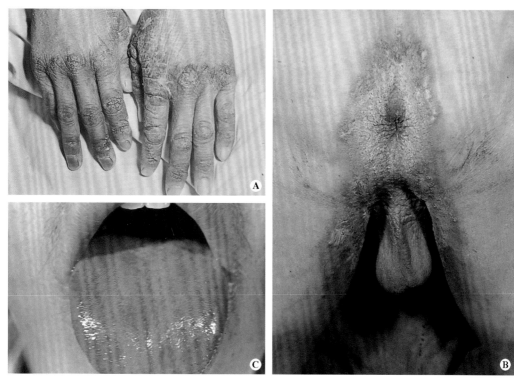

图 22-21　糙皮病

22.22　锌缺乏症（zinc deficiency）　以下原因均可致本病：①肠道外供营养；②摄入锌量少于排出量；③嗜酒者每日三餐以酒代饭；④因肠道疾病反复腹泻，锌的排出量过多；⑤精神性厌食；⑥重病或大手术时对锌的需求量增高；⑦某些地区发生地域性缺锌。本病多见于壮年和老年人，男性比女性多见，皮损在面部呈浅表性皮炎，有面部潮红、浅糜烂面及表皮剥脱，以口周为重。躯干部、腹股沟及皱褶处可有红斑、干燥、鳞屑，伴有渗出、结痂；也可发生口角炎或舌炎，还可累及指甲使甲呈营养不良状。患者血清锌明显低于正常。治疗本病可给予口服硫酸锌，按每日 1 ~ 3mg/kg 计算；同时可外用弱效糖皮质激素（图 22-22）。

22.23　胡萝卜素血症（carotenemia）　本病是在短时间内食用大量含胡萝卜素的食物，使胡萝卜素沉积于皮肤而呈黄染所致，如进食过多的胡萝卜、橘子、南瓜等，即可发生胡萝卜素血症。在产橘地区橘子丰收时，人在短时间内进食大量的橘子，可使手掌和足跖皮肤发黄，严重者面部皮肤也可发黄，常被误认为是肝脏病的黄疸。临床表现为双手掌和足跖皮肤呈橘黄色，巩膜无黄染，结合短时间内进食大量橘子的历史，即可诊断。发现本症时应告知患者病因，不需治疗，胡萝卜素经过代谢会从尿中排除，黄色即可自行消退（图 22-23）。

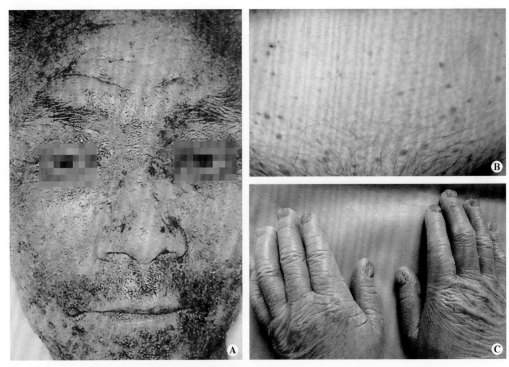

图 22-22 锌缺乏症

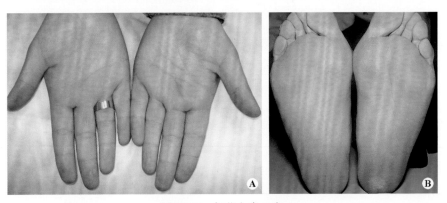

图 22-23 胡萝卜素血症

22.24 肠病性肢端性皮炎（acrodermatitis enteropathica） 本病属于常染色体隐性遗传病，主要因患儿对锌吸收不良而发病，多发于婴幼儿，发病率无性别差异。肢端皮炎发于双手、双足和口周，皮损为炎症性红斑，其上有水疱和脓疱，可融合成大疱，疱破后形成大片糜烂，随之结痂、有鳞屑；皮损边缘处可有水疱、脓疱和结痂。患儿有腹泻，呈水样便或泡沫便，腹泻越严重，皮损越加重；患儿头部毛发逐渐稀少，眉毛和睫毛也会脱落。本病的防治为婴儿应接受母乳喂养，口服二碘羟基喹啉有效，同时可服用锌制剂，如葡萄糖酸锌、硫酸锌等；若效果不好，可给予氯化锌静脉滴注治疗，局部可外用收敛剂，如 1% 鞣酸溶液、0.3% 醋酸铅溶液等（图 22-24）。

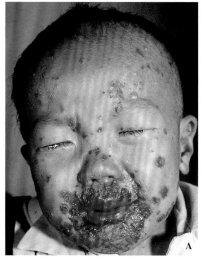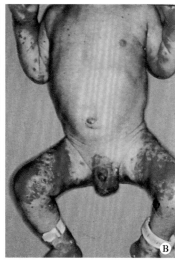

图 22-24　肠病性肢端性皮炎

22.25　糖尿病性大疱（bullosis diabeticorum）

本病于 1967 年由 Cantwell 和 Martz 首先报道，其发病机制是糖尿病导致的微血管病变而发生的大疱，多发于成年人和老年人，发病率无性别差异。大疱发于双足部，为直径 1 ～ 2cm 的无菌性单房性大疱，疱壁紧张，疱液清晰、较黏稠，大疱四周稍有潮红，大疱尤其好发于足后跟受鞋挤压之处，病人长期患有糖尿病，而且多伴有糖尿病性神经炎。组织病理学检查无特异性。治疗本病应以积极治疗糖尿病为主，对大疱可予抽疱液、包扎，注意防止感染（图 22-25）。

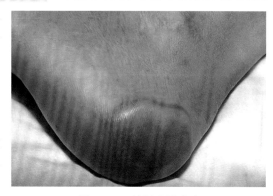

图 22-25　糖尿病性大疱

第二十三章　角化性皮肤病
（keratotic dermatoses）

23.1　毛囊角化症（keratosis follicularis）　本病于 1889 年由 Darier 首先报道，故又称 Darier 病。本病系常染色体显性遗传性皮肤病，多从青春期开始发病，发病率无性别差异，好发于头部、面部、躯干、四肢，为对称性广泛性发疹。皮损为毛囊角化性丘疹，可互相融合成大片。在皮脂溢出部位除毛囊角化性丘疹外，还有众多的皮脂溢出，呈污褐色，有的呈孤立性脂溢性角化斑片；位于不透气的部位的大面积油腻性斑片皮损会发出臭味。本病呈慢性进行病程。组织病理有特异性：基底层上棘层松解，形成基底层上裂隙和隐窝，有角化不良细胞和谷粒细胞。本病无有效治疗方法，口服维 A 酸类制剂有效，但不能根治，停药后仍会复发（图 23-1）。

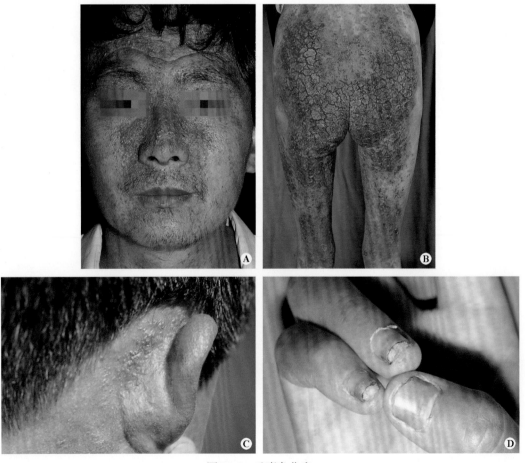

图 23-1　毛囊角化症

23.2　汗孔角化症(porokeratosis)　本病属于常染色体显性遗传性皮肤病,有家族史。1893 年首先由 Mibelli 报道,故也称 Mibelli 病。皮损既可发于裸露部位,也可发于遮盖部位。为圈环形角化性斑片,边缘处呈堤状隆起,触摸有棘刺样感。汗孔角化症有许多临床亚型,但万变不离其宗,都具有相同的特征性皮损。皮损直径从数毫米到 10 余厘米,皮损形态相同,大小不同,角化厚度不同。孤立性汗孔角化症具有典型的汗孔角化症皮损;浅表播散性汗孔角化症的皮损广泛、散在发生;单侧线状型汗孔角化症的皮损为单侧分布,呈线状排列;播散性浅表性光线性汗孔角化症的发病年龄大,皮损好发于阳光照晒部位,皮损较为浅表;疣状斑块型汗孔角化症好发于受摩擦部位,具有高度疣状角化,但边缘仍有堤状隆起的角化嵴;融合大斑片型汗孔角化症多见于老年人,病期久长使皮损互相融合形成大斑片状。少数情况下汗孔角化症的皮损呈列序状排列。组织病理学具有特征性,周围为角化过度,中央为呈圆锥形板层。本病无有效的治疗方法,口服维 A 酸制剂能减轻病变,停药后又复发;对孤立性汗孔角化症可用 5% 氟尿嘧啶软膏封包（图 23-2 ）。

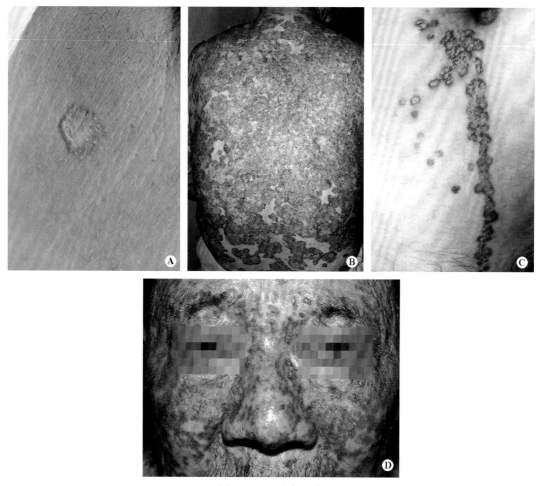

图 23-2　汗孔角化症

23.3　掌跖角化症(palmoplanter keratoderma)　本病属于常染色体显性遗传皮肤病,多见于儿童和成年人,女性比男性多见。皮损仅发于手掌和足跖,可见双手掌、双足跖皮肤角化、肥厚，在指趾间有明显裂纹；多数病人伴发多汗症，足部多汗症常伴有臭汗症。患者的病情轻重不一，重者角化肥厚较明显。本病在治疗上非常困难，用 40% 尿素软膏封包可使角化肥厚减轻，但不久病损又恢复原状；口服维 A 酸制剂也有效，但不能根治（图 23-3）。

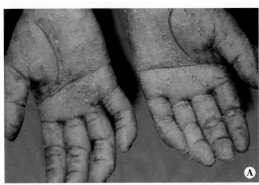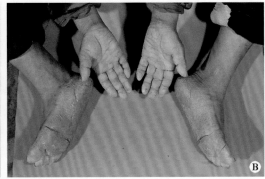

图 23-3　掌跖角化症

23.4　点状掌跖角化症（keratoderma punctate palmoplantar）　本病又称掌跖播散性角皮症（keratoderma disseminate palmare et plantare），属于常染色体显性遗传皮肤病，常有家族史，多见于青壮年，发病率无性别差异。皮损仅限于手掌、足跖，两侧呈对称性分布。皮损在双手掌、双足跖为芝麻大的角化性丘疹，可融合成斑片状角化，表面上有一颗颗的圆形角化小珠；有的皮损角化肥厚明显，表面仍可看到角化小珠，剥掉角化小珠后下面呈现火山口样凹坑。本病虽无自觉症状，但病人精神负担很重，影响其社会活动。本病的治疗同掌跖角化症（图 23-4）。

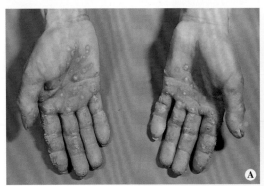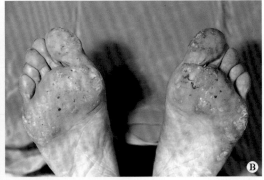

图 23-4　点状掌跖角化症

23.5　残毁性掌跖角化症（mutilating palmoplantar keratoderma）　本病又称残毁性遗传性角化症（keratoderma hereditaria mutilans），属于常染色体显性遗传病，自幼儿期开始发病，女性比男性多见，仅发于双手掌、双足跖，皮肤高度角化、肥厚，有的皮损呈疣赘状，有的呈大斑片状，有的呈半球形疣状角化；有的足趾高度角化，偶尔因感染而发生自身截趾，有的足趾正处于自身截趾状态，病人因此行走艰难而致残。本病患者可以伴发鱼鳞病、指节垫或瘢痕性脱发，生活质量差。服用阿维 A 治疗有效，但仅能改善症状，不能根治（图 23-5）。

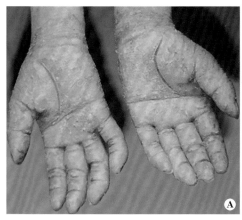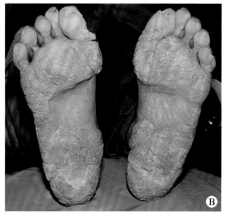

图 23-5　残毁性掌跖角化症

23.6　疣状肢端角化症（acrokeratosis verruciformis）　本病于 1931 年由 Hopf 首先报道，属于常染色体显性遗传病，多见于青壮年，发病率无性别差异。皮损除可发生于手掌、足跖外，也可发于小腿或前臂。皮损为多发性角化过度性扁平疣状丘疹，呈暗红褐色或正常肤色，常密集成群，皮损摩擦后可发生水疱。不少患者的皮损似寻常疣，皮损呈逐渐增多的极慢性经过，偶尔可发生癌变。本病无有效治疗方法，口服或外用维 A 酸会有些效果，也可试用 5% 氟尿嘧啶软膏（图 23-6）。

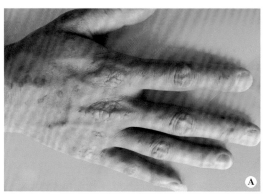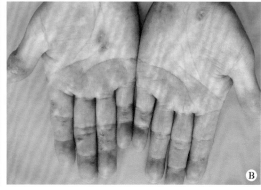

图 23-6　疣状肢端角化症

23.7　剥脱性角质松解症（keratolysis exfoliativa）　本病又称为层板状出汗不良（dyshidrosis lamellesa），多见于青壮年，发病率无性别差异，好发于双手掌，偶尔发于足跖。每于春、秋季发病，双手掌开始为潮红小斑点，以后开始脱皮，剥脱的角质层有翘起的角质物，将其撕剥后使脱皮面积增大，角质层变薄。在发病时可见汗珠冒出，大约经过一个季节方能自愈，恢复正常皮肤，半年后又复发。角质剥脱明显处可见到嫩红色皮肤（即表皮角质层甚少）。本病根据临床表现即可确诊。本病的治疗为口服维生素，局部外用 5% 水杨酸软膏，应告诫病人不要撕剥角质物（图 23-7）。

23.8　小棘苔藓（lichen spinulosus）　本病又称为棘状角化病（keratosis spinulosa）。多见于青少年，男性比女性多见，好发于躯干或四肢。皮损为毛囊口处有细小的棘刺状角化，表面呈角化小点，亦可散在分布，但多数情况下为集簇性分布，用手触摸有似锉刀

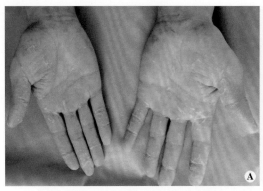
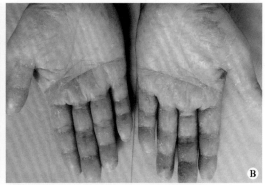

图 23-7　剥脱性角质松解症

样感。本病呈慢性经过，冬季加重，夏季减轻，无自觉症状。本病可口服维生素 A，外用 5% 水杨酸软膏或用 0.01% 维 A 酸软膏治疗（图 23-8）。

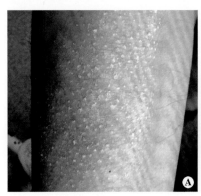
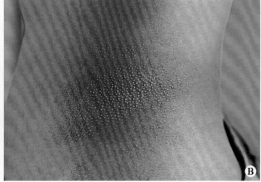

图 23-8　小棘苔藓

23.9　毛发苔藓（lichen pilaris）　本病又称毛周角化症（keratosis pilaris），发病与遗传或营养代谢有关，多见于青壮年，女性比男性多见。本病好发于面部、四肢伸侧，呈对称性分布。皮损为毛囊口角质栓堵塞导致的毛孔角化，呈暗红色、褐色或正常皮肤色，均匀地发生在毛囊口上故呈大斑片状，中央有小棘状突出于皮肤外，整个皮肤显得干燥，用手触摸似锉刀样感。年轻女性因局部皮肤不像其他处皮肤细腻、滋润，而像锉刀样那样粗糙，炎夏季节不敢穿短袖衫及短裤，给病人带来精神压力。本病秋、冬季加重，春、夏季减轻。治疗本病可口服维生素 A 或维 A 酸（不能同时用），外用 5% 水杨酸软膏、10% 尿素软膏或 0.01% 维 A 酸软膏。治疗期间皮损能减轻、好转，停药后仍可复发（图 23-9）。

23.10　鳞状毛囊角化症（keratosis follicularis squamosa）　本病于 1903 年由日本皮肤病学家土肥首先报道。本病多见于青壮年，男性比女性多见，好发于四肢伸侧、躯干部及腰背部，对称性分布。皮损为粟粒大至绿豆粒大的淡褐色角质性斑片，斑片的边缘稍稍翘起，而中央紧紧地黏附在皮肤上，中心有一个角质性栓，牢固地钉在毛囊口内。皮损可群集成大斑片状，一般均为多发，呈相对对称性分布，无自觉症状。秋、冬季皮损较明显，春、夏季皮损减轻。组织病理学为角化过度的毛囊口有角栓形成，其中可见毳毛被包裹。本病口服维生素等药物无效。外用5%水杨酸软膏、10%尿素软膏或0.01%维A酸软膏有效。治疗的关键问题是一定要把中央的角质栓清除掉，否则鳞屑会再现（图23-10）。

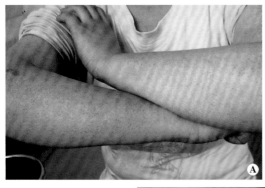
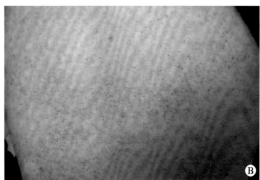
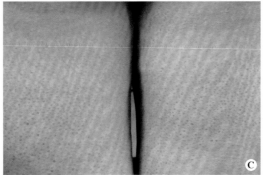

图 23-9 毛发苔藓

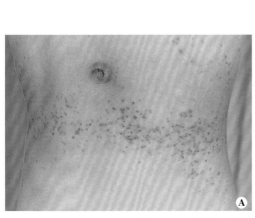
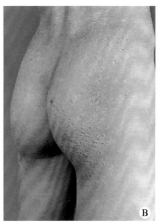

图 23-10 鳞状毛囊角化症

23.11 面颈部毛囊性红斑黑变病（erythromelanosis follicularis of the face and neck） 本病可能与遗传有关，亚洲地区发病率较高，多见于青壮年，男性比女性多见。皮损特征性地好发于两侧面颊部、下颌部及侧颈部，呈对称性分布。病变部位潮红、毛细血管扩张，其上有芝麻粒大小的褐色毛囊角化性丘疹，群集形成大片状，使局部皮肤干燥、粗糙、棘手。本病虽无自觉症状，患者仍积极要求治疗。组织病理见表皮角化过度，毛囊漏斗部有角栓形成。对本病的治疗可长期服用多维元素片，外用水杨酸、尿素或维A酸软膏，用20%～30% α- 羟酸（甘醇酸）换肤术也有效（图23-11）。

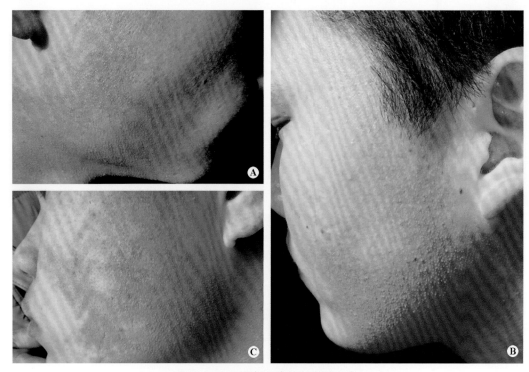

图 23-11　面颈部毛囊性红斑黑变病

23.12　砷剂角化症（keratosis arsenicals）　本病是由于体内砷的含量过多而引起的角化症。砷剂角化有两大原因，一是生活区的地下水砷含量超标，长期饮用含砷量高的生活用水则发生地区性砷剂角化症；二是长期应用砷剂治病，如中药雄黄等和西药三氯化二砷（亚砷酸注射液）治疗白血病等，使体内含砷量明显增加而发生本病。慢性砷中毒者可有神经衰弱症状，皮肤上呈现黑色或紫褐色斑片，手掌、足跖有角化过度的丘疹、结节，皮肤角化、肥厚，此外全身皮肤上也可有砷剂角化性斑块。发生在躯干上的皮损为"雨点"状色素沉着，可以继发 Bowen 病、基底细胞上皮瘤或鳞状细胞癌。测定患者的尿液、毛发、皮肤组织中含砷量均增高。治疗本病可采用排砷治疗，可用二巯基丙磺酸钠肌内注射或给予口服青霉胺治疗，局部可外用水杨酸、尿素或维A酸软膏（图23-12）。

23.13　进行性对称性红斑角皮病（symmetrical progressive erythroker-atodermia）
本病可能与遗传有关，在家族中有数人发病，多见于儿童或成年人，发病率无性别差异。首先出现的皮损是掌跖角化症，以后在双手背、足背、胫前、肘、膝等处，对称性地发生大片角化性红斑，浸润较厚，表面可有秕糠状鳞屑，此时容易被误诊为毛发红糠疹。本病最大的特点是病情呈慢性、进行性经过，但全身健康情况良好。组织病理学可见表皮角化过度、角化不全、棘层肥厚及真皮浅层炎症细胞浸润。治疗本病除可用维生素 A 外，也可用维 A 酸类药物治疗（两药不能同时应用）；可外用水杨酸、尿素、维 A 酸软膏（图23-13）。

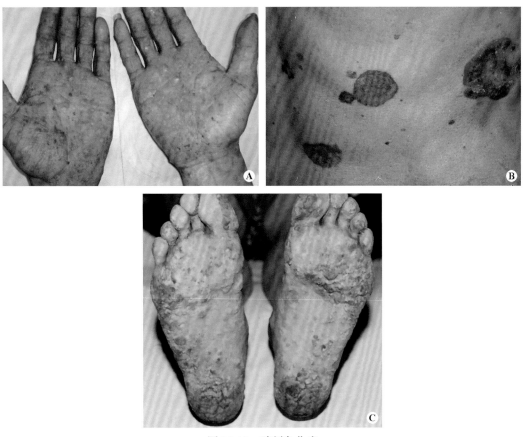

图 23-12　砷剂角化症

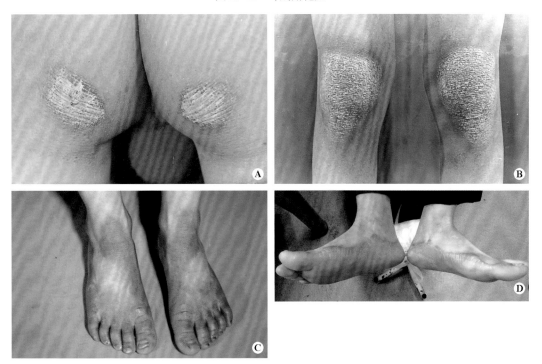

图 23-13　进行性对称性红斑角皮病

23.14　乳头乳晕角化过度症（hyperkeratosis of the nipple and areola）　本病于1938年首先由Levy-Franckel报道，它可以是一种独立疾病，多见于青壮年，女性多见，男性也不少见。本病的皮损为两侧对称性发生，可以一侧稍重，一侧稍轻，可分为三种类型：①疣状痣发于乳头乳晕处，为疣状痣的一个组成部分；②重症鱼鳞病在乳头乳晕处形成的角化过度症；③独立型：全身皮肤均正常，只在乳头、乳晕上发生角化过度病变。本病表现为乳头、乳晕处高度角化，表面角质物堆积呈黑色，乳头、乳晕明显增大增高，外观污秽，两侧乳头、乳晕上角化过度之间的纹路走行不一，无自觉症状。组织病理学表现只是见角化过度、毛囊角栓、棘层肥厚呈乳头瘤样增生、基底层色素增加。治疗本病可服用维A酸制剂，外用水杨酸、尿素或维A酸软膏，治疗后可以恢复正常乳头、乳晕（图23-14）。

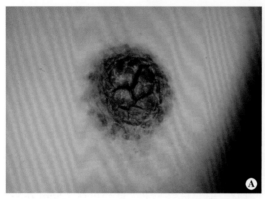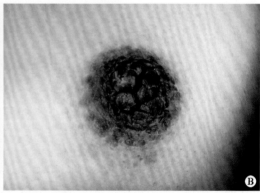

图 23-14　乳头乳晕角化过度症

23.15　进行性指掌角化病（keratodermia tylodes palmaris progressiva）　本病于1924年首先由土肥庆等报道，又称为干燥性掌部皮炎（dermatitis palmaris sicca）。在亚洲地区本病多见，多见于成年人，女性比男性多见，发病女性可能与妊娠有关。皮损仅发于指掌屈面、掌前部1/3处，双侧对称性发病，表现为局部干燥，呈淡红色，略带光泽，伴碎玻璃样浅表裂纹及少量角化性鳞屑；重者指端发绀，指关节略呈弯曲状，伸展动作稍困难。本病一般无自觉症状，少数病人可有轻度瘙痒，伴发皲裂时有疼痛，呈慢性进行性发展。治疗本病可以口服维生素A，外用水杨酸、尿素或维A酸软膏，见效较慢（图23-15）。

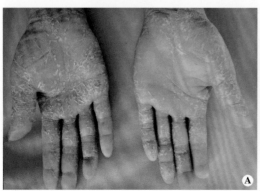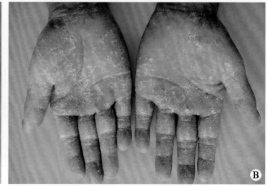

图 23-15　进行性指掌角皮病

23.16　痣样乳头乳晕角化过度症（nevoid hyperkeratosis of the nipple and areola）

本病多见于青壮年女性，发生于乳头及乳晕，可以单侧发生，也可以双侧发生。皮损为乳头及乳晕角化、肥厚及轻度色素增加，表面有丘疹互相融合成片，使乳头、乳晕隆突、高起，无自觉症状。组织病理学为正角化性角化过度、棘层肥厚、乳头瘤样增生及角栓形成。女性患者可能与接受激素治疗有关。本病可以外用维A酸制剂或卡泊三醇软膏治疗，也可以用激光治疗（图23-16）。

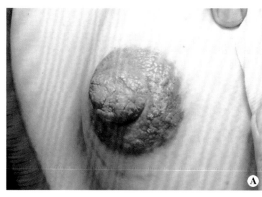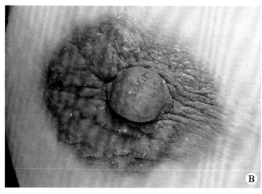

图 23-16　痣样乳头乳晕角化过度症

23.17　指节垫（knuckle pad）　本病又称为关节胼胝（tylositates articuli），多见于儿童、成年人，发病率无性别差异，可以有家族史，多发于双手第2～3指关节背面。皮损为扁平、盘状增生斑块，表面角化过度、粗糙，其下为纤维化，呈对称性分布，直径可达1.5cm左右，而纵向直径较小，无自觉症状。组织病理检查见表皮角化过度、轻度肥厚，有真皮结缔组织增生、胶原纤维变粗大。治疗本病外用0.05%维A酸软膏有效（图23-17）。

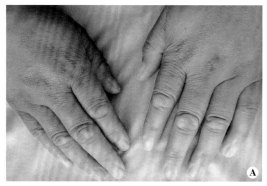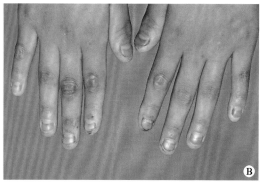

图 23-17　指节垫

第二十四章 色素性皮肤病
（disorders of pigmentation）

24.1　雀斑（freckles）　本病属于常染色体显性遗传病，与阳光照射有关，欧美国家发病较高，亚洲国家发病率较低，多见于儿童和青年，女性比男性多见。皮损好发于面部，尤其是鼻背和两面颊。皮损为针头到米粒大小的淡褐色或深褐色的色素性斑疹，呈圆形、卵圆形或不规则形，群集分布。皮损冬季减轻，夏季加重，无自觉症状，成年后可能消退。病人应注意避免阳光照晒，过去曾用液氮冷冻治疗；现在多用激光治疗，治疗时间短，效果好，很少有副作用，但费用稍高（图24-1）。

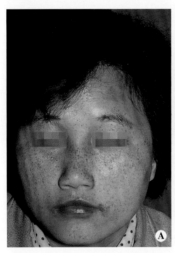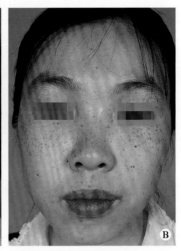

图 24-1　雀斑

24.2　黄褐斑（chloasma）　本病绝大多数发于女性，多见于 20 ～ 40 岁妇女，男性也可发病。妇女妊娠后于面部可发生黄褐斑，也称之为妊娠斑。慢性肝炎病人面部发生黄褐斑时称之为肝斑。黄褐斑发生于面中部、鼻背部、两面颊部、唇上部和下颌部，为对称性分布的褐色斑片，因形似蝴蝶状，也被称为蝴蝶斑。妇女服用避孕药或长期月经不调、量少、不规律时会发生黄褐斑，皮肤长期受阳光照晒也会发生黄褐斑，所以黄褐斑的患者在临床上很多见。本病无自觉症状，仅影响外貌。防治本病应注意防晒、口服维生素 E，可外用各种祛斑霜，如 4% 氢醌霜、20% 壬二酸霜等（图24-2）。

24.3　咖啡斑（café-au-lait spots）　本病是一种有特殊色调的色素斑，多见于儿童和青年，发病率无性别差异，好发于躯干部。皮损从花生粒到核桃大小不等，可以为 1 ～ 2 块或 10 余块不等，散在性分布于躯干或四肢近端，呈圆形或椭圆形咖啡色斑片，边界清楚，无自觉症状。咖啡斑是神经纤维瘤病的一个体征，也可以单独发病；如果 6 个以上的咖啡斑，直径超过 1.5cm 以上，即可诊断为神经纤维瘤病。本病的治疗同黄褐斑（图24-3）。

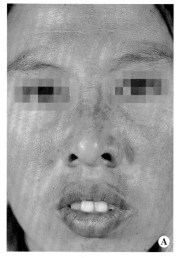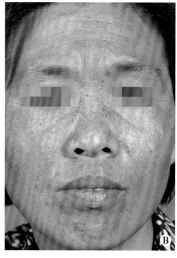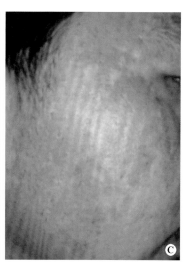

图 24-2　黄褐斑

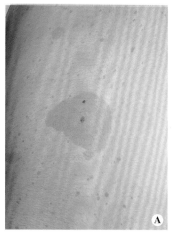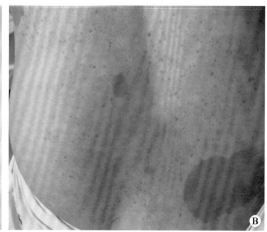

图 24-3　咖啡斑

24.4　蒙古斑（Mongolian spot）　本病更多见于东方人种，可能与遗传有关，亚洲人种多发，出生后即可在腰骶、臀部中间见有褐黑色或蓝黑色的大片色素性斑片，直径可达 12cm，一般为单发，也可为多发，呈圆形、椭圆形或不规则形，色泽一致。因在蒙古族孩子发生率更高，被认为是蒙古族人的特征，是强壮的象征。本病变一般于 2～3 岁后即可自行消退。组织病理学检查见真皮下三分之二处有圆形黑素细胞广泛地分布于胶原纤维束之间。蒙古斑不需要治疗，可自行消退（图 24-4）。

24.5　太田痣（Ota nevus）　本病于 1938 年由太田正雄首先报道，在亚洲地区发病率较高，可能与遗

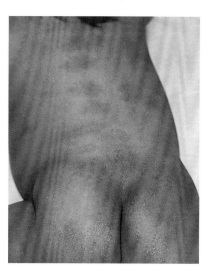

图 24-4　蒙古斑

传有关，多见于青少年，女性比男性多见。皮损好发于三叉神经第一、二支分布的部位，单侧发生，但也可见双侧发生。皮损为青褐、灰黑色色素沉着斑片，边界不清楚，有时也可累及巩膜，无任何自觉症状，但影响美观，给病人造成精神负担。本病用任何脱色素治疗均无效，因为这种树枝状色素细胞在真皮的浅层，皮肤磨削术和植皮术治疗会留下瘢痕。现在采用激光治疗可达到较佳的治疗效果（图 24-5）。

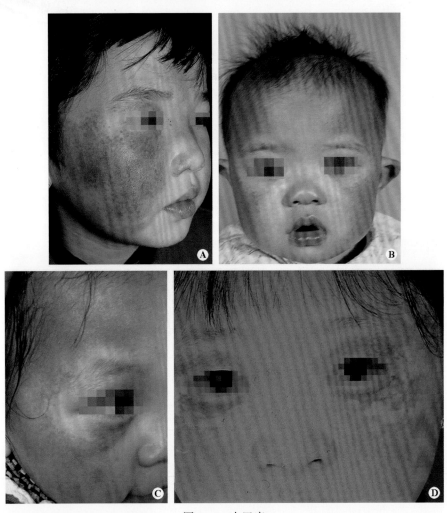

图 24-5　太田痣

24.6　遗传性对称性色素异常症（dyschromatosis symmetrica hereditaris）　　本病又称为 Dohi 网状肢端色素沉着症（reticulate acropigmentation），属于常染色体显性遗传病，临床上常可见直系家族成员同时就医。本病变多自婴儿期开始双手背、足背有散在色素性斑疹出现，随着增龄，皮损明显加重，但青春期后不再发展。双手背和足背有散在色素性斑疹，间有散在斑点状色素减退，黑白交织构成网状。除色素改变外，无萎缩情况。本病虽然无痛、痒，但影响社交，患者的精神压力较大。本病用任何药物治疗均无效，采用激光治疗可将色素增加性斑疹去除，但色素减退性斑疹仍存在。可采用遮盖法（covermark），如用 1：5000 高锰酸钾液涂在皮肤上，使皮肤颜色一致，起到遮盖作用；也可用二羟丙酮酒精遮盖（图 24-6）。

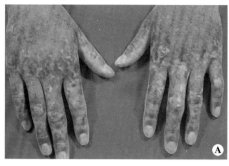
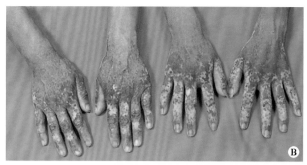

图 24-6　遗传性对称性色素异常症

母女同患此病

24.7　文身（tattoo）　　也称刺青，是指应用黑墨、银粉或朱砂等颜料刺入皮肤，形成永久存在于皮肤的图案或文字。一般多见于前臂、上肢或胸部等显眼的地方，图案千变万化。国内有文身者不允许参军，除非去除文身。少数病人文身后会发生异物性肉芽肿。现在多采用激光治疗去除文身，激光可以将真皮浅层的碳等色素颗粒击碎，通过吞噬细胞吞噬，从而达到治愈目的，而且不留瘢痕（图 24-7）。

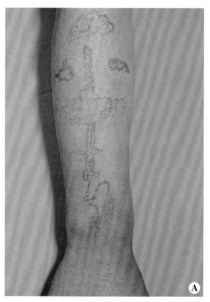
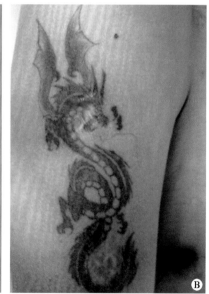

图 24-7　文身

24.8　里尔黑变病（Riehl's melanosis）　　本病于 1917 年由 Riehl 命名，也被称为"女子面部黑变病"。本病在很大程度上与外用劣质化妆品有关，由化妆品的光敏性和接触过敏性引起，主要见于青年、中年女性，仅发于面部，偶见于躯干部有色素沉着。病变为面部有灰褐色到青褐色的色素沉着，可以呈弥漫性大斑片状，也可以呈网状色素沉着，表面有秕糠状鳞屑，似撒胡椒粉状。本病呈慢性进行性病程，冬季减轻，夏季加重。患者为了掩盖色素沉着，加大化妆品的使用量，使病情加重。防治本病应使病人停用化妆品，避免日光照晒，并予口服大剂量维生素 C，外用各种增白剂，如 4% 的氢醌霜、曲酸、熊果苷和壬二酸等（图 24-8）。

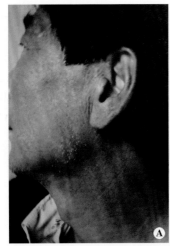
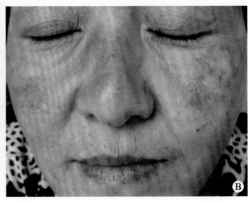

图 24-8　里尔黑变病

24.9　西瓦特皮肤异色症（Civatte poikiloderma）　本病又称为绝经期日光性皮炎（menopausal solar dermatitis），属于获得性光敏性或光毒性皮炎，与外用化妆品、阳光照晒和更年期相关，多见于绝经期前后的女性，也可见于男性，发于面部、颈部、上胸部或臂部，对称性分布。皮损为淡红褐色或青铜色斑疹或丘疹，间有毛细血管扩张，又有表浅的皮肤萎缩的淡白色斑点，构成皮肤异色症样改变，表现为不均匀的色素沉着斑、毛细血管扩张和表皮轻度萎缩。皮损不痒，随着增龄而病情加重。患者应注意防晒，外出时使用防晒霜，同时可口服大量维生素 C 或口服雌激素治疗（图 24-9）。

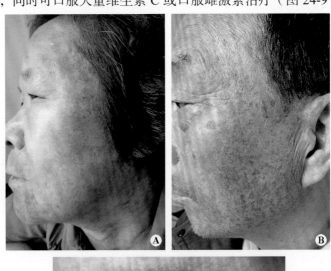
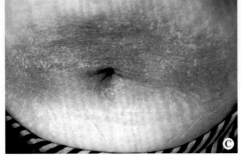

图 24-9　西瓦特皮肤异色症

24.10　多发性斑状黑变病（pigmentatio macularis multiplex）　本病病因不明，可能与肥大细胞有关，但未被证实；多见于 10～30 岁的人群，发病率无性别差异。皮损好发于躯干部，偶尔侵犯四肢近端，但不侵犯颜面部。皮损为指甲盖到钱币大小的圆形、椭圆形或不规则形的褐色、黑色斑片或斑点，表面无鳞屑，分布无规律，无自觉症状。组织病理学检查见表皮下和真皮浅层黑素颗粒明显增多，血管周围有少许淋巴细胞浸润。本病在治疗上尚无有效疗法，口服或静脉滴注维生素 C 有一定的疗效（图 24-10）。

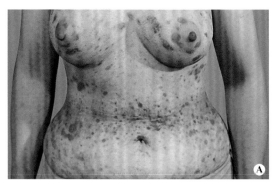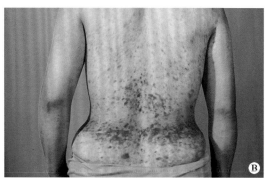

图 24-10　多发性斑状黑变病

24.11　中毒性黑变病（toxic melanosis）　本病又称为职业性黑变病（occupational melanosis）或焦油黑变病（tar melanosis），在长期接触焦油的工人中可发生此病，多见于男性（从事焦油检测工作的女性也可发病），多为 40～50 岁以上的壮年和老年人。本病变侵犯全身皮肤，表现为伴有苔藓样丘疹或水疱的浅黑色污秽的大片色素沉着，形态不规整；在色素沉着前可有皮肤瘙痒，也可无自觉症状；继续与焦油接触，皮肤色素沉着会逐渐加重、加深；脱离与焦油接触，色素沉着会慢慢地缓解、减轻。本病对全身健康没有影响，确诊后应调换工作，以避免接触焦油类物质。治疗本病可静脉滴入大剂量维生素 C，会有明显疗效（图 24-11）。

24.12　颧部褐青色斑痣（nevus fusco-caeruleus zygomaticus）　本病属于太田痣的一种异型，发病率较高，多见于青壮年，女性比男性多见。皮损发于颧骨部，也可累及眼睑和鼻翼部，为灰褐色、灰黑色到黑褐色的色素沉着斑，呈圆形、椭圆形或不规则形，色素斑边界相对清楚；数目可从 1 块到十余块不等，色素斑不突出于皮肤，多发者为双侧对称性分布；本病无自觉症状，呈慢性病程，不会自然消退。组织病理学检查见真皮上部、乳头部有细小的梭形黑素细胞聚集。本病的治疗同太田痣，以激光治疗效果为佳（图 24-12）。

24.13　家族性进行性色素沉着症（familial progressive hyperpigmentation）　本病于 1971 年由 Chernosk 首先报道，有家族史，国内也有报道。患者多为自幼发病，发病率无性别差异。本病变为全身皮肤包括手掌、足跖、口腔、外阴均有色素沉着，呈棕色或浅褐色色素沉着斑，密集、广泛地侵犯全身，间有小片正常皮肤，色素沉着面积大，正常皮肤面积小而少。本病于青春发育期后病情停止发展，皮损不再扩大，但全身泛发的色素沉着不会消退，无自觉症状，全身健康情况良好。组织病理学检查为基底层及表皮下黑素颗粒明显增多、增大。本病在治疗上难度较大，静脉滴注大剂量维生素 C 有一定的疗效（图 24-13）。

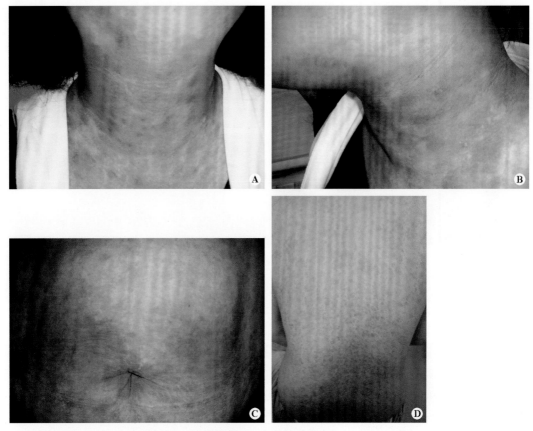

图 24-11　中毒性黑变病

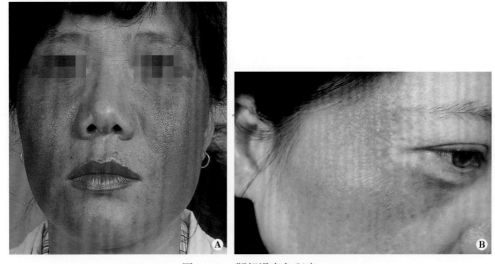

图 24-12　颧部褐青色斑痣

24.14　遗传性全身性黑变病（hereditary universal melanosis）　本病又称家族性弥漫性黑变病（familial diffuse melanosis）或先天性弥漫性黑变病（melanosis diffusa congenita）等。本病例为男孩，有以下几个特点：①家族性，患儿父亲有全身皮肤黑变病，

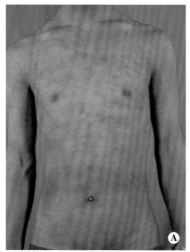
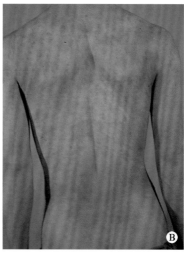

图 24-13 家族性进行性色素沉着症

母亲皮肤正常；②自幼发病，患儿出生时皮肤颜色稍深，长大后皮肤出现均匀的色素沉着，皮肤颜色变黑；③全身性，从面、颈部到躯干、四肢的皮肤为均匀的炭黑色色素沉着，口唇处色素沉着明显，但皮肤质地无异常。患者的全身检查无异常所见，发育良好，患儿皮肤色素沉着与父亲的色素沉着完全一样。本病确诊后，患者应注意避免日晒并长期口服维生素 C（图 24-14）。

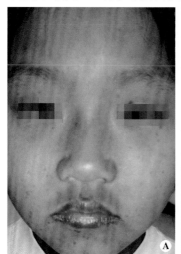
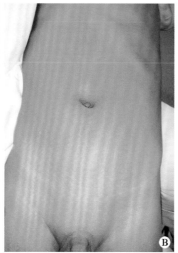
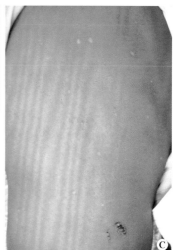
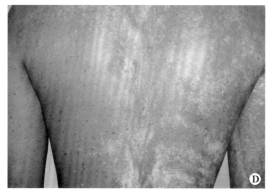

图 24-14 遗传性全身性黑变病

D 图为患儿（A～C 图）之父的皮损

24.15　遗传性泛发性色素异常症（hereditary universal dyschromatosis）　本病于 1929 年由 Toyame 首先报道，多见于女性，出生后不久即发病。表现为全身皮肤为褐黑色色素沉着，呈碳末样，但在色素沉着的皮肤上有芝麻粒大小的色素减退性斑点（其实是正常皮肤）；患者的皮肤质地无异常，发育和健康情况良好，家族中无同样皮肤病病史。组织病理学检查见表皮层既有黑素颗粒增多，又有色素失禁。本病在治疗上应注意防晒及长期服用维生素 C，色素沉着可有好转（图 24-15）。

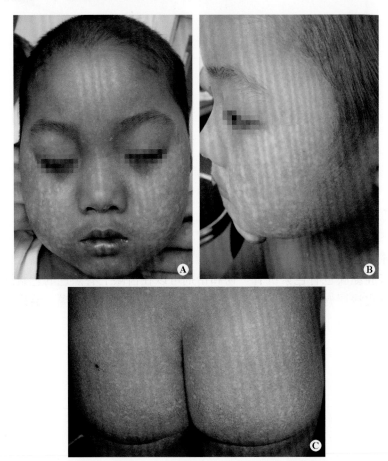

图 24-15　遗传性泛发性色素异常症

24.16　血管萎缩性皮肤异色症（poikiloderma atrophicans vasculare）　本病于 1907 年由 Jakobi 首先命名，为慢性皮肤网状色素沉着和萎缩性皮肤病，病因不明，多见于中年人，男性比女性多见。皮损好发于躯干部及四肢屈侧，为色素沉着和网状红斑，间有毛细血管扩张。随着病情发展，皮肤色素沉着、毛细血管扩张和皮肤萎缩逐渐明显，形成大片皮损，可以有轻度瘙痒，发展到一定程度后，病情不再发展。如果皮损上出现浸润性斑片，则自觉瘙痒明显，可能会转变为蕈样肉芽肿。组织病理学检查为基底细胞液化、变性，真皮浅层有淋巴细胞、组织细胞构成的浸润带，表浅毛细血管扩张。患者应少晒太阳，注意避光，可服用大剂量维生素 C 和 E，面部皮肤可外用硅霜或润肤露（图 24-16）。

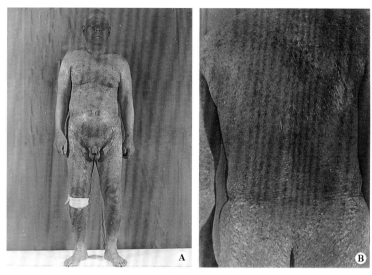

图 24-16 血管萎缩性皮肤异色症

24.17 重金属色素沉着症（metallic deposition） 本病属于外源性色素沉着症，即异物性色素沉着症。通常能引起全身色素沉着症的重金属有银、金、铋、汞和铅等，妆饰物如金银器，药物如铋、汞、铁剂等均可引起本病，多见于成年人，男性比女性多见，好发于壮老年。本病的皮肤上表现为全身褐色到浅黑色的色素沉着，弥漫分布于全身，手掌掌纹和口腔黏膜也有色素沉着。铋和铅剂可以在齿龈上有黑色的色素沉着。组织病理学检查见真皮浅层有不规则的黑素颗粒，有的被吞噬细胞所吞噬。治疗上应立即停用重金属装饰物或药物，用依地酸二钠钙（EDTA）或二巯丙醇、二巯基琥珀酸螯合剂治疗，必要时调整患者的工作岗位（图 24-17）。

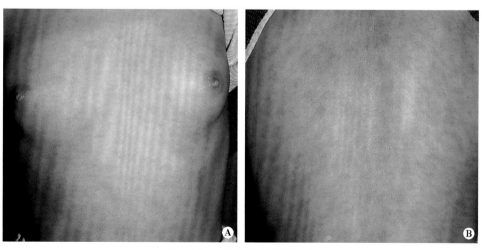

图 24-17 重金属色素沉着症

24.18 屈侧网状色素性皮肤病（reticulate pigmented dermatosis of the flexcures） 本病又称为 Dowling-Degos 病，属于常染色体显性遗传病，常有家族史，多见于儿童和青壮年。皮损好发于颈部、腋下、肘窝、乳房下、腹股沟等大褶皱处，为褐色或棕褐色色素沉着斑点，皮损较密集，在色素沉着斑点间有正常皮肤，故呈网状。发于腋窝的皮损面积较大，边界不清，有的病人可伴发黑头粉刺或毛囊角化损害，呈慢性经过。本病可服用维生素 C 治疗，服药时间宜长，必要时可做激光治疗（图 24-18）。

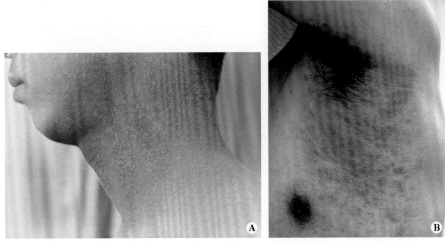

图 24-18　屈侧网状色素性皮病

24.19　离心性后天性白斑（leukoderma acquisitium centrifugum ）　本病又称晕痣（halo nevus），于 1916 年由 Sutton 首先命名，病因不明，可能与自身免疫有关，多见于青少年和成年人，发病率无性别差异，好发于躯干、背部、头面或颈部。皮损为中心有一个芝麻粒到绿豆大小的褐黑色色素痣，围绕着色素痣的是色素脱失的白斑。整个皮损为圆形或长圆形，直径 1～4cm 不等，多数为单发，少数为数个多发，无自觉症状，有的皮损可自行消退，有的皮损持续时间较长。组织学检查皮损中心为交界痣，周围为基底层黑素颗粒脱失。本病在治疗上分两步：首先用激光、电烧等方法去除色素痣；然后再用 30% 补骨脂酊治疗白斑（图 24-19）。

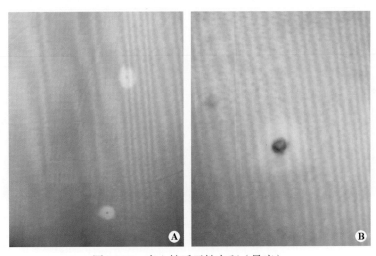

图 24-19　离心性后天性白斑（晕痣）

24.20　白癜风（vitiligo）　本病发病率较高，为正常人群的 1%，可能属于自身免疫疾病，有50%的患者在20岁之前发病，发病率无性别差异。皮损可发生于身体任何部位，其范围和大小差异较大，有的患者仅有1～2块皮损，有的则发于全身皮肤，到晚年可使全身皮肤变白。皮损为边界清晰的白色色素脱失斑，白斑上的毛发也可因色素脱失而呈白色，病情呈慢性进行性，无自觉症状，但因比正常皮肤变白而影响容貌。白斑边缘色素加深，白斑中间也可残留有色素的皮肤岛，此型称为寻常性白癜风（图24-20）。

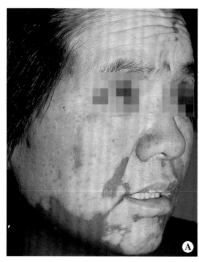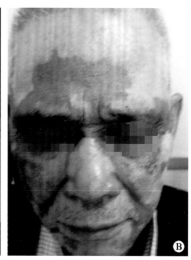

图24-20　白癜风

24.21　肢端型白癜风（acral vitiligo）　　本型白癜风的皮损发生于肢端，主要发生于指端，男性比女性多见。皮损侵犯双手指，一般发于10个手指，可累及全手指，直到手背。双侧手部皮损呈对称分布。两手发生白癜风可影响社交活动，给患者造成了精神压力。指端型白癜风治疗尤为困难（图24-21）。

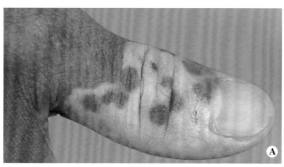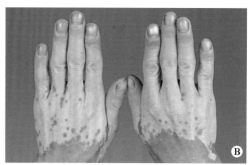

图24-21　肢端型白癜风

24.22　节段性白癜风（segmental vitiligo）　　本型白癜风的皮损是沿着某一皮神经支配的皮肤上发生。皮损可发于身体的一侧，沿着神经分布的白色斑片，当白斑沿着神经分布发于下腹部一侧时，白斑上的阴毛也变白，而对侧皮肤正常，白斑的走行明显呈节段性分布，在中线处有明显的分界线（图24-22）。

24.23　全白癜风（total vitiligo）　　白癜风可分为5型，即局限型、散发型、泛发型、肢端型和全白癜风。散发型白癜风的皮损面积不到全身皮肤面积的50%，而全白癜风是

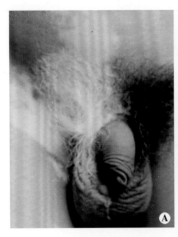
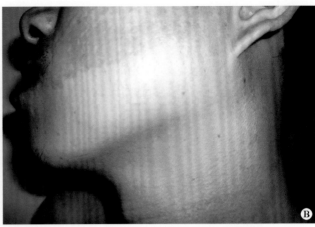

图 24-22　节段性白癜风

从散发型白癜风皮损发展、扩大而来。全身皮肤呈乳白色，包括面部和头发，乳头和乳晕也呈白色。患者应避免阳光照射，注意防晒，无需治疗（图 24-23）。

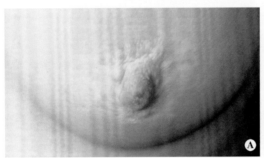
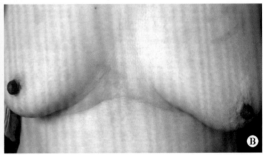

图 24-23　全白癜风

24.24　外生殖器白癜风（external genital organs vitiligo）　外生殖器部位的色素比其他部位皮肤的色素较深，当外生殖器部位发生白癜风时，多为色素脱失而变白。由于外生殖器部位的色素较深，使白斑显得更白，边界更明显；患处色素脱失不影响性功能。本病在治疗上应避免使用有刺激性的外用药（图 24-24）。

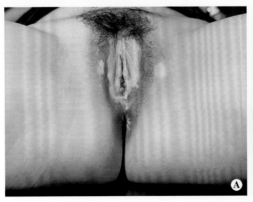
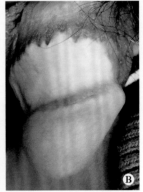

图 24-24　外生殖器白癜风

24.25 眼部皮肤白癜风（ocular cutaneous vitiligo） 眼部皮肤白癜风可以发于双侧的睫毛、睑缘处，也可沿三叉神经第一支分布而累及患侧眉毛、睫毛和眼。患处局部皮肤发白，睫毛变白，两侧对比相当明显，当皮肤白癜风影响到眼底，导致眼底色素脱失，便会发生视觉障碍和眼球震颤。眼部白癜风治疗上更加困难，如果采用紫外线照射治疗，应戴眼罩，防止紫外线对眼睛的伤害（图 24-25）。

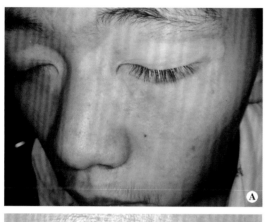

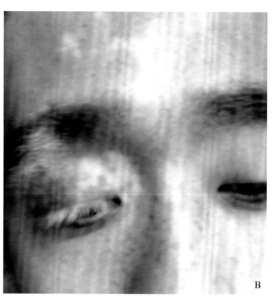

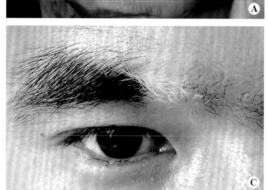

图 24-25 眼部皮肤白癜风

24.26 头部白癜风（scalp vitiligo） 白癜风可以发生在全身任何部位，当白癜风侵犯头部皮肤时，白斑上的头发也呈白色。本病多见于青壮年，发病率无性别差异。病变可发于头顶部，也可发于侧头部，头皮上有边界分明的白斑，其上的毛发呈完全脱色的白发，其范围与白斑的范围相一致。治疗本病可口服、外用补骨脂，也可外用卡泊三醇软膏，结合紫外线照射治疗；必要时采用伪装法，即用高锰酸钾溶液染黑毛发（8 片 0.3mg的高锰酸钾溶入 250ml 水中）（图 24-26）。

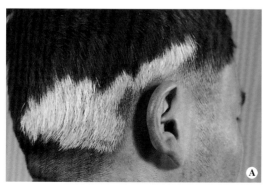

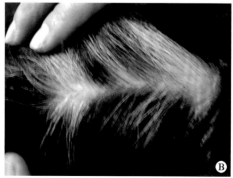

图 24-26 头部白癜风

24.27 三色白癜风（trichroic vitiligo）   本型白癜风见于皮损处于活动期的患者，好发于儿童。在色素脱失斑与正常皮肤的交界处，皮肤变白处于不同阶段，即接近白癜风处呈乳白色，接近正常皮肤处呈浅白色，两者中间处呈淡白色。三色白癜风表明皮损处在扩大、发展阶段，最后会形成边界明显的白癜风。白癜风的诊断很容易，一目了然。本病的治疗非常困难，用30%补骨脂酊治疗有效，采用紫外线、激光治疗也有效；外用或口服光敏药物联合紫外线、自然阳光照晒有效，但疗程较长，病人需坚持治疗。三色白癜风处于活动期，及早治疗、积极治疗会有疗效，尤其是紫外线照射更有疗效（图24-27）。

24.28 云层状白癜风（cloud layer vitiligo）   本病多见于儿童，发病率无性别差异，好发于躯干部，呈急性发病。在躯干部有像云层一样相互重叠的白色脱色斑片，斑片大小不一，呈均匀的白色色素脱失，层层重叠，状似晴天多云的天空白云。本病处于急性发病期，来势较猛，需要采取积极的治疗方法。患者可服用糖皮质激素，配合光化学疗法或紫外线照射进行治疗。必要时服用中药汤剂治疗，可选用何首乌、鸡血藤、茯苓、紫草、白蒺藜、当归、丹参、桃仁、红花、苍术、补骨脂、旱莲草、黄芪等（图24-28）。

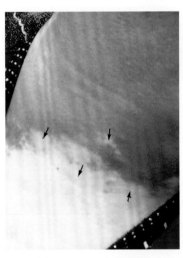
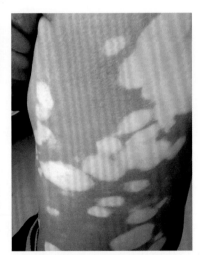

图24-27 三色白癜风   图24-28 云层状白癜风

24.29 白化病（albinism）   本病属于先天性色素缺乏（congenital achtomia），系遗传性疾病，有家族史。患者出生时皮肤色泽较淡，呈乳白色，当时并不会意识到是病态。因眼底黑色素缺乏，患儿明显畏光，以后全身皮肤发白，毳毛和毛发均变白，双眼瞳孔呈眼底血管的红色，明显畏光。因受不了阳光对皮肤和眼睛的刺激，患者白天不能离开室内，晚间才可在室外活动。患儿容易较早发生白内障。本病无有效治疗方法，只能加强保护，避免日晒，外出打伞，戴太阳镜，外涂遮光剂（图24-29）。

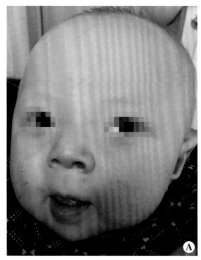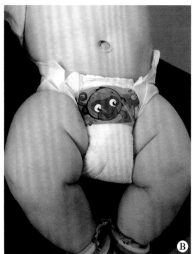

图 24-29　白化病

第二十五章　遗传性皮肤病
（genodermatosis）

25.1　色素失禁症（incontinentia pigmenti）　本病又称为 Bloch-Sulgberger 综合征，属于 X 连锁显性遗传病，多发于女婴，男婴在宫内即死亡。本病在临床上可分为 3 期，婴儿期：出生时婴儿的四肢出现紧张性清澈的大疱，成行排列，也可泛发；幼儿期：躯干或四肢发生光滑的红色结节或斑块，呈不规则的条状排列，斑块可以面积很大；儿童期：全身皮肤发生不规则色素沉着，像泼溅墨水样或涡轮状，沿着 Blaschko 线分布走行。患者可以伴有牙齿发育不齐、残缺，甲板可以呈现营养不良改变，所有改变终身不会改善，还可以伴发其他先天性畸形。组织病理学检查为嗜色素细胞及色素颗粒均在真皮浅层，真皮内可有轻度炎症浸润。本病无有效治疗方法，对明显的色素失禁处可用激光治疗，长期服用多维元素片（图 25-1）。

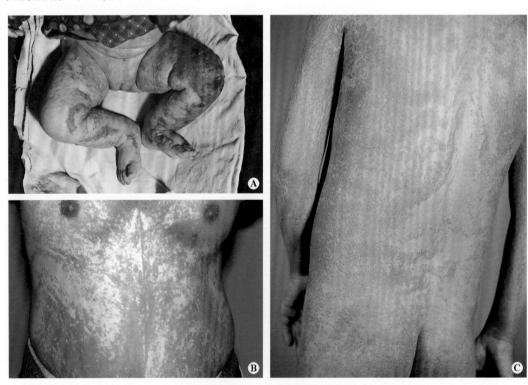

图 25-1　色素失禁症

25.2　脱色性色素失禁症（incontinentia pigmenti achromians）　本病是由 Ito 首先报道，它与色素失禁症相反，不是色素沉着而是色素脱失，但仍为长条状沿 Blaschko 线走行。病变主要发生于躯干部，也可伴发发育异常、脱毛、斜视等先天畸形。本病无有效治疗方法，为美容目的可以用高锰酸钾伪装法（图 25-2）。

25.3 神经纤维瘤病（neurofibromatosis） 本病于 1882 年由 von Recklingghausen 首先报道，属于常染色体显性遗传病。本病为自幼发病，疾病谱非常广泛，差异极大，是起源于神经嵴的多发性肿瘤，可有咖啡斑、腋部雀斑，伴智力差。最早出现的皮损是咖啡色斑，如果病人在躯干上发生 6 个以上的咖啡色斑，直径在 1.5cm 以上，

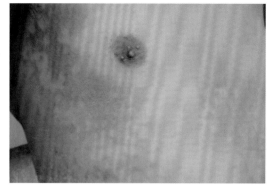

图 25-2 脱色性色素失禁症

即可诊断为神经纤维瘤病，以后可相继出现其他症状。腋部雀斑也称 Crowe 征，为典型的雀斑，但特定地位于两侧腋窝部，此征对诊断也有很大帮助。神经纤维瘤是从绿豆粒大到人头大或更大的神经纤维组织的肿瘤，呈肤色或淡红色的半球形隆突于皮肤的肿瘤，底部较细，顶部呈球形，触之柔软有弹性，大小不一，数目不定；发生在面部的皮损常被误诊为瘤型麻风。这种神经纤维瘤是由神经纤维构成，所以非常柔软，用手指按压可以压进皮内，有疝囊样感觉；肿瘤随着病程延长，数目可以增加，当神经纤维瘤在局部无限制地增大，可以使患肢粗大，出现跛行。如果发于躯干部可以形成大囊肿性肿瘤，状如麻袋包样，使病人不能站立；腋部、侧颈部有多发性皮赘。患者智力差；患者的子女也可以发生神经纤维瘤病。组织病理学检查为真皮内由神经鞘细胞和神经内膜组成的肿瘤，束内原纤维较细，平行排列成波浪形或旋涡形。本病无有效治疗方法，对影响人体正常功能的肿瘤可做手术切除（图 25-3）。

25.4 结节性硬化症（tuberous sclerosis） 本病属于常染色体显性遗传病，1880 年由 Bourneville 首先命名。本病有一系列的先天性畸形症状，首先表现为面部血管纤维瘤（以前误称为皮脂腺瘤），发于面中部为主，尤其好发于鼻翼两侧，呈淡红色质硬的丘疹、小结节，随着增龄，丘疹、结节增大、增多，此为本病的标志性症状，皮损的组织病理学为血管扩张和结缔组织增生，与皮脂腺无关。甲周纤维瘤又称为 Konen 瘤，也为血管

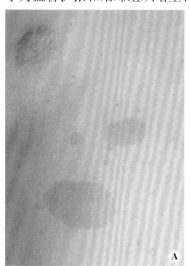

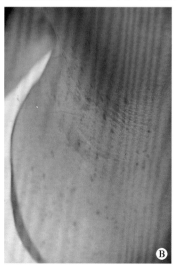

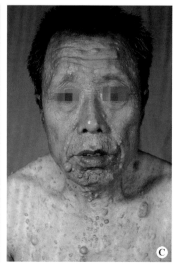

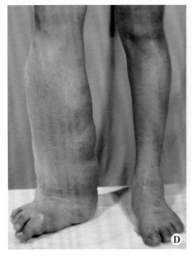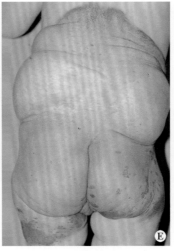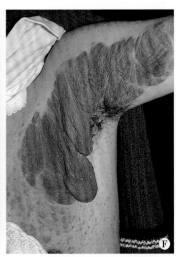

图 25-3　神经纤维瘤病

纤维瘤，发于手指或足趾甲板的一侧，压迫甲板形成与甲周纤维瘤一样宽的甲板沟槽。鲨革样皮疹好发于躯干，后背比前胸多见，为不规则的淡红色隆起性斑片，似鲨革样，表面高低不一。前额纤维瘤为疾病早期在前额、头皮或面颊部的纤维样斑块。柳叶样色素减退斑好发于躯干部，有长条形两头尖的柳叶状白色斑片。病人神经系统中也有纤维瘤，患者易患癫痫、抽搐、智力减退或低下，可以伴发内脏病变及临床症状。头颅 X 线片中可见结节损害阴影。本病无有效治疗方法，对皮损进行治疗可以改善容貌（图 25-4）。

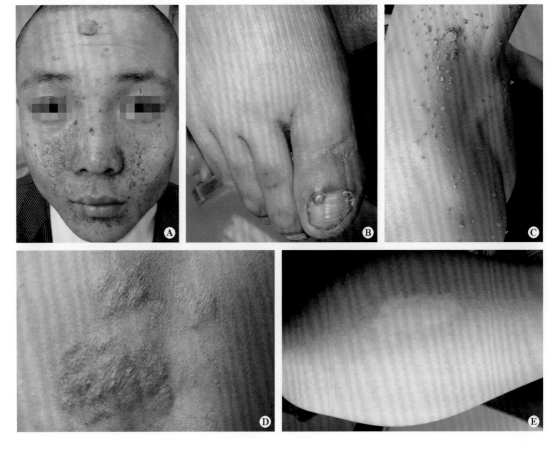

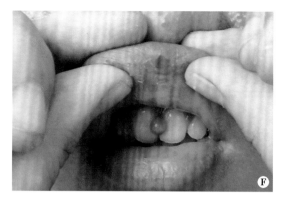

图 25-4　结节性硬化症

25.5　单纯性大疱性表皮松解症（epidermolysis bullosa simplex）　本病属于常染色体显性遗传，患者多于出生后一年即发病，发病率无性别差异，患儿刚学着走路，难免碰碰撞撞，因此病变更多地发生于四肢，也可发于头面部。皮损为大小不一的表皮松解性大疱，在皮肤嫩薄处可以形成血疱，疱液较丰满，疱壁可以破溃，形成糜烂面，渗液干燥后疱壁可成游离皮壳，以后大疱逐渐吸收，愈后有色素改变，不留瘢痕，但可不断地发生新大疱。本病到成年后有可能自愈，但多数为终生发病。组织病理学检查见大疱在表皮层内，真皮浅层可有炎细胞浸润。本病可服用维生素 A、E 治疗，会有些疗效，主要是加强对皮肤的防护（图 25-5）。

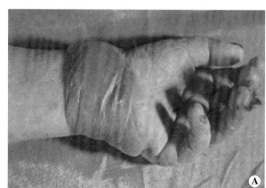

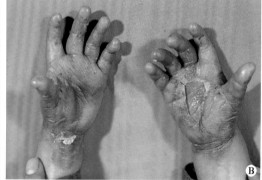

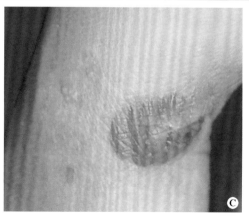

图 25-5　单纯性大疱性表皮松解症

25.6 显性营养不良性大疱性表皮松解症（epidermolysis bullosa dystrophica dominant）

本病为常染色体显性遗传病，有家族史，自幼发病，发病率无性别差异，以四肢关节多见。皮肤在轻微外伤基础上即发生大疱、血疱，缓慢愈合，愈合后会留下萎缩性瘢痕，在瘢痕中可见粟丘疹。病人因反复碰撞而反复发生大疱。全身到处形成萎缩性瘢痕，指端发生大疱后可导致手指变尖、指甲脱落。本病也可累及黏膜，如口腔、生殖器、肛周等处也会留下萎缩性或肥厚性瘢痕。组织病理学检查见大疱在表皮与真皮之间，基底膜为疱顶。本病无有效治疗方法，可口服维生素 E 等；口服苯妥英钠疗效有限，而且副作用较大（图 25-6）。

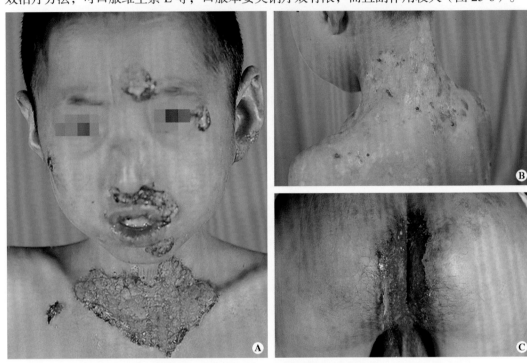

图 25-6 显性营养不良性大疱性表皮松解症

25.7 隐性营养不良性大疱性表皮松解症（epidermolysis bullosa dystrophica recessive）

本病属于隐性遗传病，患者多于出生后即发生大疱，发病率无性别差异。皮肤上反复发生大疱和血疱，疱大而松弛，稍有碰撞即破溃，形成糜烂面，尼氏征阳性，愈合后形成萎缩性瘢痕。手和足因碰撞较多，发生大疱较频繁，逐渐地手指、足趾被吸收，形成残肢状。口腔黏膜和舌亦反复发生大疱，愈后舌系带挛缩，舌变形，不能伸出，牙齿也可以脱落。四肢关节处发生的大疱愈后留下瘢痕，使关节发生畸形、挛缩并丧失功能。肛周、外生殖器也可发生大疱，愈后留下肥大性瘢痕。头皮发生大疱，愈后毛发脱落。组织病理学检查为表皮与真皮分裂形成大疱，有纤维组织增生。本病在治疗上更加困难，口服苯妥英钠会有疗效，但副作用较大，口服小剂量维 A 酸制剂，可有些效果，但主要还是要保护好患儿，尽量防止碰撞（图 25-7）。

25.8 白色丘疹样营养不良性大疱性表皮松解症（albopapuloid dystrophic epidermolysis bullosa Pasini）

本病属于显性营养不良型大疱性表皮松解症的变异型，多见于中年人，发病率无性别差异，好发于躯干或四肢。皮损为较小的水疱，水疱愈后留下白色丘疹，即粟粒疹样皮损，双小腿伸侧反复发生大疱后会留下白色丘疹样瘢痕，密集的高出于皮肤的淡红色丘疹、结节，有自觉瘙痒；局部几乎无正常皮肤，均为白色丘疹损害，偶尔仍可见白色丘疹间又复发张力性小水疱，愈后又为白色丘疹。患者可以伴有甲营养不良（图25-8）。

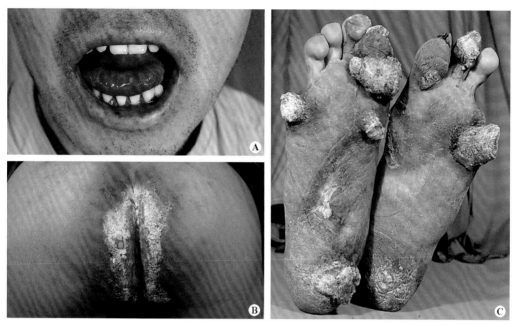

图25-7　隐性营养不良性大疱性表皮松解症

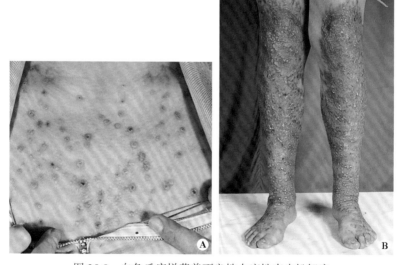

图25-8　白色丘疹样营养不良性大疱性表皮松解症

25.9　手足复发性大疱性表皮松解症（epidermolysis bullosa of the hands and feet Weber Cockayne） 本病为常染色体隐性遗传病，常有家族史，自幼儿期发病，尤其是行走时间较长，手部用力或外伤时发生大疱。大疱仅限于手掌、足跖及足趾部，愈后不留瘢痕，患者参军后短距离拉练足部就能起大疱、血疱。皮损的超微结构是在基底细胞上裂开。本病与正常人行军足部起大疱不同，即除发于足部受挤压、摩擦处外，也可发生在非挤压处。对本病的治疗要嘱患者不宜走太长的路，双手不能太用力，可口服维生素C和E（图25-9）。

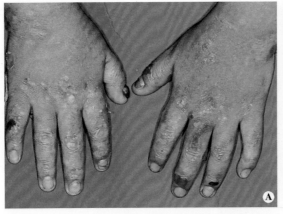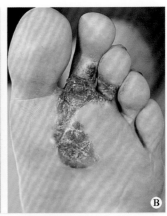

图 25-9　手足复发性大疱性表皮松解症

25.10　寻常性鱼鳞病（ichthyosis vulgaris）　本病属于常染色体显性遗传病，常有家族史，自幼发病，发病率无性别差异。本病发病率很高，轻者常未就医，重症者才去诊治。皮损常见于双小腿伸侧，有角化的鱼鳞状斑片，呈污秽色，中央紧贴皮肤组织，边缘部有薄的角质翘起、脱屑，皮损密集成片，表面干燥；严重者皮肤角质增生，呈斜四方形之污秽黑色角化斑片，角化斑片之间有裂纹；本病冬季加重，夏季减轻，可有不同程度的瘙痒，严重者也可侵犯大腿或腹部，手掌、足跖也干燥、粗糙，终身不愈。本病在治疗上无根治疗法，口服维生素 A 和 E，外用 10% 尿素软膏或 5% 水杨酸软膏有效（图 25-10）。

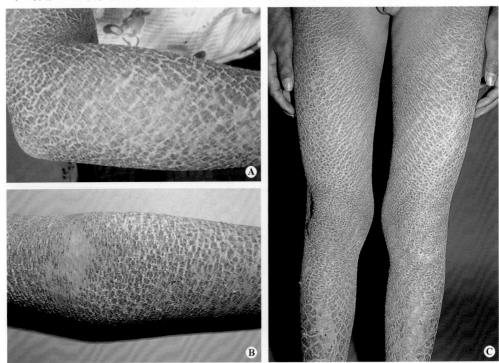

图 25-10　寻常性鱼鳞病

25.11　豪猪状鱼鳞病（ichthyosis hystrix）　本病为常染色体显性遗传，自婴幼儿期发病，发病率无性别差异。患者全身皮肤干燥、粗糙，呈鱼鳞病状，由于表皮角质层堆积甚厚，表面呈棘刺状，严密地包裹着皮肤，使患肢呈屈曲畸形，不能伸直。病变表面由于角质层增厚明显而呈污秽黑色，几乎全身皮肤均呈棘刺状角化、粗糙、增厚，角化棘刺甚长，尤似豪猪状，指、趾甲尚正常。本病冬季加重，夏季减轻，即便在炎夏酷暑患者出汗甚少。治疗本病可予服用维A酸制剂，可以使皮损减轻、好转，外用10%尿素软膏涂包能见明显效果，但长期服用维A酸制剂有副作用，停药后又会复发（图25-11）。

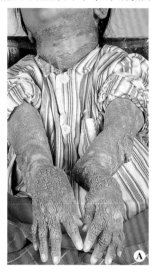
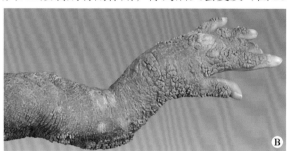

图25-11　豪猪状鱼鳞病

25.12　层板状鱼鳞病（lamellar ichthyosis）　本病属于常染色体显性遗传病，患者出生时或出生后不久即发病，发病率无性别差异，病变好发于面、躯干、四肢，几乎遍布全身。鱼鳞状损害为大的斜四方形斑片，间有略呈正常的皮肤沟纹。皮损以伸侧为重，屈侧稍轻。鱼鳞病损害上的角质物堆积很厚，可呈盔甲状，可伴有掌跖角化症、睑外翻。治疗本病口服维生素A和E效果不显，口服维A酸制剂（注意不能与维生素A伍用）有效，但有副作用，停药后又恢复原状（图25-12）。

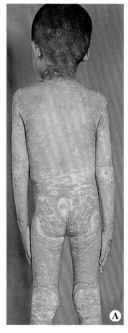
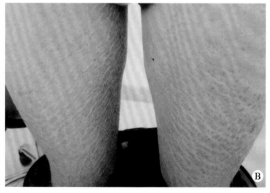

图25-12　层板状鱼鳞病

25.13　表皮松解性角化过度鱼鳞病（epidermolytic hyperkeratotic ichthyosis）　本病又称为先天性鱼鳞病样红皮病（congenital ichthyosiform erythroderma），为常染色体显性遗传病，患者于出生时或出生后皮肤即发生大疱，随后全身皮肤均为潮红，轻度水肿，皮肤干燥，出现鱼鳞病损害，遍布全身，屈侧较轻，全身呈现红皮病样改变，但以角化、鳞屑为主。治疗本病可予以口服维 A 酸，但有副作用，应严密观察（图 25-13）。

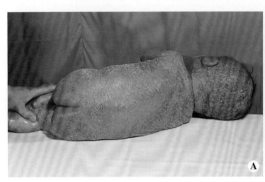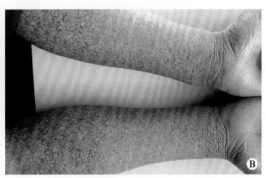

图 25-13　表皮松解性角化过度鱼鳞病

25.14　着色性干皮病（xeroderma pigmentosa）　本病属于常染色体隐性遗传病，其发病机制为 DNA 脱氧胸腺嘧啶二聚体切除修复缺陷，导致极度的光敏感性，它有 7 个互补组，从 A 到 G。本病为自幼发病，婴幼儿在户外活动受到阳光照晒（尤其是波长为 280～320nm 紫外线）后的皮肤损害不能修复。皮损好发于面、颈、躯干和双上肢，为泛发的皮肤光敏性反应。患儿出现较多的色素性角化斑点，发生水疱，皮肤干燥，还有雀斑痣样损害。在皮损上可发生基底细胞上皮瘤、角化棘皮瘤、鳞状细胞癌，此处切除，他处又发生。患儿整体发育差，应避光防晒，白天休息，晚间外出活动。对本病的治疗为口服维 A 酸制剂，会有效果，但副作用大，不宜长期服用。发生肿瘤后应早期切除（图 25-14）。

25.15　可变性红斑角化性皮病（erythrokeratodermia variabilis）　本病又称为 Mendes Da Costa 综合征，属于常染色体显性遗传，患者多数为出生时即已发病或于生后 1～2 岁开始发病。本病主要有两种形式，一种是在面、臀、四肢伸侧出现边界清晰的圆形、图案状或逗点状深红色角化斑片，可有一黑色的嵴；另一型为界限明显的红斑，散乱分布，大小和部位变化迅速，很快消失或持续稍长，后变为角化过度。本病终身存在，治疗上服用糖皮质激素有效，停药会复发，且副作用较大（图 25-15）。

25.16　遗传性毛发红糠疹（hereditary pityriasis rubra pilaris）　本病属于常染色体显性遗传病，本病例为患有毛发红糠疹的足月妊娠妇女分娩出遗传性毛发红糠疹的婴儿。患母为典型的毛发红糠疹红皮病的患者，婴儿从头皮到全身为毛发红糠疹的表现，皮肤潮红，有毛囊性角化小丘疹，密集成片，有细小鳞屑，出生后哺乳、吸乳均正常，除皮肤毛发红糠疹外，一切发育均正常。产妇顺产后出院，患儿外用凡士林软膏涂抹（图 25-16）。

25.17　先天性外胚叶发育不良（congenital ectodermal dysplasia）　本病属于异源性遗传性皮肤病，主要表现为外胚叶发展而来的组织发生缺陷，可分为无汗性外胚叶发育不良（anhidrotic ectodermal dysplasia）和有汗性外胚叶发育不良（hidrotic ectodermal dysplasia），多见于儿童，发病率无性别差异。本病表现为毛发稀少、无牙、无汗或少汗，呈现为类似于先天梅毒婴儿的面容，颧骨高而宽，下半部窄而小，眉弓突出，鼻梁低平

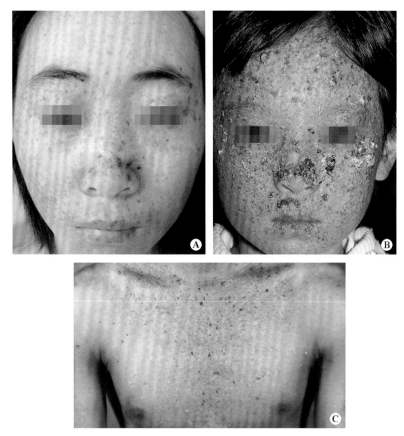

图 25-14　着色性干皮病

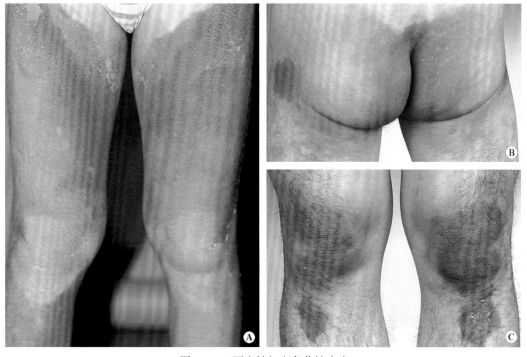

图 25-15　可变性红斑角化性皮病

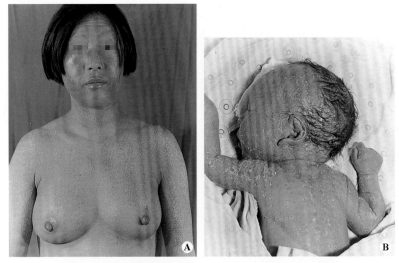

图 25-16　遗传性毛发红糠疹

A. 患毛发红糠疹红皮病的母亲；B. 患遗传性毛发红糠疹的婴儿

呈马鞍形，鼻尖小而上翘，鼻孔大，眉毛稀少，厚唇，以上唇更为显著，头部毛发只有毳毛，牙齿缺失，排列稀疏，皮肤不出汗，炎夏烦躁不安；有汗型患者皮肤出汗正常，甲板可以有营养不良。本病确诊后无任何有效治疗方法，仅能对症治疗（图 25-17）。

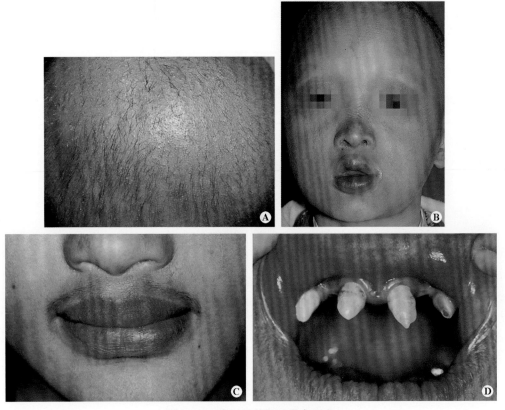

图 25-17　先天性外胚叶发育不良

25.18 色素沉着肠息肉综合征（pigmentation-polyposis syndrome） 本病又称为 Peutz-Jeghers 综合征，属于常染色体显性遗传，分为两组症状：一组为手足末端、口部点状色素沉着和胃肠道多发性息肉，其异常基因在染色体 19p13.3 上，多见于青少年，发病率无性别差异；另一组在口唇、口腔及口周有较多的芝麻粒大的深黑色色素沉着斑点，指趾端也有同样的色素沉着斑点。患者可伴有胃肠道多发性息肉。如在急诊室见到口唇及周围有色素沉着斑点，伴发急性肠梗阻、肠扭转的患者，皮肤科大夫可很容易地诊断为色素沉着肠息肉综合征。治疗本病应将肠道息肉尽可能切除干净，这十分必要，否则还会发生急性肠梗阻（图 25-18）。

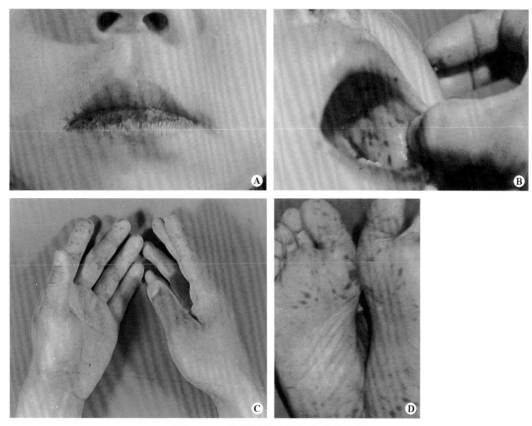

图 25-18　色素沉着（肠）息肉综合征

25.19 先天性皮肤异色症（poikiloderma congenitale） 本病又称为 Rothmund-Thomson 综合征，属于常染色体隐性遗传病，多见于婴幼儿和青壮年，发病率无性别差异。病变为面部、躯干和四肢皮肤上有毛细血管扩张、色素沉着和色素减退以及皮肤萎缩的改变。患者对日光照晒十分敏感，照晒后皮肤损害会加重，皮损也可累及臂和腿部。患者还有一系列发育异常的体征，如身材矮小、马鞍鼻、眉毛和睫毛稀少或缺失、脱发、甲营养不良等。本病无有效治疗方法，可予口服多维元素片，并注意保护皮肤，避免日晒（图 25-19）。

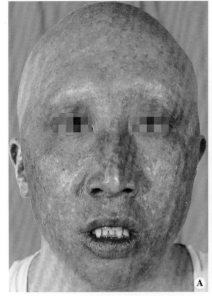
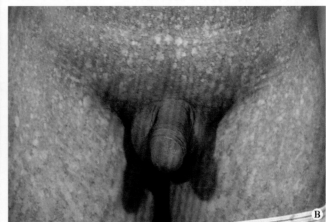

图 25-19　先天性皮肤异色症

25.20　遗传性淋巴水肿（hereditary lymphedema）　本病于 1891 年和 1892 年分别由 Nonne 和 Milroy 报道，故又称为 Nonne-Milroy 综合征。本病为常染色体显性遗传病，多见于儿童或青年，发病率无性别差异，可于下肢或足部，双侧或单侧发生，因淋巴管畸形使淋巴液不能顺利回流而发生淋巴水肿，水肿可以达到相当严重的程度，使患肢又粗又大，压之可凹陷，无痛，淋巴水肿表面可有淋巴水肿构成的结节，皮肤可以破溃流出乳糜液，持续终身。本病无有效治疗方法（图 25-20）。

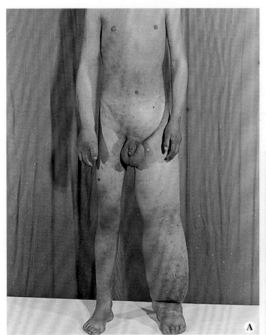
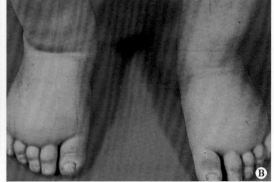

图 25-20　遗传性淋巴水肿

25.21 家族性良性慢性天疱疮（familial benign chronic pemphigus） 本病又称 Hailey-Hailey 病，属于常染色体显性遗传病，有家族史，发病率无性别差异，患者于 10 余岁开始发病。本病的首发部位为侧颈部，好发于大小皱褶处，如颈部、腋窝、乳房下、腹股沟、肛周、肘窝和腘窝处，呈对称性分布，皮损为松弛性大疱，有自觉瘙痒，搔抓后形成糜烂面，有大量组织液渗出，大皱褶处形成糜烂、浸渍，随着双手搔抓，皮损逐渐扩展。组织病理学检查为基底层上裂隙，棘层松解性大疱。本病无有效治疗方法，口服、外用糖皮质激素能减轻病情，但不能治愈（图 25-21）。

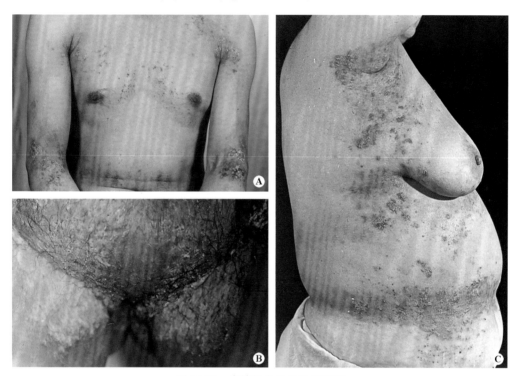

图 25-21 家族性良性慢性天疱疮

25.22 成人早老症（adult progeria） 本病又名 Werner 综合征（Werner's syndrome），是一种以多种代谢和结构异常为特点的早衰综合征，主要为细胞基因组不稳定性所致。本病表现为儿童时期发育正常，青春期停止发育，男性比女性多见。患者全身皮肤提前老化、早衰，20 ～ 30 岁时皮肤已经老化、干燥、萎缩，皮下脂肪组织减少，皮肤变薄，像硬皮病样紧紧地贴附在骨骼上，皮肤呈灰暗色，缺乏光泽；皮下组织和肌肉减少和减弱，早年即秃顶，头发灰白，手指关节处相对膨大，足部发生胼胝或溃疡，可以早年发生糖尿病、高血压、动脉硬化、白内障等老年病，恶性肿瘤的发生率也提高和提前。组织病理学检查见表皮萎缩、真皮纤维化。本病无有效的治疗方法，可服用多维元素片、维生素 E、胸腺肽等治疗（图 25-22）。

25.23 早老症（progeria） 本病又称为 Hutchinson-Gilford 综合征，是一种先天性遗传性疾病，即在幼儿期患者已完全显示出衰老的一组综合征，LMNA 的突变和嵌合已经证实。患婴出生时即瘦小，出生后即开始呈现衰老，生长受到阻抑，10 岁时体重与 2 ～ 3 岁正常儿童的体重相等，身高受抑制，智力正常，但早早地进入老年状态。患者全身皮肤萎缩、薄而硬，紧紧地贴在肌肉、骨骼上，头颅较大，前额突出，头光亮，无毛发，头皮下静脉显露，患者 7～8 岁时只有 3～4 岁正常孩子的身高，全身、四肢成比例地缩小，手小，足也小。患者早年即患有高血压、心脏病、脑萎缩、冠状动脉血栓，最后于 10 余岁患心血管疾病等即夭亡。本病病因不明，无有效治疗方法，只可对症治疗（图 25-23）。

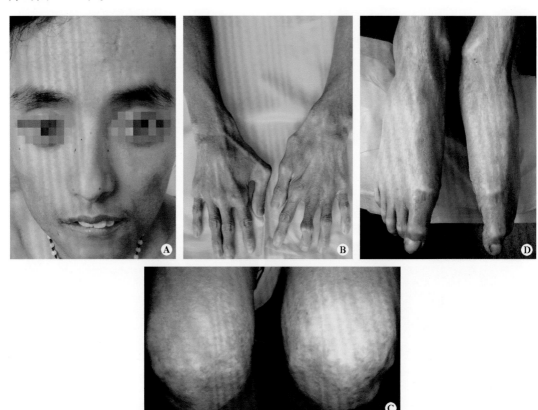

图 25-22　成人早老症

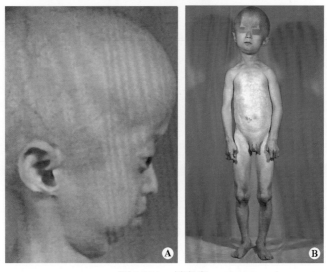

图 25-23　早老症

第二十六章 皮肤附属器疾病
（diseases of the skin appendages）

26.1 头皮糠疹（pityriasis capitis） 本病为发生在头皮上的单纯糠疹，又称为头皮屑（dandruff），可能由卵圆形糠秕孢子菌（*pityrosporum ovale*）感染引起，多见于儿童和成年人，男性比女性多见。本病只发于头皮，为散在分布的大小不一的圆形或不规则形灰白色、糠秕状鳞屑性斑片，搔抓后有细小的头皮屑纷纷飘落下来。若发于成年人，头皮屑飘落在面部和肩背部很不雅观。女性发病只见长发上附有细小鳞屑，偶有痒感。治疗本病可外用2%酮康唑香波5ml洗发，每周2次，可有较好的疗效（图26-1）。

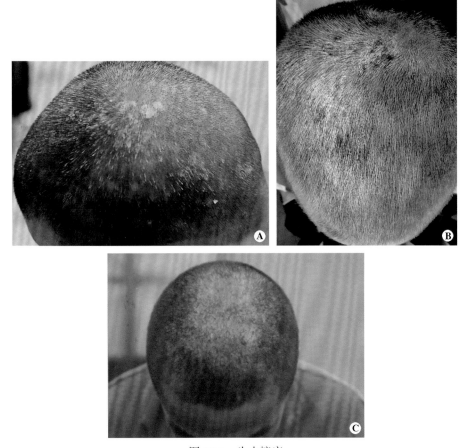

图 26-1 头皮糠疹

26.2 婴儿脂溢性皮炎（infantile seborrheic dermatitis） 本病发生于出生后2～10周的婴儿，其体内的雄激素是从母体带来的，好发于头皮、鼻、肩、鼻唇沟及皱褶处。

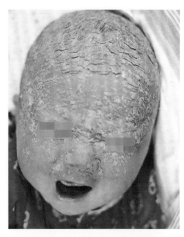

图 26-2 婴儿脂溢性皮炎

皮损为红斑、鳞屑，在红斑上的鳞屑为脂溢性的，即富含皮脂，鳞屑层层堆积，层层重叠，类似酥油饼样；更厚的鳞屑可结成脂痂，偶有糜烂、渗出，在头皮上结成脂溢性厚痂，称之为"摇篮帽"。婴幼儿的鼻唇沟处也可有脂溢性鳞屑。一般于 1 ～ 2 个月后能自愈，不留任何痕迹。治疗本病外用凡士林或硅霜去屑痂即可（图 26-2）。

26.3 脂溢性皮炎（seborrheic dermatitis） 患者因在皮脂溢出的基础上感染马拉色糠秕孢子菌而发生皮炎，多见于青壮年和老年人，男性比女性多见，好发于皮脂分泌的部位，如头、面、前胸、腋窝、腹股沟等处，呈对称性分布。皮损为红斑、鳞屑损害，在红斑上有脂溢性鳞屑，有自觉瘙痒，病情严重时可有渗出、水肿、剧痒、并结脂溢性痂，秃顶男性的头皮上脂溢性皮炎显而易见；脂溢性皮炎的鳞屑富含皮脂，收集鳞屑放在薄纸上碾压一下，油脂便浸透薄纸。本病呈慢性经过。治疗本病可予服用抗组胺药，外用弱效糖皮质激素制剂（图 26-3）。

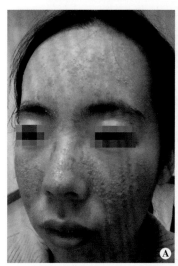
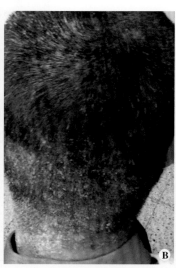
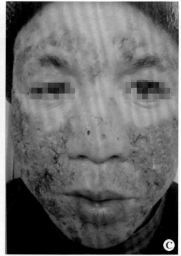

图 26-3 脂溢性皮炎

26.4 皮脂溢出症（seborrhea） 本病发于青壮年，男性比女性多见，好发于头皮、面部、躯干部或阴部。本病的病因是体内雄激素水平较高，促使皮脂腺分泌增多，致头皮和面部油腻，皮肤发红，触摸时有油腻感。病人的皮肤较粗糙，两鼻唇沟处潮红，有脂溢性屑痂，皮脂腺开口处可挤出皮脂，这种病人容易发生脂溢性皮炎、雄激素性脱发和痤疮。口服维 A 酸制剂可以减少皮脂分泌，但有副作用。每日外用 3% 硼酸酒精可以去油脂（图 26-4）。

26.5 石棉状糠疹（pityriasis amiantacea） 过去误称为石棉状癣（tinea amiantacea），因为本病不属于真菌性皮肤病，而是皮脂腺性皮肤病。本病是由于头皮屑堆积很厚，状似石棉，故称石棉状糠疹；多见于儿童和青年，男性比女性多见。本病仅见于头皮，皮损为大量干燥的灰白色鳞屑，堆积甚厚，明显地高出皮肤表面，呈石棉样。毛发也裹在其

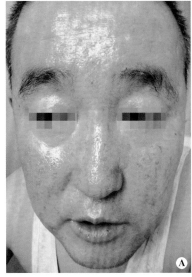
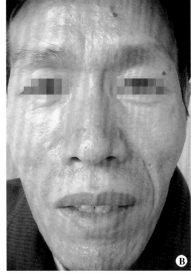
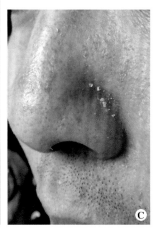

图 26-4　皮脂溢出症

中，但不脱发，也不断发，鳞屑下的头皮稍有潮红，毛发被石棉状鳞屑牢牢地固定在屑痂中，多无自觉症状，但难以梳发。本病做真菌直接镜检为阴性。外用 10% 尿素软膏或 10% 水杨酸软膏厚厚地敷在皮疹上，2 ～ 3 天后鳞屑脱落，以后应注意清洁卫生（图 26-5）。

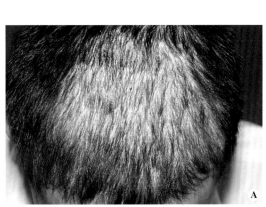
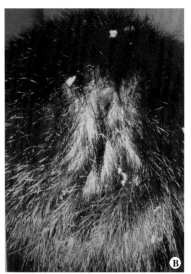

图 26-5　石棉状糠疹

26.6　乳痂（milk crust）　本病又名摇篮帽（cradle cap），是婴儿脂溢性皮炎的一个特殊临床症状。病变的头皮上分泌丰富的皮脂，在头顶部层层皮脂堆积成油脂性的厚痂，呈淡黄色，像婴儿戴了一顶帽子；其底部有些潮红，但无渗出，也无自觉症状，它可以与婴儿脂溢性皮炎同时发病，婴幼儿到 10 个月或足岁时可以自愈，无需治疗（图 26-6）。

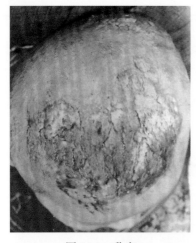

图 26-6   乳痂

26.7   酒渣鼻（rosacea）   本病又称为玫瑰痤疮（acne rosacea），其发生与胃肠道功能紊乱有关，也可能与感染毛囊蠕形螨（*Demodex folliculorum*）、染幽门螺杆菌（*Helicobacter pylori*）有关。多见于成年人，男性比女性多见。本病可分 3 期：①红斑毛细血管扩张期：鼻部潮红，表面油腻发亮，分布于两面颊、前额中部及下颌部，呈对称性分布。持久性的红斑会导致局部毛细血管扩张，状似关公脸。②丘疹期：在局部红斑、毛细血管扩张的基础上发生炎性丘疹、脓疱，反复发生，以鼻部为最严重，酒渣鼻病人常可患睑缘炎，甚至发生结膜炎。③鼻赘期：因皮损反复发作，致鼻子明显增大，呈鼻赘状，增大的鼻子位于面中部，非常显眼，毛细血管扩张明显增粗，鼻尖呈枣红色，眼睑、结膜均有充血、浸润，皮肤油腻。外用甲硝唑、壬二酸、维 A 酸霜治疗有效（图 26-7）。

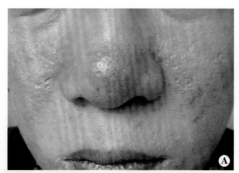

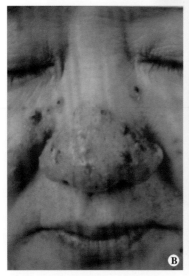

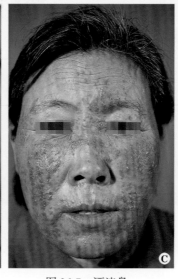

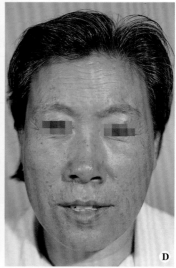

图 26-7   酒渣鼻

D 为治愈后

26.8   激素性酒渣鼻（steroid rosacea）   将糖皮质激素制剂误用在面部皮肤上，早期有效，长期应用后会发生激素皮炎，激素副作用的发生率与激素强弱成正比，激素作用越强，副作用发生率越高。面部长期外用激素制剂后，双面颊、鼻部有毛细血管扩张、炎性丘疹、小脓疱，皮损既广泛又很严重，患者误以为病情加重，治疗不力，更加强使用糖皮质激素制剂，越用病情越重。外用糖皮质激素制剂多用在皮肤突出处，鼻唇沟、眼睑周围常有正常皮肤。本病应立即停用糖皮质激素制剂，外用硅霜，做冷湿敷治疗（图26-8）。

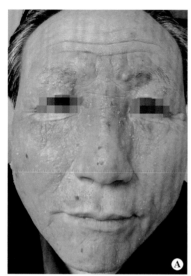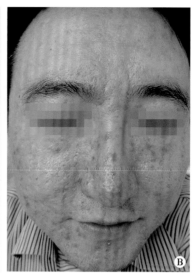

图 26-8　激素性酒渣鼻

26.9　白头粉刺（white comedo）　　本病也称为白头（whitehead），是毛囊漏斗部被角质层细胞堆积、堵塞，角质物和皮脂充塞其中，形成白色角质物丘疹，表面有表皮覆盖，与外界不相通，成为封闭式粉刺，好发于面部或颈部，一般为对称性分布，两侧多寡不定，无自觉症状。白头粉刺与粟丘疹不同，粟丘疹为表皮附属器的潴留性囊肿。本病在治疗上可用粉刺压出器（comedo extractor）将其挤出（图26-9）。

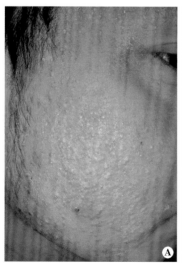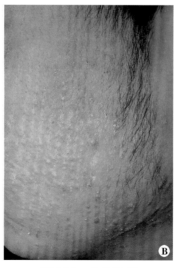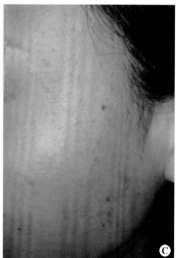

图 26-9　白头粉刺

26.10 黑头粉刺（black comedo） 本病与白头粉刺发生机制相同，只是比白头粉刺大，完全充满毛囊，角栓呈长轴形，其顶端突破表面而裸露于皮肤表面外，其顶端有黑素沉积而呈黑色，好发于面颊部，还可发于背部，挤出黑头粉刺的毛囊口以内部分为白色，毛囊口以外部分为黑色。本病可外用 0.025% 维 A 酸软膏治疗，也可用粉刺压出器将其挤出（图 26-10）。

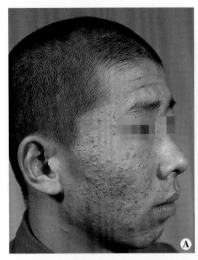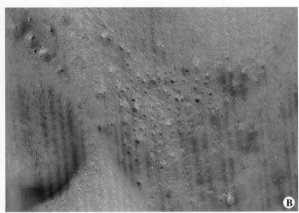

图 26-10　黑头粉刺

26.11 寻常痤疮（acne vulgaris） 本病多见于青春发育期的男女，它的发病主要有 3 个原因：①皮脂腺进入活动期，分泌大量皮脂；②毛囊口角质形成细胞粘连性增加，形成粉刺；③革兰阴性痤疮丙酸杆菌在缺氧的环境下导致炎症，破坏毛囊皮脂腺。一般在 11～12 岁进入青春发育期时面部即有炎性丘疹，可伴有少许脓疱，面部尚未发生痤疮性瘢痕，只是痤疮的早期表现。口服红霉素或四环素，外用 3% 硼酸酒精，即可治愈（图 26-11）。

26.12 囊肿性痤疮（cystic acne） 本型痤疮多见于身强力壮、皮脂分泌较多的男性，除在面部、前胸、后背或肩部皮脂溢出外，还有散在多发性的炎性丘疹，在双颊、胸背部等处会发生含有皮脂和脓液的囊肿，大小不一，反复发作，此起彼伏，愈后会留下瘢痕。本型痤疮需要口服抗生素治疗，如米诺环素（美满霉素）或阿奇霉素等，局部可外用 4% 红霉素酒精溶液（图 26-12）。

26.13 聚合性痤疮（acne conglobata） 本型痤疮属于严重型痤疮，多见于年轻力壮的男性。皮损好发于前胸、后背、面部、上臂、颈、腹等处，表现为具有较多的炎性丘疹、黑头和白头粉刺、脓疱、囊肿和瘢痕，皮肤油腻。反复发生囊肿，囊肿内含有皮脂的分泌物有臭味，囊肿愈合后留有瘢痕。本病的皮损较重，呈极慢性经过，可延续到中年，病情也不见好转。本病的治疗需要抗生素与维 A 酸制剂联合应用（图 26-13）。

26.14 糖皮质激素性痤疮（steroid acne） 本病见于长期或者短期使用大剂量糖皮质激素制剂的患者，尤其是年轻人容易发生糖皮质激素性痤疮。皮损发生于面部、躯干上部和上臂部，为迅速发生的炎性毛囊性丘疹，大小比较一致，较重者可以在丘疹上发生脓疱。本病与严重型痤疮不一样的是皮损同时发生，所以疹形较一致、整齐。对本病的治疗是病人应调整治疗药物或剂量，服用四环素等，使用维 A 酸或英夫利昔单抗治疗有效（图 26-14）。

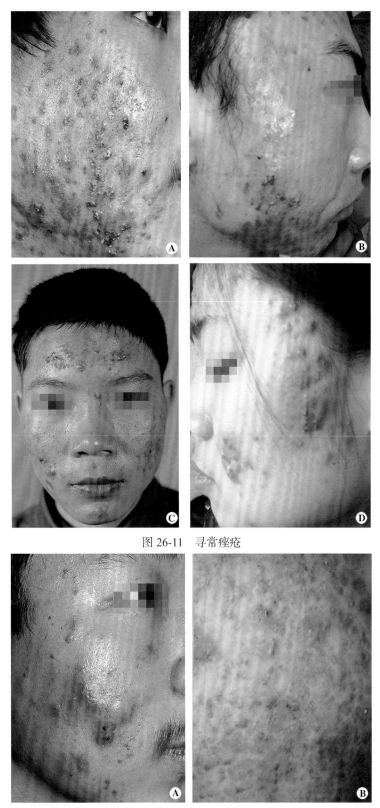

图 26-11　寻常痤疮

图 26-12　囊肿性痤疮

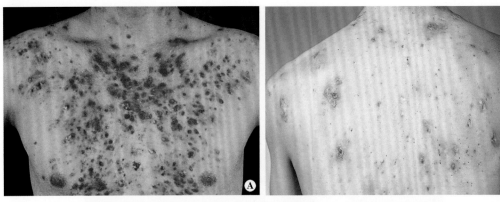

图 26-13　聚合性痤疮

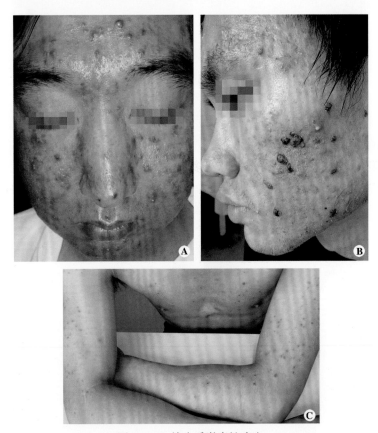

图 26-14　糖皮质激素性痤疮

26.15　瘢痕疙瘩性痤疮（acne keloidalis）　本型痤疮可导致肥大性瘢痕或萎缩性瘢痕，损伤容貌，也多见于身强力壮、健康情况很好的青年男性，痤疮损害较重，皮损数目较多，发生瘢痕疙瘩性痤疮与瘢痕体质有关。本病在颈部、前胸部、肩背部发生痤疮导致的大小不一的增生性瘢痕，质地坚硬，瘢痕中还有小粉瘤，明显影响容貌，有自觉痒痛，尤于阴雨天为重。本病比较顽固，在瘢痕明显的部位可于皮损内注射复方倍他米松注射液，每月 1 次，分次、分批地注射能使瘢痕缩小变平，并能止痒（图 26-15）。

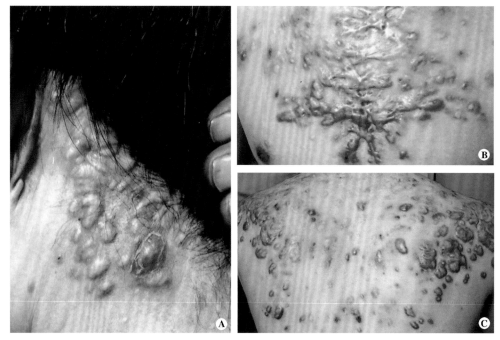

图 26-15 瘢痕疙瘩性痤疮

26.16 暴发性痤疮（acne fulminans） 本病为突然暴发严重损害的痤疮，可能是与痤疮丙酸杆菌有关的Ⅲ、Ⅳ型变态反应，多见于青年人，男性多见，好发于面部、颈部和躯干部。皮损为多发性炎性丘疹、结节、脓疱和囊肿，皮损较密集，融合成斑块。局部可有自觉疼痛，也可有糜烂和渗出，大大小小的皮损严重地破坏面容；患者面部皮肤油腻，也可有发热等全身症状。患者常悲观失望，精神状态差。本病需要使用维A酸制剂与抗生素联合治疗，外用过氧苯甲酰凝胶（图 26-16）。

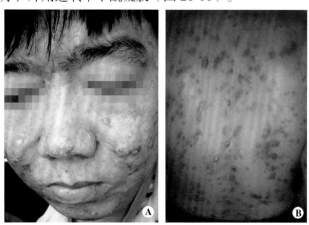

图 26-16 暴发性痤疮

26.17 干性脂溢性皮炎（seborrheic dermatitis sicca） 本病多见于老年人，男性多见，好发于面部、侧颈部。皮损为边界不清的红斑鳞屑损害，红斑上有糠秕状细小鳞屑，有自觉瘙痒，呈慢性经过，红斑与脂溢性皮炎表现类似，但鳞屑是干性的，面中部也可见皮脂溢出的情况。本病一般冬季重、夏季轻。外用弱效糖皮质激素制剂治疗，即能见效（图 26-17）。

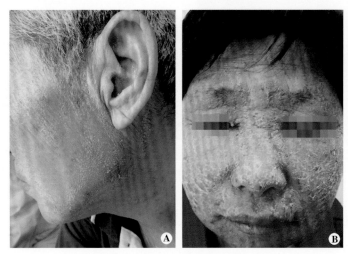

图 26-17　干性脂溢性皮炎

26.18　脂溢性银屑病（seborrheic psoriasis）　本病是银屑病中比较少见的一种类型，多见于成年人，男性比女性多见，好发于皮脂溢出部位如面、颈部、腹股沟和臀沟处。患者属于脂溢型皮肤，头皮、面部、胸腹部皮脂溢出较多的部位又出现片状浸润、潮红的银屑病损害，在皮脂溢出处银屑病的银白色鳞屑被皮脂浸渍，呈现油脂性鳞屑，故看不到银白色鳞屑，但皮损是清晰银屑病损害，表现为浸润性红斑，发于面部者还可见脂溢性皮炎侵犯眼睑而表现为脂溢性睑缘炎。对本型治疗以口服维 A 酸制剂为主，既能治疗银屑病又能抑制皮脂分泌（图 26-18）。

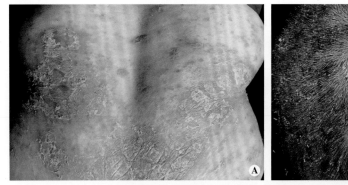
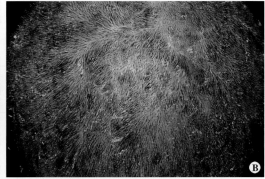

图 26-18　脂溢性银屑病

26.19　口周皮炎（perioral dermatitis）　本病又称为光感性皮脂溢出症（light sensitive seborrhea）及口周酒渣鼻样皮炎，多见于成年女性，但儿童、男性也可发生。本病与面部外用糖皮质激素制剂有关，病变仅发于口周，而双唇周围有一圈正常皮肤。皮损表现为红斑、丘疹、脓疱及脂性细小鳞屑。皮损可扩大到口周外、下颌、鼻孔下，呈对称性分布，无自觉瘙痒，但有不适及烧灼样感。治疗本病可口服、外用抗生素，阿达帕林凝胶或甲硝唑霜；长期使用糖皮质类激素的患者可口服四环素或米诺环素，外用他克莫司乳膏（图 26-19）。

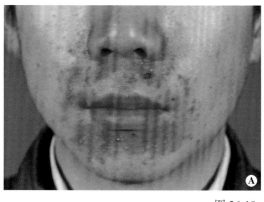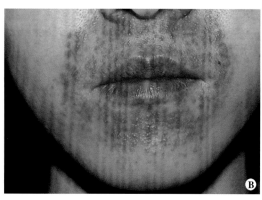

图 26-19 口周皮炎

26.20 面部播散性粟粒狼疮（lupus miliaris disseminanted faciei） 本病以前被列入结核性皮肤病，但皮损内始终找不到结核杆菌，结核菌素试验阴性或弱阳性，采用标准抗结核治疗无效，故考虑本病是与玫瑰痤疮相类似的一种肉芽肿样反应。多发于青壮年，男性比女性多见。皮损仅局限于面部，但上下眼周皮肤必被侵犯，呈双侧对称性分布。皮疹为炎性丘疹、结节，对皮肤的破坏性较大，即使早期给予有效治疗，愈后还是避免不了发生瘢痕，给病人带来精神负担。用玻片压迫丘疹和结节，可见棕黄色半透明的斑点。本病经过 1～2 年后可以自愈，但留有瘢痕。对本病的治疗目前已不采用抗结核药物，可口服糖皮质激素、四环素、氨苯砜或羟氯喹。遗留的瘢痕可以采用皮肤磨削术治疗（图 26-20）。

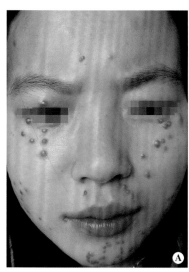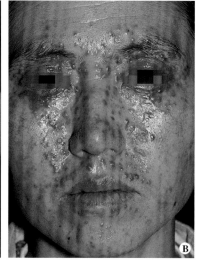

图 26-20 面部播散性粟粒狼疮

26.21 多汗症（hyperhidrosis） 本病多见于儿童和青壮年，发病率无性别差异，可能有家族史。多汗症好发于汗腺丰富的部位，如面、腋、前胸、后背、腹股沟及手掌、足跖处，平时出汗较多，精神紧张时出汗更明显，夜间入睡后出汗减少。面部多汗可满脸是汗水，腋下多汗可湿透衣衫，双手多汗可使双手浸渍、发白、发凉，写字时湿透纸张，双足多汗时可湿透鞋袜、足跖浸渍发白、皮肤被泡软。治疗本病可口服止汗剂如阿托品、普鲁卡因等药，但副作用较大，效果也不明显可外用收敛剂如 0.5% 醋酸铅溶液、5% 鞣酸溶液、10%甲醛溶液等（图 26-21）。

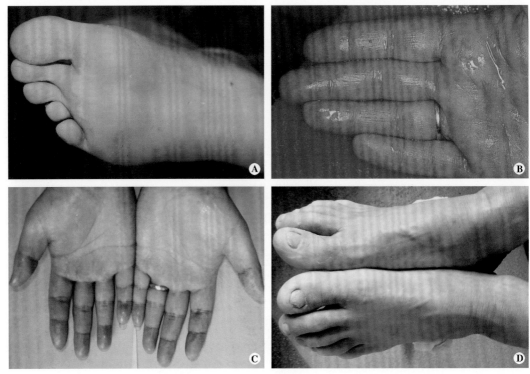

图 26-21　多汗症

26.22　臭汗症（bromidrosis）　本病多见于青壮年，男性比女性多见，好发于出汗多的双腋下、足跖、趾间和会阴部。感染的细菌、真菌作用于分泌的汗液、有机物产生饱和脂肪酸，出现臭味。腋下臭汗症（腋臭）和足部臭汗症影响患者的生活和工作和与他人的交往。治疗臭汗症主要是治疗多汗症，每日勤换洗衬衣、袜子，外用 1% 新霉素溶液，每日 2 次（图 26-22）。

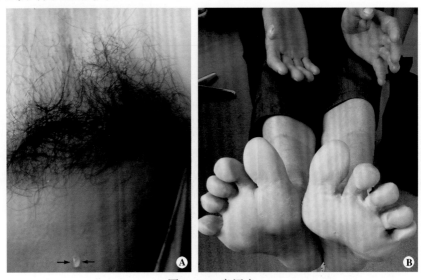

图 26-22　臭汗症

26.23　鼻红粒病（granulosis rubra nose）　本病有遗传倾向，好发于鼻尖部，多见于儿童，也可见于成年人，女性比男性多见。患者鼻部有多汗症，鼻尖上可见汗珠，鼻尖部出现红斑，可以扩大至鼻翼、颊、上唇和颏部，在红斑基础上有密集的针头大小圆形尖顶丘疹，偶尔可有水疱或脓疱。用玻片压迫皮损可消退，无自觉症状，只是鼻部多汗，极少数病人可伴有毛细血管扩张。本病到青春发育期皮损可消退，但有的病人持续不退。口服谷维素、外用 5% 鞣酸溶液治疗即可（图 26-23）。

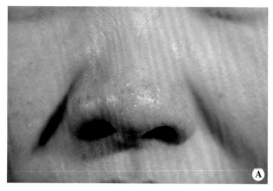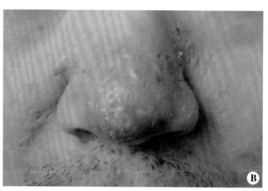

图 26-23　鼻红粒病

26.24　汗疱疹（pompholyx）　本病又称出汗不良（dyshidrosis），可发于任何年龄，但以儿童、青少年多见，发病率无性别差异。患者常伴有多汗症，多发于炎夏，好发于手掌、手指侧面及指间。皮损为粟粒或米粒大的水疱，水疱成群，为深在性水疱，呈半球形，高出皮肤，疱液清澈透明，陈旧后变为混浊，个别情况下水疱可群集成大疱；因角质层较厚，水疱不容易破溃，可以自行吸收、消退，可形成领圈状脱屑。治疗多汗症，可口服调节神经的药物，外用 5% 鞣酸溶液（图 26-24）。

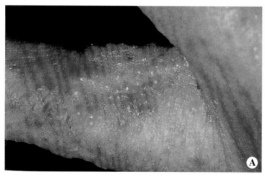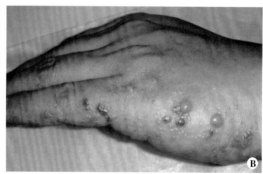

图 26-24　汗疱疹

26.25　大汗腺性痒疹（apocrine prurigo）　本病又称为 Fox-Fordyce 病，属于内分泌平衡失调导致的皮肤病，多见于青春发育期的女性，病变好发于腋部、乳房、耻骨部和会阴部，对称性分布。皮损为皮肤色针头大或绿豆大的圆球形毛囊性丘疹，坚实光亮，群集分布，但不相互融合，局部毛发稀少，有自觉瘙痒，妊娠时病情可好转，更年期时皮损才能消退。本病无有效治疗方法，口服维 A 酸制剂有一定的效果（图 26-25）。

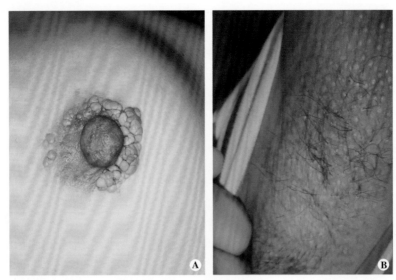

图 26-25   大汗腺性痒疹

26.26　斑秃（alopecia areata）　斑秃又称圆形脱发，可发于任何年龄，发病率无性别差异，多数病人是由于精神紧张、失眠等情况下发病。脱发可在头皮任何部位，包括眉毛亦可突然发生 1～2 块圆形脱发斑块，由于局部毛发完全脱落，头皮显得很光亮，略为稍低一些，无任何自觉症状，严重者头皮上可发生 20～30 块圆形脱发，使头部残留一些尚未脱落的头发，脱发的斑片大小不一，形状不定。斑秃是能自愈的，应告知患者精神不必太紧张，可予口服谷维素、多维元素片、镇静剂，外用 5% 斑蝥酊、2% 米诺地尔溶液（图 26-26）。

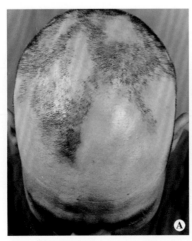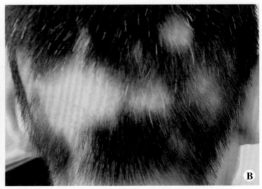

图 26-26   斑秃

26.27　全秃（alopecia totalis）　本病多发于儿童、青年和成年人，发病率无性别差异。全秃特指全头皮的毛发以斑秃的形式一块一块地脱落，最后导致全头皮的毛发脱落，称为全秃。本病表现为头皮上只残存很少的头发，好似剃光头一样，眉毛和睫毛也脱落，所以患者常戴帽或假发遮盖，也有画眉毛来诊者。正常头发剃光后可见毛囊口黑点，而全秃则看不到毛囊口的黑点。治疗本病可予服用胱氨酸、多维元素片，也可口服复方甘草酸苷每日 3 次、每次 2～3 片；可外用 5% 米诺地尔溶液等（图 26-27）。

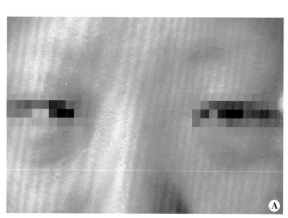
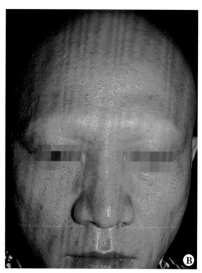

图 26-27　全秃

26.28　普秃〔alopecia universalis〕　本病多见于青壮年，儿童也可发生，发病率无性别差异。普秃的发病与精神刺激有明显关系。患者全身毛发突然全部脱落，头发、胡须、眉毛、睫毛、胸毛、腋毛和阴毛等均脱落，包括全身毳毛也全部脱落。患者皮肤很光滑，指趾甲混浊、肥厚、粗糙、凹凸不平。病人常戴帽画眉。普秃虽然严重，但部分患者的毛发可以再长出来。病人应服用镇静剂、多维元素片、甲状腺片，口服糖皮质激素治疗有效，宜小剂量、长时间治疗，这样长出来的毛发较持久，而且副作用较小（图 26-28）。

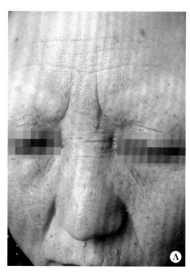
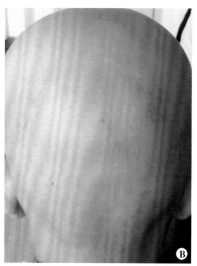

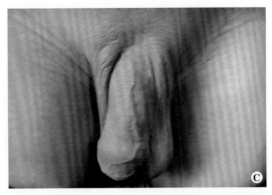

图 26-28　普秃

26.29　匐行性脱发（ophiasis）　本病由 Galen 首先报道，是斑秃中的一种特殊类型，"oph" 是蛇形的意思，"iasis" 是脱发的意思，所以也可称为蛇形脱发；好发于儿童或成年人，多在头皮的发际处如枕、颞、前额处脱发。在头发的边缘处脱发呈蛇形状，当脱发面积扩大后仅在头顶部有头发。本病属于斑秃范畴，所以可以重新长出头发。本病的治疗与斑秃相同（图 26-29）。

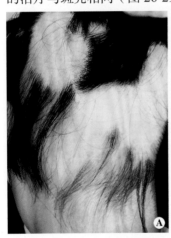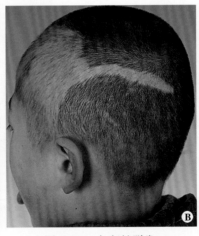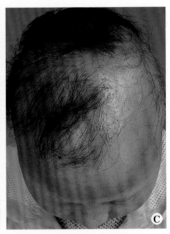

图 26-29　匐行性脱发

26.30　先天性脱发（alopecia congenitalis）　本病属于常染色体显性遗传病，有家族史，患儿出生时头皮上有稀疏的头发，以后全头部毛发完全脱落，呈亮泽、光滑的无发头皮，眉毛、睫毛也脱落，可伴有指甲、牙齿和骨骼的畸形，少数病人青春发育期在性激素的作用下长出一些毛发，但不久还会脱落。本病使用任何促毛发生长的药物均无明显效果，可以试用 5% 米诺地尔溶液治疗或者戴假发（图 26-30）。

26.31　假性斑秃（pseudopelade）　本病最早由 Broeq 报道，又称为瘢痕性脱发（alopecia cicatrisata），特指头皮上原因不明地发生象瘢痕一样的脱发斑片。病变表现为斑片状或长条形脱发区，该处头皮萎缩、无鳞层，脱发区清晰明划，无自觉症状。患者也可以伴有指甲改变。诊断本病有以下标准：①不规则、融合的脱发斑片；②头皮有中等程度的萎缩；③早期在毛囊周围有红斑；④男女比例为 1 : 3，女性比男性多见；⑤慢性经过，病程至少 2 年以上。本病无有效治疗方法，只有做毛发移植术（图 26-31）。

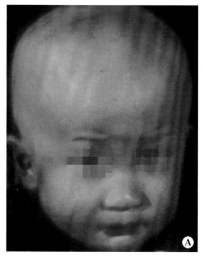
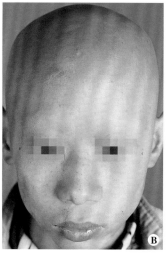

图 26-30 先天性脱发

26.32 男性型脱发（male pattern alopecia）

本病又称为男性雄激素性脱发（androgenetic alopecia in man），过去被错误地称为脂溢性脱发，多见于 30 岁以上男性，可有家族史。患者的头皮油脂较多，每日脱发 100 根以上，前头部、双额角头发脱落，额角上移，进一步发展可使头顶部毛发全部脱落，而双侧颞部和枕后毛发完整无缺。患者体内雄激素水平较高。口服非那雄胺 1mg，每日 1 次，长期服用，或外用 5% 米诺地尔溶液治疗（图 26-32）。

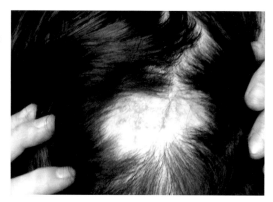

图 26-31 假性斑秃

26.33 女性型脱发（women pattern alopecia）

本病又称女性型雄激素性脱发（androgenetic alopecia in women），多见于 30 岁以上的女性，属于脂溢性皮肤，头皮上油脂分泌较多，其脱发与男性型脱发一样，在头顶部油脂较多的头皮上发生脱发，每日脱发 100 根以上，毛发日渐稀少，暴露出头皮。毛发只是稀少，而且在前头部会留下一条窄的毛发带，不会形成全"谢顶"。严重者头顶部只有稀疏的毛发，双侧颞部、后头部毛发全部正常。本病口服胱氨酸、抗雄激素制剂如环丙氯地孕酮、达英 -35，还可外用育发露等治疗（图 26-33）。

26.34 药物性脱发（alopecia medicamentosa）

抗癌药物，如烷化剂中的氮芥、氧氮芥、环磷酰胺等，抗代谢类，如甲氨蝶呤、氟尿嘧啶，植物碱类如长春新碱、秋水仙碱，其他类如顺铂，还有醋酸铊，现在用于毒杀老鼠，这些药物抑制了毛发的生长周期，使之直接进入休止期而使毛发大批地脱落，形成"秃顶"。患者全头无毛发，这会令女性癌症病人对使用化学抗癌治疗产生顾虑，但停用化疗药后，毛发可以完全恢复正常（图 26-34）。

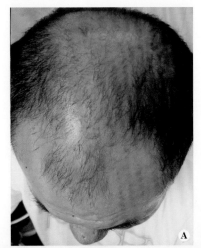

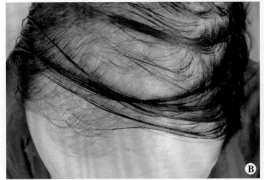

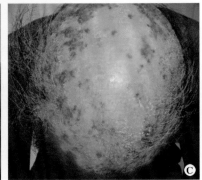

图 26-32　男性型脱发

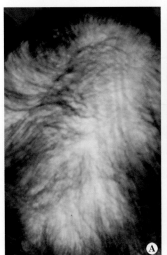

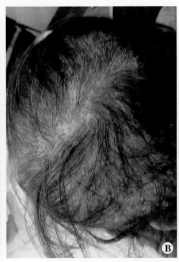

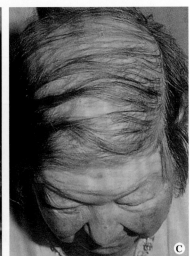

图 26-33　女性型脱发

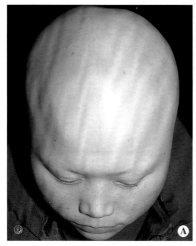
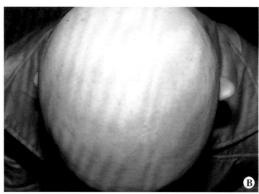

图 26-34 药物性脱发

26.35 外伤性脱发（traumatic alopecia） 本病多见于女性留长发者，因事故或违反操作规则，将头发卷进机器中，造成头皮撕脱的外伤，愈后遗留瘢痕，不能再生出毛发。对已形成瘢痕者毫无治疗方法，只能戴假发。（图 26-35）。

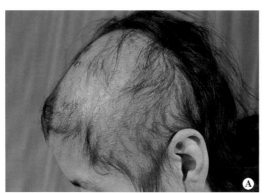
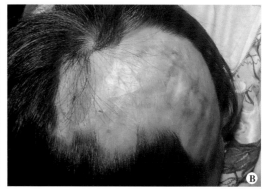

图 26-35 外伤性脱发

26.36 药物性多毛症（hypertrichosis medicamentosa） 本病又称医源性多毛症（iatrogenic hypertrichosis），在临床上常见，因长期应用糖皮质激素、睾酮、青霉胺、苯妥英钠、补骨脂素、米诺地尔、二氮嗪和环孢素等药物在收到疗效的同时会发生多毛症的副作用。本病表现为有毛发的部位毛发更密、更长，无毛发的皮肤上也可长出毛发，有的人满脸都是毛发，如猿猴状，胸毛很长，女性双前臂也长出毛发。本病患者停用促进毛发生长的药物后，毛发生长即能停止（图 26-36）。

26.37 痣性多毛症（nevoid hypertrichosis） 本病既是色素痣又是多毛症，俗称毛痣，多见于儿童和青年，可发于体表任何部位，多数患者为出生后 1～2 年开始发生，有的于 10 余岁开始发病。皮损为形态不一的大片色素痣，在色素痣上有又黑又粗又密的毛发，覆盖在整个痣上，痣发展到一定程度就不再扩大，虽然无自觉症状，如发生在裸露部位者，影响外观。治疗本病可以作手术切除植皮术，可用激光治疗，但会留下些瘢痕（图 26-37）。

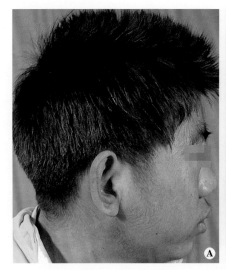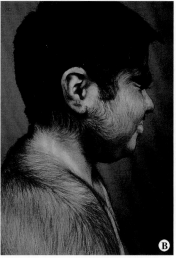

图 26-36 药物性多毛症

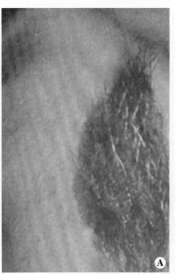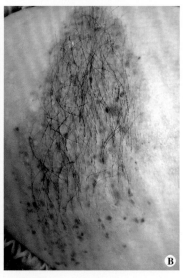

图 26-37 痣性多毛症

26.38 局限性多毛症（hypertrichosis partialis） 本病分先天性与后天性两种，先天性者为出生后某一处皮肤毛发较多，婴幼儿时多毛症处有不明显的毳毛，进入儿童期和青春发育期时局部有呈束状、簇状的毛发，色黑、粗细不一；后天性者多见于青少年，在后腰骶部正中线处有一簇又黑又长的毛，基底部稍宽，集簇的毛束稍细，形成"山羊胡子"状；这种多毛症常伴有不同程度的脊柱裂，严重者可因脊膜膨出而出现神经压迫症状。多毛症的毛多长在非胡须部位，影响外观。治疗本病现在多采用激光去除，将毛分次分批一根一根地去掉，直到全部去除（图 26-38）。

26.39 小棘状毛壅病（trichostasis spinulosa） 本病属于毛发疾病。多见于青壮年，发病率无性别差异，好发于侧颈部或躯干。皮损为黑头粉刺样角化丘疹，从浅褐色斑点到深黑色毛囊性小丘疹，融合成斑片状，状似黑头粉刺样，轻型只是毛囊口有浅褐色斑点，重型则为深黑色角质栓塞物充满毛囊口，可挤出，如同黑头粉刺样。本病的特点是挤出的黑色角质栓塞物在显微镜下检查所见是由数根至数十根毳毛所组成，无自觉症状。治疗本病可外用 10% 尿素软膏或 10% 水杨酸软膏包敷，可将毛壅小棘去除（图 26-39）。

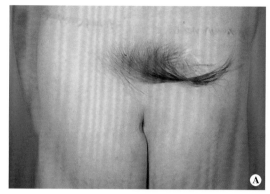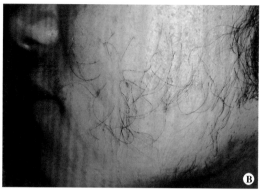

图 26-38　局限性多毛症

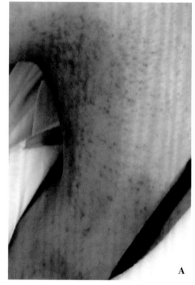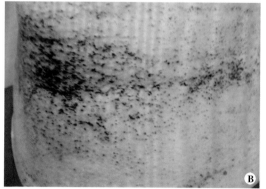

图 26-39　小棘状毛壅病

26.40　扭曲发（pili torti）　本病属于常染色体显性遗传病，为头发发育缺陷所致，多见于儿童，女性比男性多见。本病的毛发沿着发干长轴旋转扭曲，因为扭曲也有一段稍粗、一段稍细而且稍扁平，毛发干燥、无光泽、质脆，容易在头皮上 4～5cm 处折断，因而毛发长不长。由于毛发沿长轴扭曲，不是沿同一方向生长，故毛发呈蓬松杂乱状，梳不整齐。患者可能会伴发牙齿排列不整齐或智力低下。对本病的治疗为给予服用多维元素片，每日顺毛发长轴方向梳理，按摩头皮可能会有改善（图 26-40）。

26.41　念珠状发（monilethrix）　本病为常染色体显性遗传病，与毛发发育缺陷有关，多见于儿童，发病率无性别差异。本病患者的全头部毛发呈念珠状，即发干一节粗、一节细，粗细相间，毛发在较细处容易折断而脱落，因此毛发长不长，也梳不拢，触摸时感头发

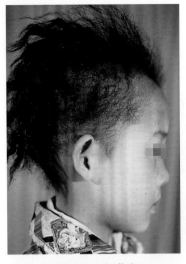

图 26-40　扭曲发

粗糙。在侧头皮处有毛囊角化样丘疹，是念珠状毛发长不出头皮所致。因发干呈念珠状，生长方向不同，所以毛发少而蓬松，不易梳理。本病无有效治疗方法，可口服多维元素片、胱氨酸片，以及经常做头皮按摩（图 26-41）。

26.42　羊毛状发（woolly hair）　本病属于遗传性疾病，为毛发结构畸形，多见于儿童，女性比男性多见。本病患者出生时头发较细软，稍有卷曲，以后在生长过程中全头部头发均较细软，发干长不长而散乱，有不规则分布的少许白发。病人很少发生脱发。口服多维元素片、胱氨酸等对本病稍有帮助，也可以染发来矫正（图 26-42）。

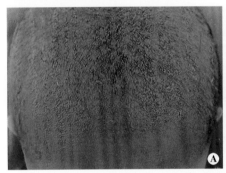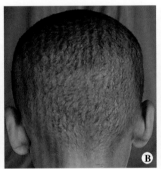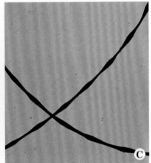

图 26-41　念珠状发

26.43　早年灰白发（premature graying of hair）　本病俗称"少白头"（juvenile poliosis），可能与遗传有关，常有家族史，多见于 10 ～ 20 岁左右者，男性比女性多见。患者的头发比较粗壮、密集，但全头部会出现稀疏散在的白发，以后可逐渐或突然增多。骤然发生白发者可能与精神因素、营养状况有关。一些皮肤病发生在头皮，也可使局部毛发变白，如白癜风、斑秃等。本病无特殊治疗方法（图 26-43）。

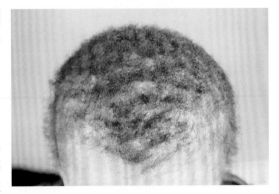

图 26-42　羊毛状发

26.44　甲沟炎（paronychia）　本病是由金黄色葡萄球菌或念珠菌等感染甲沟而发病。急性甲沟炎是指在一个指甲的后甲皱区发生急性炎症，表现为局部红、肿、热、痛，可以形成甲下脓肿，可呈搏动性跳痛，令患者疼痛难忍。慢性甲沟炎多由念珠菌感染引起，成年人多见，女性比男性多见。本病呈慢性经过，甲沟缓缓潮红、水肿、有压痛，表皮剥脱、甲皱化脓，甲板不光滑，粗糙有沟纹。当炎症侵犯整个甲皱襞时，甲板会松动，直至脱落。急性甲沟炎的细菌培养为金黄色葡萄球菌等，慢性甲沟炎培养大多为念珠菌等。治疗急

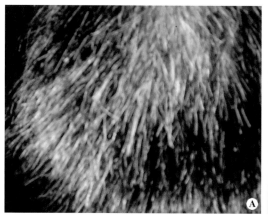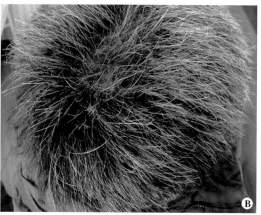

图 26-43 早年灰白发

性甲沟炎时可全身或局部应用抗细菌药物如阿莫西林、莫匹罗星软膏等，而慢性甲沟炎需要口服或外用抗真菌药如伊曲康唑或联苯苄唑乳膏等（图 26-44）。

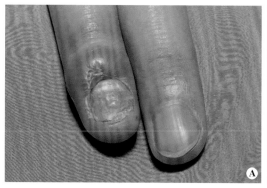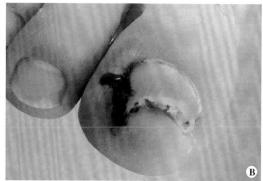

图 26-44 甲沟炎

26.45 厚甲症（pachyonychia） 临床上多见的是先天性厚甲症，多见于儿童，男性比女性多见。本病 20 个甲板为均一性混浊、肥厚，呈暗色，表面及远端不光滑、粗糙、不齐，触之甚硬，甲板生长缓慢。可以伴有掌跖角化症。本病在临床上用各种药物治疗均无效，服用维 A 酸制剂有效，甲板能变薄，但停药后会复发（图 26-45）。

26.46 反甲（koilonychia） 本病又称为匙状甲（spoon nail），病因复杂，可由缺铁性贫血、长期手部劳动、生活在高原地区甲缺氧等原因引起，也与家族性的遗传因素有关。本病在临床上多见于成年人，儿童也可发病，男性比女性多见。本病变可以发生在 1～2 个甲板，也可发生于 10 个指甲，趾甲也可受累。甲板厚度正常，甲板呈弧状向下凹陷，正中凹陷最深，故整个甲板呈汤匙样。反甲外形与正常甲相反，正常甲板上滴水珠不会停留，而反甲可承载 2～3 滴水珠不会流掉，甲廓周围有角化增厚、粗糙。凹陷较深者有自觉疼痛。临床上应治疗引起反甲的疾病，服用多维元素片，也可试用药物剥甲治疗，可能会长出正常甲（图 26-46）。

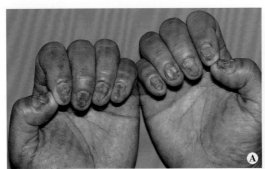
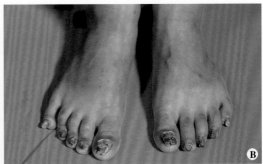
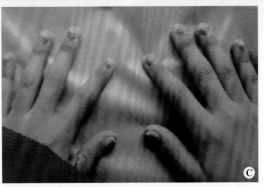

图 26-45　厚甲症

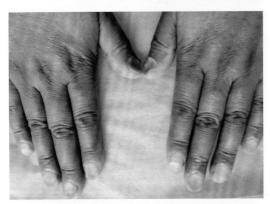

图 26-46　反甲

26.47　甲横沟（transverse furrows of nail）　本病又名 Beau 线，表现为甲板上出现横行的凹陷，属于甲板生长过程中一度受阻而发生的甲板横沟，最常见的是由急性传染病、严重外伤等引起。本病可以一个甲或多个甲发病，一个甲上可以有一条或数条横沟，每一个甲的横沟在同一水平线上。抑制代谢的化疗药物、缺氧、甲状腺功能亢进也可导致发生本病。本病可服用维生素类药物如多维元素片治疗（图 26-47）。

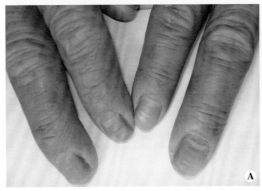
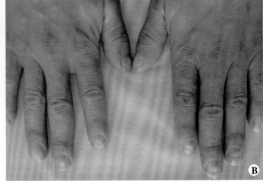

图 26-47　甲横沟

26.48 20甲营养不良症（twenty nails onychodystrophy） 本病分为先天性和获得性两种，先天性者出生后20个甲均有混浊、肥厚、甲板不光滑，上有许多沟纹；获得性者见于许多慢性、难治性皮肤病伴发20甲营养不良，表现为甲板混浊，表面粗糙、无光泽、变厚、碎裂等。本病的营养不良（dystrophy）不是指营养缺乏，而是指甲板混浊、肥厚、变形如营养不良样，因此补充各种营养药物是无效的，对患者的全身检测也无营养缺乏的证据。本病无有效疗法，可尝试口服多维元素片等治疗（图26-48）。

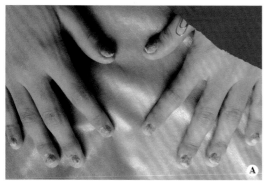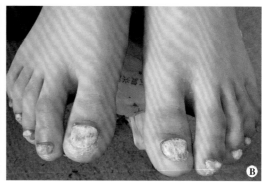

图 26-48 20甲营养不良症

26.49 甲分离症（onycholysis） 本病的发生与某些营养物质缺乏有关，有的为全身性皮肤病伴发甲分离，有的病人找不出发病原因，多见于成年人或青年人，女性比男性多见，一般好发于指甲，常发生于双手，可以是一至数个指甲，也可以是10个指甲均发生甲分离，从甲板远端开始发生甲板与甲床分离，以后向近端发展；每个指甲发展的程度不一样，严重者可见远端甲板几乎全分离。甲分离症影响患者的工作和生活，分离的甲板下容易藏污纳垢。对本病的防治应注意保护甲板，防止受伤，服用多维元素片，做手指按摩（图26-49）。

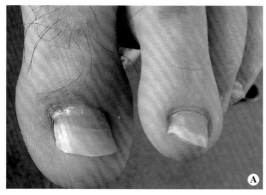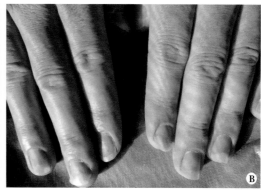

图 26-49 甲分离症

26.50 甲萎缩（onychatrophy） 单个甲板萎缩为获得性的，可能是外伤使甲床受损，萎缩后发生甲板缺失。10个指甲萎缩常为先天性的，例如先天性外胚叶发育不良可以发生甲萎缩、营养不良性大疱性表皮松解症的大疱发于指端导致甲萎缩。本病的临床表现为甲床上无甲板保护，只有萎缩的甲床，因甲母已破坏，不可能长出甲板。患者应注意小心保护指甲，防止外伤。目前本病尚无有效治疗方法（图26-50）。

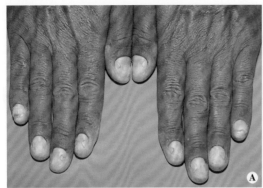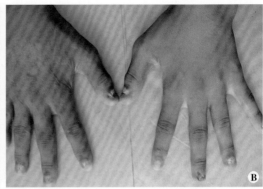

图 26-50　甲萎缩

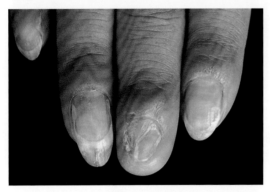

图 26-51　甲胬肉

26.51　甲胬肉（pterygium unguis）
甲胬肉是指甲床上无甲板而为胬肉所代替。病甲根部轻度肿胀，甲床近端有胬肉样增生，根部稍微高一些，向前逐渐变平，以胬肉的形式覆盖在甲床上，也可以残留一些甲板。本病无有效治疗方法，应注意防止外伤（图 26-51）。

26.52　甲纵裂（longitudinal split of nail）
甲纵裂可以由许多种疾病引起，如贫血、肝炎、糖尿病、雷诺病等，也有的病因不明。本病多见于婴幼儿或成年人，大多数发于两拇指，纵裂发生在拇指的正中，从远端向近端发展，前宽后窄呈楔形，一般无自觉症状。可予服用小儿善存片治疗，经常按摩局部会有改善（图 26-52）。

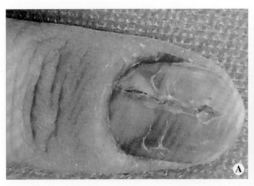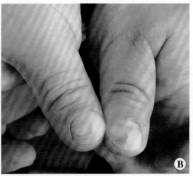

图 26-52　甲纵裂

26.53　营养不良性沟状中线甲（dystrophia unguis mediana canaliformia）　本病有的病例有外伤史，有的病例病因不明，常在无意中发现甲板病变，多见于成年人，男性比女性多见。本病好发于拇指，而且只发生于甲板正中，双侧发生，但双侧甲板的改变不一定同步。双侧拇指甲板正中有嵴状小沟，双侧纵向排列，表面粗糙，不光滑，甲板病变处有色素改变。服用多维元素片，经常对手指关节进行按摩，用指甲锉刀把病变处锉平，有可能自愈（图26-53）。

26.54　白甲症（leukonychia）　白甲症是指甲板变成白色，可能是由于轻微外伤或营养不良、遗传性疾病等引起，可以分为4型。点状白甲（leukonychia punctata）：甲板上有数个白色小点，整个甲板是光滑平整的，生活中常可见到；线状白甲（leukonychia striata）：可能与遗传有关，在甲板上有横行的1～2条白色线条，一般为对称性，双侧发生；局限性白甲（leukonychia partialis）：可能患有某些系统性或代谢性疾病，甲板为局部变白，可以发生于数个指甲；全白甲（leukonychia totalis）：属于常染色体显性遗传病，多见

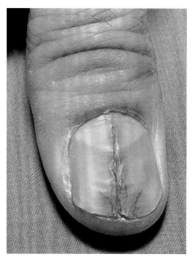

图 26-53　营养不良性沟状中线甲

于儿童，也可见于成年人，发病率无性别差异，20个指、趾甲全部呈白色，甲板也稍微变薄。治疗本病可予以口服多维元素片，在手指末节经常进行按摩（图26-54）。

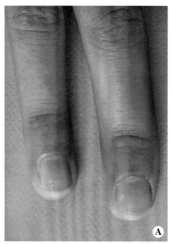
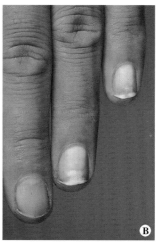
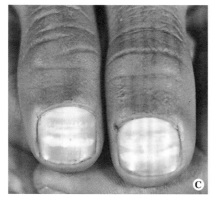
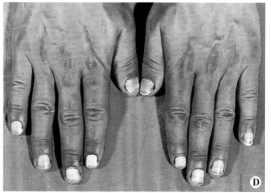

图 26-54　白甲症

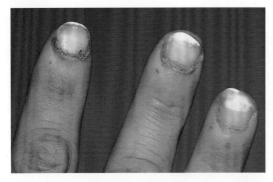

图 26-55　Terry 甲

26.55　Terry 甲（Terry nails）　Terry 甲是甲远端 1～2mm 处呈现一条横行的正常粉红色甲板，甲板质地正常，只是远端甲板呈白色。本病可发生于肝硬化、先天性心脏病和糖尿病病人，这种表现在传染病院的肝炎病房中常能见到。对本病应以治疗原发病为主（图 26-55）。

26.56　黑甲（melanonychia）　黑甲是指甲板呈黑色。造成黑甲的原因与皮肤疾病、内科疾病或药物治疗有关，多见于老年人，可以是一个指（趾）甲变黑，也可以 10 个指（趾）甲变黑。本病可见于黑棘皮病、Addison 病、色素沉着 - 肠息肉综合征、维生素 B₂ 缺乏等疾病；口服抗癌药物、米诺环素、抗艾滋病药齐多夫定和金制剂也可导致甲板变黑。对本病应治内科疾病或停用致病药物，可口服多维元素片及维生素 C（图 26-56）。

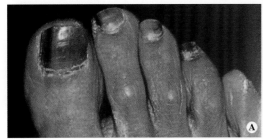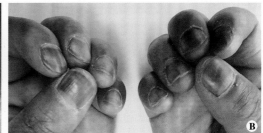

图 26-56　黑甲

26.57　黄甲（yellow nail）　黄甲发生于慢性淋巴水肿、胸膜渗出、慢性肺部感染（如肺脓肿）、全身免疫性疾病和恶性肿瘤等疾病病人中，使用金制剂或 D- 青霉胺等药物也可发生。本病表现为甲板变厚，甲板呈黄色或黄绿色。服用维生素 E 或伊曲康唑治疗有效（图 26-57）。

图 26-57　黄甲

26.58　甲下出血（subungual hemorrhage）　临床上常见甲板下出血，多数是因指（趾）被砸、挤或踩踏等外伤所致，常在无意中发生。本病的临床表现为在完整的甲板下可见深黑色的淤血，甲板稍稍增高，无自觉症状，多见于壮老年。本病与甲黑素瘤不同，甲下出血只在甲床上出现，而在甲皱裂上有分明的界限，无破坏性，可自行吸收消退；甲黑素瘤在甲襞上无分界线，具有破坏性，呈进行性加重。甲下出血无需特殊治疗，观察即可（图 26-58）。

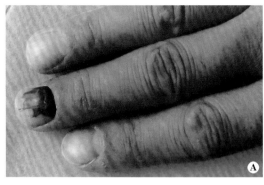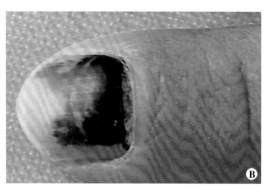

图 26-58　甲下出血

26.59　纵 向 黑 甲（longitudinal mela nonychia）　本病呈一条纵行色素带，纵向黑甲的宽度不一，色素均匀，边缘整齐，常位于甲正中稍偏向一侧，仔细检查甲小皮处组织仍正常，患者无任何自觉症状。对本病可定期观察，试服用维生素 C（图 26-59）。

26.60　甲母痣（nevus of nail matrix）　本病又称为甲板下痣（subungual nevus），多见于儿童和青年，好发于手指，也可发于足趾。本病表现为在甲皱襞的甲小皮下有黑

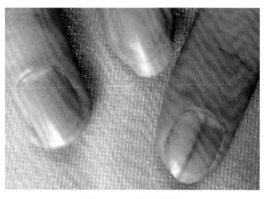

图 26-59　纵向黑甲

素痣，它所含的黑色素随着甲板的生长而纵行分布于甲板，其宽度在 3 ～ 10mm 之间，前后宽度一样，直达甲板前缘，这种色素带刮除不掉，无自觉症状。做甲外科手术时可见甲母处有色素痣，只有把色素痣切除后色素带才能去除（图 26-60）。

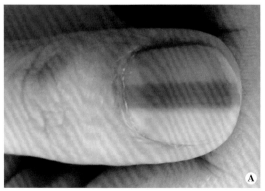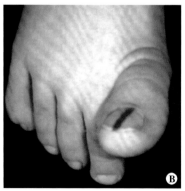

图 26-60　甲母痣

26.61　腐蚀剂甲下坏死（corrosion induce subungual necrosis）　强酸、强碱等化学物品不慎溅到手指处，马上即有烧灼、疼痛感，应尽快用清水冲洗，但强酸碱已腐蚀软组织，形成了严重的组织坏死，伤者疼痛剧烈，可见甲板下和甲周围均为黑色皮肤坏死。本病的紧急处理方法为将化学物品冲洗干净，无须包扎，口服抗生素预防感染（图 26-61）。

26.62 黑白对半甲（black and white half and half nails） 甲板正中稍稍高起，甲板半侧呈正常甲色，光滑，同侧甲半月也正常；另半侧甲板呈黑色，表面不光滑、粗糙，甲小皮处正常，但甲半月消失。还有一种对半甲（half and half nails）为远端甲板呈红色、粉红色或褐色，而近端甲板呈白色，两种颜色中界线很清楚。本病以对症治疗为主，可用指甲锉锉平甲板，锉不掉颜色（图 26-62）。

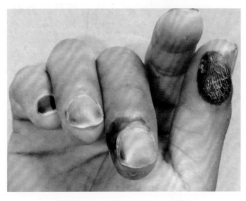

图 26-61　腐蚀剂甲下坏死

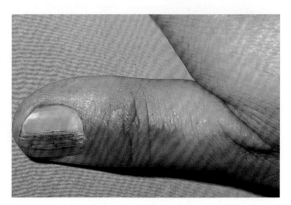

图 26-62　黑白对半甲

26.63 绿甲（green nail） 绿甲可以有两种形态，一种是甲分离区即甲远端呈绿色，近端为正常甲；另一种是有纵向的绿色甲带，但在远端仍有甲分离，因面积小而呈纵向绿甲。绿甲均为铜绿假单胞菌（*Pseudomonas aeruginosa*）感染所致，甲板下呈绿色病损（图 26-63）。

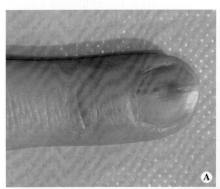
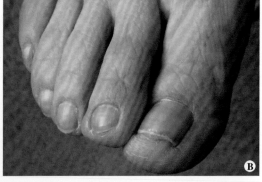

图 26-63　绿甲

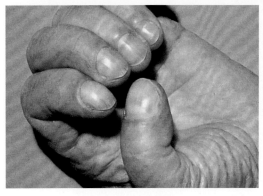

图 26-64　杵状甲

26.64 杵状甲（clubbing nail） 杵状甲的甲板与指末端共同形成杵状，即甲板面积增大，向上隆突和两侧弯曲，致指（趾）末端明显呈鼓槌状。末节手指与甲板之间的正常夹角（Curth 角）为160°；而杵状甲则因甲板隆突使其夹角为180°或更大。这种甲病多见于肺功能差的肺气肿、肺脓疡的病人。杵状甲只是一个体征，无有效治疗方法，原发病治愈后杵状甲能改善（图 26-64）。

26.65　顶针甲（nail pitting）　银屑病病人的皮损上出现银白色鳞屑的原因是表皮角质层内有灶性角化不全。当银屑病损害侵犯到指关节末端影响甲板生长时，其病理改变仍有灶性角化不全，影响到甲板表面，灶性角化不全脱落后便形成了甲板的顶针现象，这是银屑病甲的特征性改变，表现为甲板有针尖大小的凹陷。银屑病治愈后顶针甲可望消失（图26-65）。

26.66　球拍状甲（racquet nails）　本病为一种常染色体显性遗传病，可有家族史，自幼发病，发病率无性别差异，大多数只发于拇指，甲板末端变宽、变平，甲板面也变平，像球拍状。造成球拍状甲的原因是远端指、趾节缩短所致。因本病不影响功能故无需治疗（图26-66）。

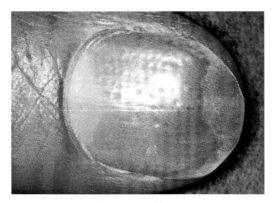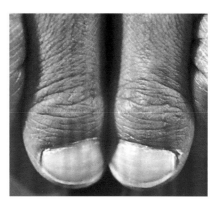

图26-65　顶针甲　　　　图26-66　球拍状甲

26.67　厚甲（pachyonychia）　厚甲是甲板的厚度超过正常甲板厚度的数倍。常见于高龄老年人，全甲板高度增厚，像小山丘样，完全是由于角质物堆积而成。因为甲近端有甲小皮而不可能增厚，而甲远端则明显增厚，厚甲的甲板呈远高近低像山坡样。患者应及时修剪指趾甲（图26-67）。

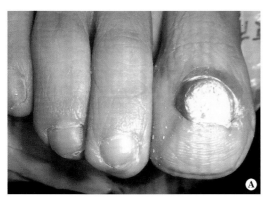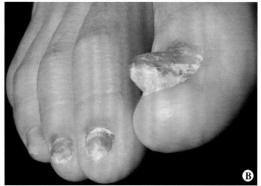

图26-67　厚甲

26.68　毛玻璃样甲（ground glass nail）　本病多见于儿童或壮老年人，女性比男性多见，好发于指甲，也可发于趾甲。本病的甲板表面有纵行细条纹，使整个甲板表面呈毛玻璃样，它可以侵犯一个指甲或趾甲，也可侵犯10个指甲，其发病原因可能与内脏疾病、长期高热、缺乏营养等情况有关。本病可予患者服用多维元素片和钙片，外用10%尿素软膏等治疗（图 26-68）。

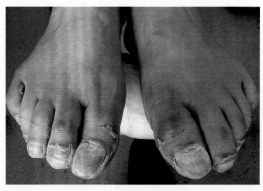

图 26-68　毛玻璃样甲

第二十七章 黏膜疾病
（diseases of the mucous membranes）

27.1 接触性唇炎（contact cheilitis）

本病也称慢性唇炎（chronic cheilitis），为接触某些致敏或刺激物而引起唇红部黏膜的慢性炎症，如化妆品、刺激性食物、牙膏等。本损害表现为口唇黏膜潮红、干燥、发皱、脱屑，有浅皲裂，有自觉局部不适，患者常会用舌头去舐患处，使病情呈慢性化。对本病的治疗应尽可能除去致敏物或刺激物，外用弱效糖皮质激素乳膏（图27-1）。

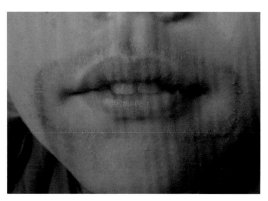

图 27-1　接触性唇炎

27.2 剥脱性唇炎（exfoliative cheilitis）

本病是因为使用了含有刺激或致敏性物质的唇膏、洁牙剂和漱口液引起刺激或过敏而发生的唇黏膜剥脱，还有一种可能是唇红处用了光敏剂。现在较常见的是口服维A酸制剂会发生剥脱性唇炎，表现为上、下唇黏膜原发性的剥脱、轻度炎症、水肿，唇红上沾有尚未剥脱掉的黏膜碎屑，患者自觉局部发紧、发干，很不舒服。治疗上应尽可能除去造成疾病的原因，外用弱效糖皮质激素乳剂（图27-2）。

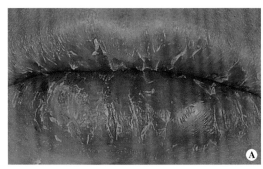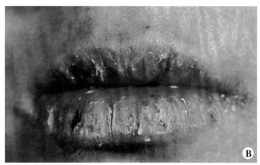

图 27-2　剥脱性唇炎

27.3 光化性唇炎（actinic cheilitis）

本病多见于长期户外活动者，因长期受日光照晒且因为阳光是从高空中照射下来，所以下唇损害比上唇重，唇红处黏膜干燥、皱瘪，有层层上皮剥脱，唇黏膜轻度增生、皲裂，最后可以发生黏膜变性，形成癌变。对本病的防治为在户外劳动应注意防晒，戴遮阳帽，唇红处保护性外涂凡士林，已癌变者应予切除（图27-3）。

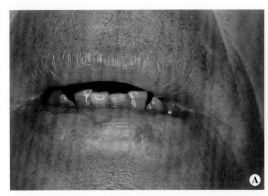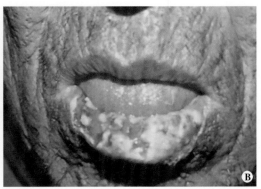

图 27-3　光化性唇炎

27.4　腺性唇炎（cheilitis glandularis）　本病是一种慢性炎症反应，慢性刺激、特应性反应，人工性或光化性损害引发黏液腺的强烈反应，可分为单纯性腺性唇炎和脓肿

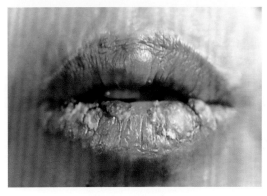

性唇炎，前者多见于成年人，好发于下唇，男性比女性多见。临床见下唇部肿胀，口唇外翻，黏液腺导管开口扩大呈囊肿样，触诊有囊肿样或砂粒样感觉，唇黏膜缺损后有黏液渗出，并形成胶质样膜覆盖于唇红处，夜间干燥后上、下唇黏膜会粘在一起；脓肿性腺性唇炎是在单纯腺性唇炎基础上发生继发细菌感染所致，治疗上较难，于病损内注射复方倍他米松注射液能减轻症状（图 27-4）。

图 27-4　腺性唇炎

27.5　肉芽肿性唇炎（granulomatous cheilitis）　本病又称为 Miescher 唇炎，是一种持久性巨唇症，病因不明，多见于成人，女性比男性多见，既发于下唇，也发于上唇。本病从唇红部开始，隐袭性发生水肿，有的病人上唇肿胀明显，有的病人下唇肿胀明显。上、下唇肿胀缓慢地发展、扩大，向下可达下颌部，向上可达鼻孔部，呈缓慢地进行性地持续肿胀，患者自觉局部发木、发胀。本病治疗较困难，在病损内注射复方倍他米松可有效（图 27-5）。

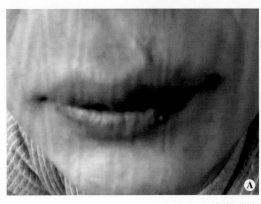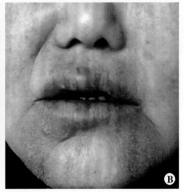

图 27-5　肉芽肿性唇炎

27.6　浆细胞性唇炎（plasmacell cheilitis）　　本病又称浆细胞性腔口黏膜炎或浆细胞性牙龈炎，多见于成人，好发于上、下唇。本病变的唇黏膜处有界线清楚的、漆样光泽的浸润性暗红色斑块，容易发生糜烂、结痂，呈慢性经过。本病与浆细胞性龟头炎（balanitis plasmacellularis）为同一种疾病，只是侵犯不同部位。组织病理学检查的特点为浆细胞浸润。对本病外用弱效糖皮质激素剂治疗有效（图 27-6）。

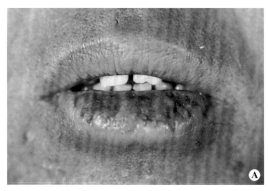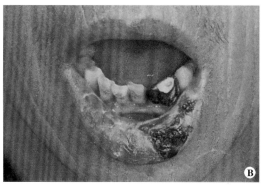

图 27-6　浆细胞性唇炎

27.7　口角唇炎（angular cheilitis）　　本病也称传染性口角炎（Perleche），多见于农村儿童、城市戴义齿的老年人。患有痴呆症病人因经常流口水，两口角处因过于潮湿、浸渍而发白、浅皲裂，可以有脱屑或结痂，可有自觉疼痛、出血，少数情况下会有细菌感染。治疗本病可外用弱效糖皮质激素或莫匹罗星乳膏（图 27-7）。

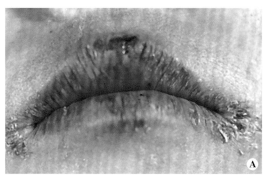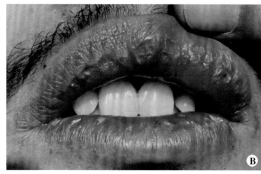

图 27-7　口角唇炎

27.8　固定性药疹（fixed drug eruption）　　唇部是药物不良反应的好发部位，可发于任何年龄，发病率无性别差异。通常固定性药疹除在光滑皮肤处发生外，也常发生在皮肤黏膜交界处，如口唇和外生殖器等处，多为抗生素、磺胺类、止痛药、退热药等引起，服药后半天到 3 天之内即可发生药物反应性皮损。固定性药疹为一圆形红斑，有渗出或形成水疱，而且是每次发作均固定在同一部位，愈后留有色素沉着，发作次数越多，色素沉着越明显；每次发作经 1 ~ 2 周即能消退。治疗本病可外用弱效糖皮质激素霜剂，每日 2 次，数日后即可治愈（图 27-8）。

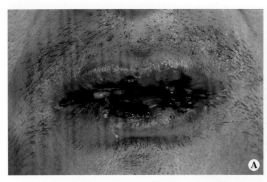
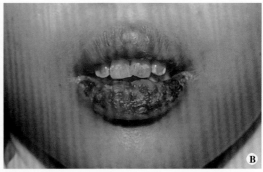

图 27-8　唇固定性药疹

27.9　盘状红斑狼疮（discoid lupus erythematosus of the lip and buccal mucosa）

红斑狼疮侵犯口腔、黏膜的发病率在口唇为 23%、在口腔黏膜为 18%，主要侵犯颊黏膜，约有 30% 的病例先从口腔黏膜开始发病。本病于唇红部的表现为浸润、潮红、糜烂，中央稍凹陷，周边稍高起，或为表浅性糜烂、结痂；在颊黏膜的损害为糜烂，其上有白色角化性斑纹，边缘处可有独特的放射状排列的毛细血管扩张，患者自觉症状轻微，或有刺痛感、烧灼感，病程为慢性。对本病可给予患者服用羟氯喹或外用弱效糖皮质激素治疗（图 27-9）。

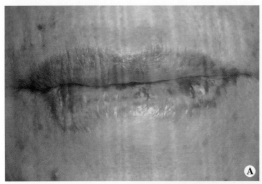
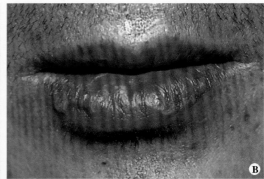
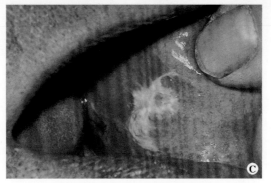

图 27-9　唇和颊部盘状红斑狼疮

27.10　多形红斑（erythema multiforme of the lip）

多形红斑是一种变态反应红斑性皮肤病，多见于儿童和成人，发病率无性别差异，既可发生于皮肤，也常累及口腔黏膜，冬季比夏季好发。皮损好发于四肢末端，为多形性红斑，同时可侵犯口唇或口腔黏膜，为红斑、丘疹、水疱、糜烂、渗出、结痂，严重者可侵犯咽喉部，有自觉疼痛和不适。皮肤上的多形红斑呈渗出性特征，而黏膜上损害为红斑结痂或糜烂。本病口服羟氯喹或小剂量糖皮质激素治疗有效（图 27-10）。

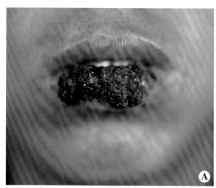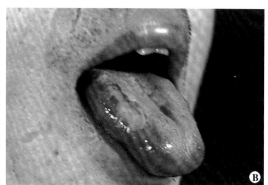

图 27-10　多形红斑

27.11　皮脂腺异位症（ectopic of the sebaceous gland）　本病又称 Fordyce 病，是一种皮脂腺异位现象，即本来没有皮脂腺的部位出现了皮脂腺，好发于青少年，发病率无性别差异。病变为在上、下唇红处出现针头大的淡黄色皮脂腺小点，数目和范围因人而异。有的患者全部唇红为皮脂腺异位，而看不到唇红，无自觉症状，无需治疗，严重影响美容者可做 CO_2 激光治疗（图 27-11）。

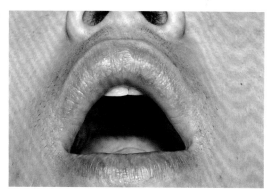

图 27-11　皮脂腺异位症

27.12　复发性阿弗他口腔炎（recurrent aphthous stomatitis）　本病多见于 20～45 岁的青壮年，女性比男性多见。本病变的口腔黏膜及舌上任何部位均可发生疼痛性溃疡，一般为绿豆粒大小，中心低凹，边缘隆起，表面被有纤维素膜，有自觉疼痛，极易复发，每次复发近 10 个病灶左右，此处溃疡刚好，他处溃疡又发，影响日常说话、进食。本病复发间隔的时间不等，呈慢性过程。治疗本病可用硼砂液漱口，局部外涂 0.5% 利多卡因液，涂敷冰硼散或锡类散（图 27-12）。

27.13　黏膜白斑（leukoplakia）　本病与吸烟、慢性刺激等有关，多见于壮年和老年人，男性比女性多见，可发于口腔黏膜的任何部位，更多地见于颊部、上腭部。本病的损害为轻微隆起的白色斑片，白斑稍增厚，基底部变硬，可呈点状白斑，也可是白色斑块，有自觉不适，严重者可呈疣状白斑，少数病人可以在黏膜白斑上发生癌变。对本病的治疗有除去发生黏膜白斑的诱因如吸烟，外用 0.03% 维 A 酸乳膏，每日 2 次，可望治愈（图 27-13）。

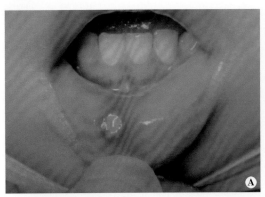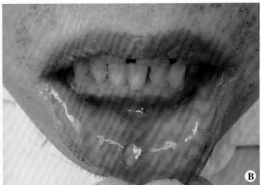

图 27-12　复发性阿弗他口腔炎

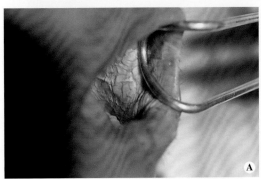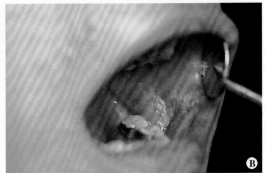

图 27-13　黏膜白斑

27.14　皱襞舌（lingua plicata）　本病也称为裂纹舌（fissured tongue），属于常染色体显性遗传病，某些皮肤病如掌跖脓疱病等也可发生皱襞舌。本病变在全舌面上形成叶脉状、脑回状或不规则的沟纹，深浅不一，叶脉较多、较深的沟槽因藏污纳垢易引发感染而发生炎症。本病的治疗较难，患者应注意经常漱口，可口服多维元素片（图 27-14）。

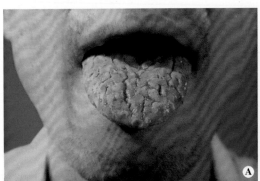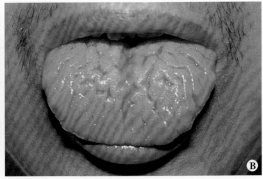

图 27-14　皱襞舌

27.15　地图舌（geographical tongue）　本病又称为剥脱性舌炎（glossitis exfoliativa），多见于 6 个月至 3 岁的儿童，也可以见于成年人，女性比男性多见。地图舌的舌面、舌尖部及舌侧面部发生大小不等的红斑，逐渐向外扩展，红斑与红斑互相融合形成地图状病损，外形极不规则，呈移行性变化，损害的形态每日均有变化，无自觉症状，呈慢性经过。应嘱病人注意口腔清洁卫生，予口服多维元素片治疗（图27-15）。

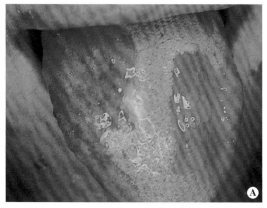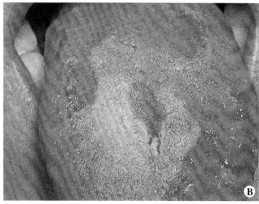

图 27-15　地图舌

27.16　糙皮病性舌炎（glossitis of Pellagra）

本病见于烟酸缺乏症等病，多见于成人，男性比女性多见。病变的整个舌有水肿、潮红，外观呈鲜牛肉色，舌体稍胖肿大，舌面发光、发亮，舌边缘处有齿压痕，也可以伴发口角炎。对本病以治疗原发病为主，口服烟酸（会有一过性皮肤潮红）或烟酰胺等（图27-16）。

27.17　黑毛舌（black hairy tongue）

本病在临床上常见，其原因比较复杂。本病

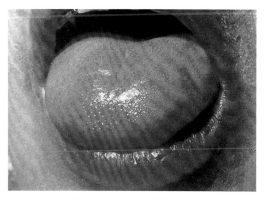

图 27-16　糙皮病性舌炎

多见于儿童和老年人，舌部病变为表面丝状乳头增生、变长，伴有角质增生，在产生色素的细菌和真菌的作用下形成黑色长毛状外观，在舌背正中部有粗细不一、较长的黑色毛状物覆盖舌面，看起来较厚腻，呈丛状，根部宽，前部呈束状，俗称毛舌，病人食欲较差。本病患者应注意戒烟戒酒，加强口腔卫生，外用3%过氧化氢溶液（过氧化氢溶液）或5%水杨酸酒精溶液，每日2次（图27-17）。

27.18　口腔念珠菌病（oral candidiasis）

人类口腔中有念珠菌寄生，当患者的机体抵抗力减弱、念珠菌大量繁殖时可致本病。口腔念珠菌病是常见病，多见于儿童、重症成年人和老年病人，发病率无性别差异。念珠菌可侵犯舌和口腔的任何部位，而舌经常会被侵犯，常可见在舌面上有乳白色膜状物，面积可大可小，大者可覆盖全舌面；基底潮湿、略红和浸渍，因白膜覆盖全舌面，故俗称"雪口"；两侧口角也患有口角炎，说明病人抵抗力较差，常驻菌变成致病菌。糖尿病、血液病等患者也容易发生本病，长期、大量应用广

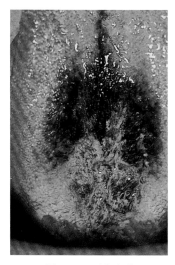

图 27-17　黑毛舌

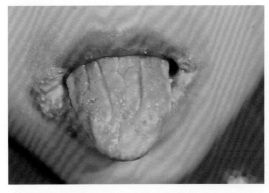

图 27-18 口腔念珠菌病

谱抗生素者更容易发生本病。刮取标本用氢氧化钾溶液促进溶解后在显微镜下可见大量念珠菌的菌丝和孢子即可确诊。治疗本病应提高机体抵抗力，可予口服氟康唑或伊曲康唑（图 27-18）。

27.19 光滑萎缩舌（smooth atrophic tongue） 本病是一个体征，而不是独立疾病，某些疾病使舌面的丝状乳头消失，舌面光滑、发亮，呈淡红色，例如口腔发生营养不良性大疱性表皮松解症，大疱吸收后形成萎缩性瘢痕，舌呈镜面状，光滑无苔；舌系带因受累而发生萎缩，致使患者的伸舌不能；舌表面实际上为瘢痕纤维化，致舌味觉也减弱。患者说话口齿不清。本病无有效治疗方法（图 27-19）。

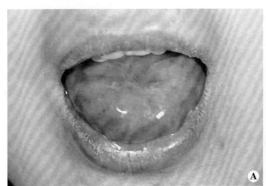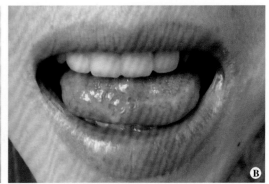

图 27-19 光滑萎缩舌

27.20 遗传性出血性毛细血管扩张症（hereditary hemorrhagic telangiectasia） 本病又称 Osler 病，属于常染色体显性遗传病，多见于儿童和成年人，发病率无性别差异，患者出生时即已发病。本病表现为全身皮肤上有散在点状红色毛细血管扩张，有碰破后易出血史，在舌面上有散在小点状毛细血管扩张损害，突出舌面，不慎咬破后出血较多。本病有以下 4 个特点：①有遗传史；②经常发生自发性鼻出血；③皮肤黏膜上有毛细血管扩张；④可以伴有内脏出血的情况或伴有肠道息肉。对本病尚无有效治疗方法，对裸露部位的毛细血管扩张可用激光打掉，以减少出血的机会（图 27-20）。

27.21 舌毛细血管瘤（capillary hemangioma of tongue） 舌是血管非常丰富的器官，常可发生毛细血管瘤，多见于婴幼儿，发病率无性别差异。病变的舌面上有大小不等、形态不一的毛细血管扩张的斑片，不隆突于舌面，皮损与正常舌的组织有明显的差

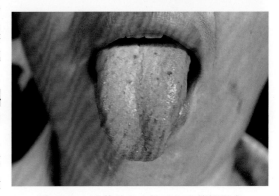

图 27-20 遗传性出血性毛细血管扩张症

异，无自觉症状。本病不需要治疗，可望自行吸收（图 27-21）。

27.22　口腔毛状黏膜白斑（oral hairy leukoplakia）　本病变是艾滋病病人免疫功能极度低下，感染 EB 病毒而发生于舌部的独特损害，其他机体免疫功能低下者也可发本病，多见于成年人，男性多见，可见舌侧缘处有白色毛状斑块，表面不平，其特点是呈垂直分布的白色条纹，互相融合成片，中间有垂直的裂隙，双侧对称分布，它是艾滋病一个重要的体征。本病变可以用 0.03% 维 A 酸液局部涂抹治疗（图 27-22）。

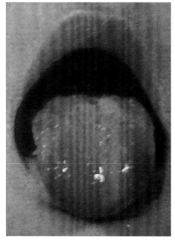

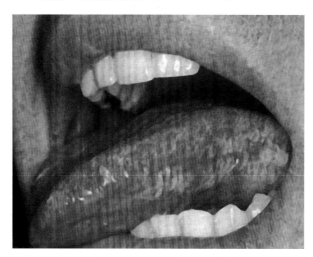

图 27-21　舌毛细血管瘤　　　　　　图 27-22　口腔毛状黏膜白斑

27.23　口腔寻常性天疱疮（oral pemphigus vulgaris）　本病属于自身免疫性大疱病，多见于中老年人，发病率无性别差异，好发于全身皮肤，其首发症状为口腔黏膜发生大疱，颊黏膜、舌、唇出现松弛性大疱，于咀嚼、说话时容易把大疱弄破而形成糜烂面，糜烂处有疼痛感，影响患者进食与说话，若较长时间得不到清洗，全舌部可形成厚厚的白苔。患者接受积极有效的治疗后，口腔损害最先好转，但容易复发。本病的防治应注意口腔清洁卫生，可用生理盐水漱口，全身可应用糖皮质激素或免疫抑制剂（图 27-23）。

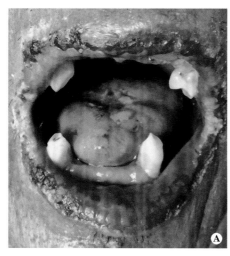
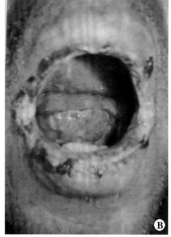

图 27-23　口腔寻常性天疱疮

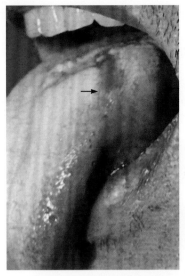

图 27-24 舌转移癌

27.24 舌转移癌（metastatic carcinoma of the tongue） 原发于全身各内脏、组织的恶性肿瘤均于晚期发生远隔部位的转移，因口腔舌组织血管丰富，故容易转移到舌而发生转移癌，局部癌组织隆凸于舌表面，触之坚硬，影响患者进食和说话。远隔部位的癌转移说明癌症已进入晚期，患者多在3个月以内死亡。本病无有效治疗方法（图 27-24）。

27.25 老年性唇部色素斑（lip melanotic macule senilis） 本病属于一种日光性色素斑，患者因长年累月受阳光照射，皮肤和口唇黏膜会发生各种色素斑，多见于老年人，男性比女性多见，下唇比上唇多见，下唇比上唇色素斑重而多，无自觉症状。本病与色素沉着肠息肉综合征不同。治疗本病以激光治疗最佳，既有效，又无副作用（图 27-25）。

27.26 口腔扁平苔藓（lichen plnaus of oral） 口腔黏膜扁平苔藓的发病率很高，可高达 0.4%～0.6%。多发于青壮年和老年人，女性比男性多见。口腔扁平苔藓既可发于口唇，也可发于口腔黏膜上，典型皮损为多角形丘疹，呈红色、暗红色或紫蓝色，密集融合成斑片状；发于颊黏膜的损害因口水的浸泡而呈乳白色，可呈网状、树枝状，表现为丘疹、斑块、萎缩、糜烂或水疱；左颊损害比右颊部发生率高。当有溃疡、糜烂时患者可有自觉疼痛，呈慢性经过，在其他皮肤上可以找到扁平苔藓改变。组织病理检查为典型的扁平苔藓改变。本病可予口服羟氯喹或维 A 酸制剂，局部应用 0.03% 维 A 酸制剂治疗（图 27-26）。

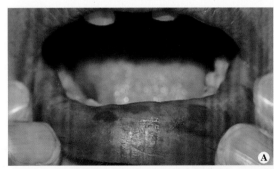

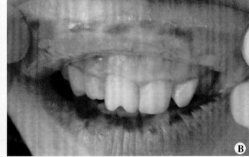

图 27-25 老年性唇部色素斑

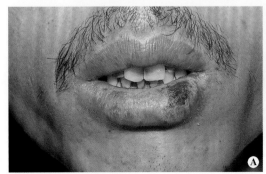

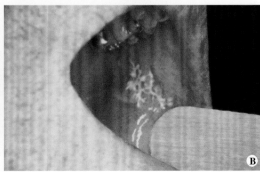

图 27-26 口腔扁平苔藓

第二十八章　皮肤良性肿瘤
（benign tumors of the skin）

28.1　色素痣（pigmented nevus）　本处介绍的是扁平色素痣（nevus spilus）。色素痣多自幼发病，少数为青少年时才发病。色素痣可发于全身任何部位，表现为大小、形态不一的黑色斑疹，边界清晰，表面呈黑色，但着色不均匀，有的色素深，有的色素浅，表面可有毳毛，无自觉痛痒，呈缓慢扩大，对健康无不良影响，俗称"胎记"。此种皮损很少发生恶变，躯干部皮损不需治疗，裸露部皮损可做激光除去（图28-1）。

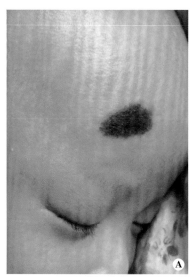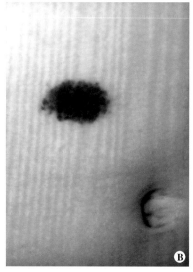

图 28-1　色素痣

28.2　单纯性雀斑样痣（lentigo simplex）　本病多见于儿童、青年，发病率无性别差异，可发于身体任何部位。皮损为芝麻粒大的黑褐色斑，较密集分布在某一部位，因其大小和颜色与雀屎差不多，俗称"雀屎斑"。本病变可以单侧分布，也可以双侧分布，无自觉症状，夏季明显，冬季减轻，一般不容易自行消失。因患者常要求治疗裸露部位的皮损，故可用液氮冷冻或激光等方法予以治疗（图28-2）。

28.3　色素毛痣（nevus pigmentosus of pilosus）　本病属于毛痣，多见于儿童和青年，好发于身体任何部位，但以面部等裸露部位好发，尤好发于面部。皮损为大小不一、形态不定的黑色斑片，稍高于皮肤表面，其上有又长又黑的毛，无自觉症状。患者常因影响美容而要求治疗。手术切除皮损会留下瘢痕，做激光治疗既可以去痣又可以去毛，但因毛根较深，激光治疗后仍可留下瘢痕（图28-3）。

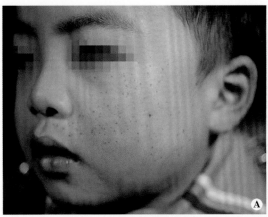
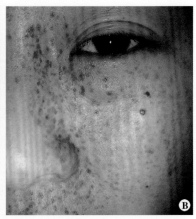

图 28-2　单纯性雀斑样痣

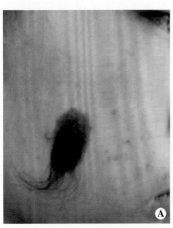
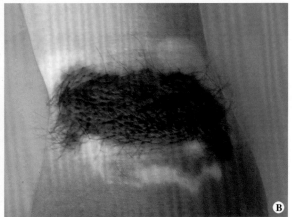

图 28-3　色素毛痣

28.4　色素性毛表皮痣（pigmented hairy epidermal nevus）　本病又名 Becker 痣，多见于 10 余岁以上的青年，男性多见，好发于身体任何部位。皮损为大片色素斑，面积较大，直径可达 10 ～ 20cm 不等，其上多毛，有的毛较长；发于躯干或四肢的皮损呈大片状，无自觉痛痒。遮盖部位的皮损不需治疗，裸露部位的皮损因影响外观，可做激光治疗，皮肤磨削术会使皮肤不平整（图 28-4）。

28.5　痣细胞痣（nevocellular nevus）　痣细胞（nevus cell）属于变异的黑素细胞，除无树枝突外，与黑素细胞相同，但有成簇的特点，根据痣细胞所在的位置将痣细胞痣分为 3 类，即皮内痣、交界痣与混合痣。皮内痣的痣细胞限于真皮内，多见于成年人，损害为圆顶形，逐渐增大，其直径可达数厘米，表面光滑或呈乳头状，或有蒂，可含有毛发。交界痣于出生时即有，一般较小，直径在 1cm 以内，表面光滑无毛，扁平或略高出皮面，呈淡棕、深褐或黑色，痣细胞在表皮深层。混合痣多见于儿童与少年，痣细胞位于表皮底层及真皮深层，即交界痣与皮内痣之混合。痣细胞痣可以为平坦或略高出皮面的乳头瘤状、圆顶形或呈蒂状；平坦型常无毛，而圆顶状、乳头瘤状常有毛。痣细胞痣皮损数目不一，有的只有一个，有的可有数十个，痣细胞痣的痣细胞多呈巢状排列。痣细胞痣可以发生恶变而成黑素瘤。通常痣细胞痣不需要治疗，但对发生于经常受刺激、摩擦部位的痣以手术切除更为安全（图 28-5）。

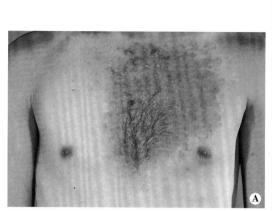
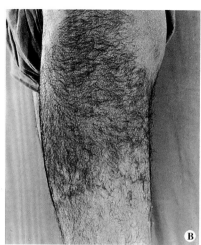

图 28-4　色素性毛表皮痣

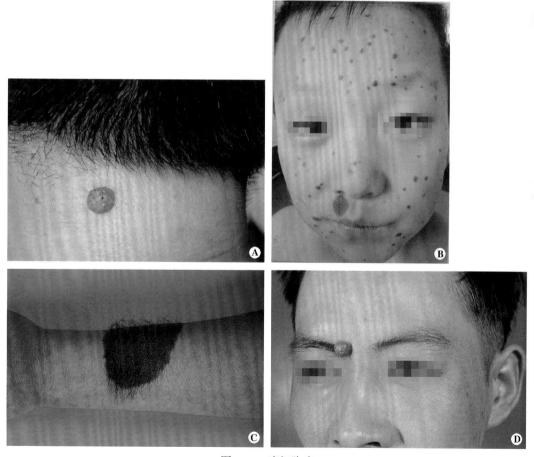

图 28-5　痣细胞痣

28.6　巨大毛痣（giant hairy nevus）　　本病属于先天性疾病，患婴生下来就有巨大毛痣，皮损占躯干或四肢的大部分，颜色由棕色到深黑色，大片皮肤被色素痣所侵占，皮损又硬，色又深，又有较多的粗毛。有的患儿除在躯干上有巨大毛痣外，远隔部位还有散在卫星痣。巨大毛痣侵犯较深，故皮损较硬，皮肤粗糙。因为痣细胞数目巨大，故恶变的可能性也增大。躯干部皮损可用衣服遮盖，发生在裸露部位影响外观，但因损害较深，行激光治疗后瘢痕问题严重，只能做外科手术切除后植皮（图 28-6）。

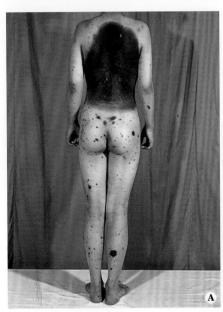
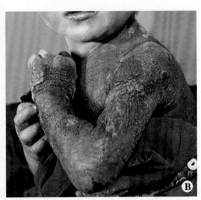

图 28-6　巨大毛痣

28.7　衣着痣（clothing nevus）　本病属于大巨型色素痣，多见于儿童、青少年，出生时即有大片状色素痣。随着增龄，色素痣在躯干上会增大，它分布的范围如同穿着一件衣服，非常整齐，而且色调也很一致。这种情况只能分期分批做切除植皮术（图 28-7）。

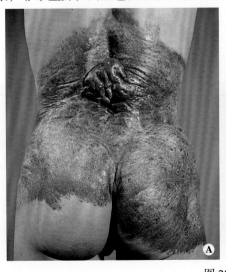
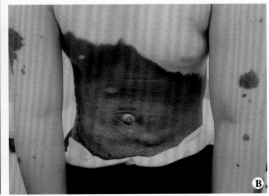

图 28-7　衣着痣

28.8　兽皮样痣（nevus furred）　本病属于先天性皮肤病，患儿出生时身体就有巨大型色素痣（giant pigmented nevus）。由于色素痣占据身体的面积大，有的部位色浅，有的部位色深，在色素痣之间有正常皮肤，有的部位有毛，有的部位无毛。兽皮痣的病名虽不雅，但能与巨色素痣有所区别。患儿在生长过程中某一处色素痣发生恶变的可能性很大，但全身皮肤换肤术也不大可能（图 28-8）。

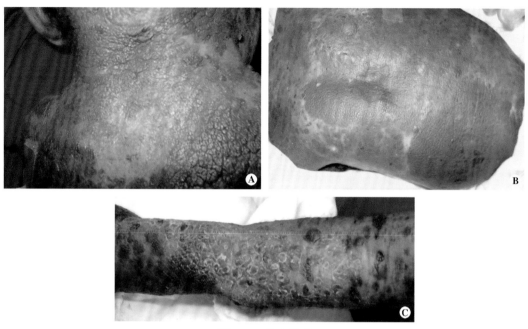

图 28-8　兽皮样痣

28.9　分裂痣（cleavage nevus）　分裂痣发生于两个部位，上、下眼睑和阴茎包皮处，在胚胎期该处已有痣细胞，随着组织、器官的形成，本来是一个色素痣，因为眼睑或包皮的分开而使痣在中间分开，形成上下两个相同的色素痣，无自觉症状。将该处色素痣除去时不能留有瘢痕，只能做激光治疗（图 28-9）。

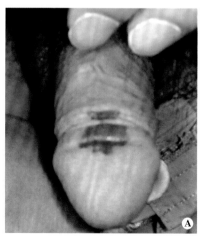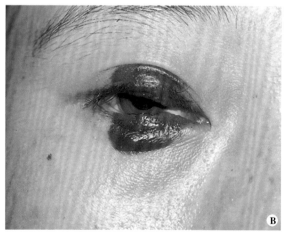

图 28-9　分裂痣

28.10　睑缘痣（blepharon nevus）　本病多见于儿童或成年人，发病率无性别差异。好发于睑下缘，皮损为褐色，表面呈桑葚样凹凸不平，边界清楚，表面有毛，一般不痒，随着增龄会继续增大，发于眼睑中部可遮挡视线而影响视物，发于边缘则远离瞳孔而不影响视物。皮损部位瞬目较频，有发生恶变的可能，宜尽可能早期彻底除去，由眼科医师手术切除最佳（图 28-10）。

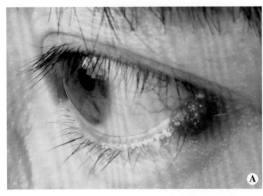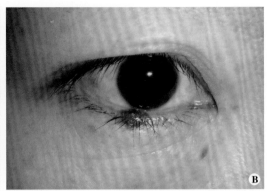

图 28-10　睑缘痣

28.11　良性幼年黑素瘤（benign juvenile melanoma）　本病又称为 Spitz 痣，也称为上皮样和梭形细胞痣（epithelioid and spindle cell nevus），其组织病理学改变像黑素瘤，但临床上属于良性肿瘤，多见于儿童和青年，男性比女性多见。本病好发于躯干和四肢，也可发于手指。肿瘤为绿豆至花生粒大突出皮肤的坚实丘疹，呈紫红色、褐红色或褐黑色，可以是单独的一个肿瘤，也可以是多个肿瘤集簇于一处。组织病理学检查为真皮内梭形细胞和上皮样痣细胞排列成边界清楚的巢状，无核分裂象。本病虽然可以除外黑素瘤，但是进行手术切除更为安全（图 28-11）。

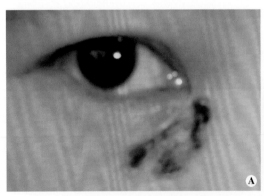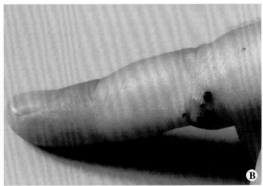

图 28-11　良性幼年黑素瘤

28.12　疣状痣（verrucous nevus）　本病属于表皮痣，可发于儿童和青年。皮损可以是孤立的一个或多发性局限性病变，好发于任何部位，发病率无性别差异。皮损为黄棕色疣状丘疹或斑块，边界不规则，表面可呈乳头瘤样或疣状。疣状痣有时也可能是某些综合征的一个组成部分。本病的治疗以手术切除为宜，可能会留下瘢痕（图 28-12）。

28.13　疣状线状痣（linear verrucous nevus）　本病属于线状表皮痣，以疣状损害为主，故称疣状线状痣，多见于儿童和青少年，发病率无性别差异，既可发于躯干，也可发于四肢，多数为单侧，少数可为双侧分布。皮损为褐色或黑色粗细不一的列序状痣，其走行与 Blaschko 线一致，弯曲蔓延，可以呈横行，也可以呈纵行，大小不等，色素沉着深浅不同，表面的角化棘可以剥脱下来。治疗本病现在可以采用激光手术，分期分批地将痣去除掉（图 28-13）。

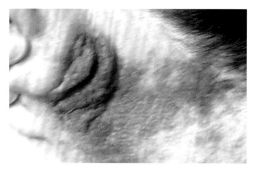

图 28-12　疣状痣

28.14　结缔组织痣（connective tissue nevus）　本病又称为鲨革皮（shagreen plaque），多见于青少年，发病率无性别差异，好发于躯干部，也可见于头面部。皮损为单发的高出皮肤表面、高低不平的斑块，呈褐色或浅黄色，类似于鲨革样，无自觉症状。组织病理学检查为真皮内局限性胶原或弹性硬蛋白增多。本病变可以独立发病，也可以是结节性硬化病的一个体征。治疗本病可采用曲安奈德与 2% 利多卡因等量向病损内注射，每周一次，2 ～ 3 次可能治愈（图 28-14）。

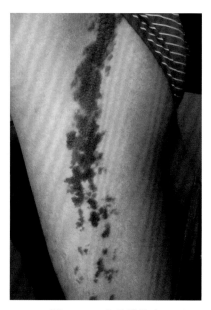

图 28-13　疣状线状痣

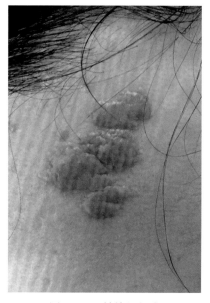

图 28-14　结缔组织痣

28.15　黑头粉刺痣（nevus comedonicus）　本病属于表皮痣的一种类型，出生时即有，也可以至青少年时才发病，可以发于躯干，也可发于颈部或四肢，面积大小、长度不一，有的局限于躯干，有的局限于肢体，呈长条状分布。皮损为微隆起的丘疹，中央有黑头粉刺样的角质栓，表面看类似于黑头粉刺样黑头，实际上是黑头样角化物。皮损密集成群，呈线状分布，沿着 Blaschko 线分布、走行，容易发生继发性感染。本病在治疗上应予手术切除（图 28-15）。

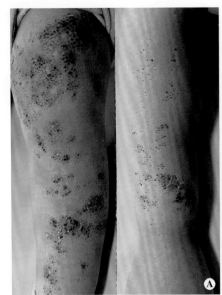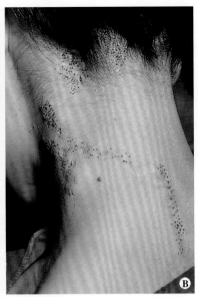

图 28-15　黑头粉刺痣

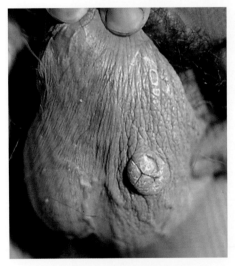

图 28-16　透明细胞棘皮瘤

28.16　透明细胞棘皮瘤（clear cell acanthoma）
虽然本病的性质不明，但却有独立的组织病理学改变，多见于中老年人，男性多见，好发于下肢及阴囊处。皮损为边界清晰的粉红色圆形结节或斑块，直径可达 1～4cm，肿瘤隆凸于皮肤表面，中央凹陷为肿瘤的实体，无自觉症状，发展缓慢，只有组织病理学检查才能确诊，表皮棘层显著肥厚，两侧上皮分界清晰，肿瘤细胞因含有丰富的糖原使胞质透明。本病属于良性肿瘤，必要时可行手术切除（图 28-16）。

28.17　皮角（cutaneous horn）　本病是一种形态学的名词，多见于老年人，男性比女性多见，好发于头面部、手部或龟头部。皮损为一个角质栓，角质栓又宽又长，其高度要超过底部。皮角可以长达 1～2cm 或更长，呈白色、象牙色的呈圆柱状、直角或弯角状。一般底部宽，顶部细，也可以是上下一般粗，因经常会被碰撞，少数病人本病可以转为鳞状细胞癌。本病确诊后应早期手术切除（图 28-17）。

28.18　角化棘皮瘤（keratoacanthoma）　本病又名弗格特 - 史密斯综合征（Ferguson-Smith syndrome），也被称为自愈性原发性鳞状细胞癌。多见于白人，常见于中年男性，损害边缘高起，正常肤色，中央有角质栓和结痂。一般在 5 个月内自行消退。孤立性角化棘皮瘤多见于老年人，男女之比多为 2：1。90% 位于暴露部位，特别好发于面部，其次为手背等处，开始为小结节，进入静止期为半球形坚实结节。中央有畸形凹陷，以后消失，可不必治疗，定期随访，有望自行吸收（图 28-18）。

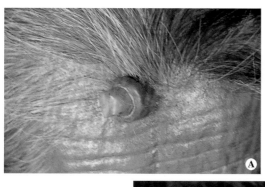
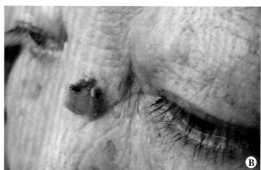
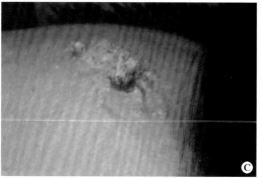

图 28-17　皮角

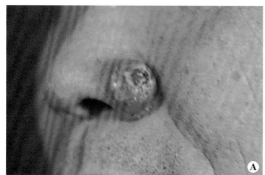
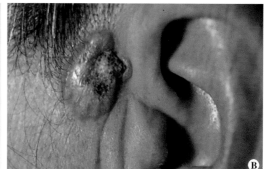
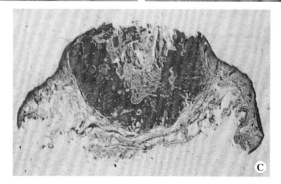

图 28-18　角化棘皮瘤及组织病理改变

28.19　巨大型角化棘皮瘤(giant keratoacanthoma)　本病是一种巨大的角化棘皮瘤，多见于老年人，发于侧颈部。皮损为直径3cm大的盘状底座，宽而整齐的堤状边缘，中心呈火山口样凹陷，被完全角质化的大角化球所占据，其高度小于宽度，基底部周围为正常皮肤呈唇样，无自觉症状。切除后组织病理学检查为典型的火山口样，两侧有唇样组织，中央为大角质栓，肿瘤位于基底层上，切除后予以拉皮缝合（图28-19）。

28.20　珍珠状阴茎丘疹 (pearly penile papules)　本病为一种解剖学上组织改变，多见于青壮年，环绕阴茎冠状沟和冠状边缘处有 1 ～ 2 排粟粒大的肉色丘疹，一个挨着一个，为完全正常的组织，它从龟头嵴上隆起，与阴茎组织完全融合，无任何自觉症状。病人常误认其为尖锐湿疣而就诊。因为是正常组织，所以不需处置（图 28-20 ）。

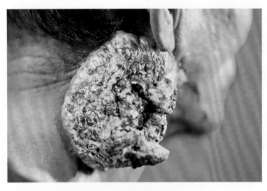

图 28-19　巨大型角化棘皮瘤

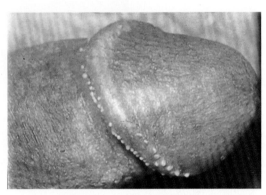

图 28-20　珍珠状阴茎丘疹

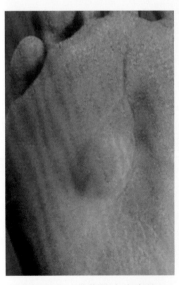

图 28-21　外伤性表皮囊肿

28.21　外伤性表皮囊肿（ traumatic epidermal cyst ）　本病多见于青壮年，好发于足跖部，足底不慎被刺伤，不久后在受伤处发生一个囊肿，表现为表皮下有一个圆形肿物，因足部受体重的压迫而呈扁平状，触之为有弹性的囊肿，走路时有压痛。手术切除会留下瘢痕，最好采取曲安奈德 10mg 加 2% 利多卡因 1ml 等量向病损内注射，每周注射一次，完全吸收后停止治疗（图 28-21 ）。

28.22　皮样囊肿（ dermoid cyst ）　本病是由表皮细胞沿着胚胎闭合线形成的囊肿，多见于儿童，也可见于成年人，好发于头面部，尤其是眼眶和眉毛周围。典型的囊肿发于眉上外 1/3 处，损害可随着增龄而增大，直径可达 4 ～ 5cm 大，可高出皮面，无自觉症状，眉部肿物影响美观。组织病理学检查见囊壁为表皮，内附有毛发和皮脂腺结构。治疗本病可做整形外科手术切除，尽可能少留瘢痕（图 28-22 ）。

28.23　皮脂腺囊肿（ sebaceous cyst ）　本病又称外毛根鞘囊肿（ trichilemmal cyst ），属于常染色体显性遗传病，多见于成年人，女性比男性多见，好发于头皮、躯干而四肢少见。皮损为单发或多发，系皮肤内囊性的坚实结节，直径在 2cm 以内，可活动或与深部组

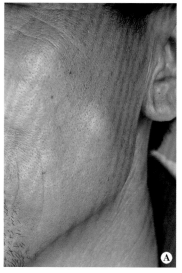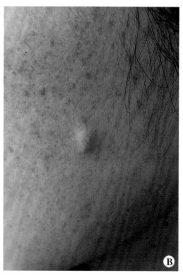

图 28-22　皮样囊肿

织粘连，无自觉症状，发炎时有压痛。组织病理学检查为真皮内由复层上皮细胞所构成的囊壁，囊腔内为均一性无定形嗜酸性物质。本病一般不需要治疗，必要时可手术切除（图 28-23）。

28.24　多发性脂囊瘤（steatocystoma multiplex）　本病是真正的皮脂腺囊肿，属于常染色体显性遗传病，多见于成年人，男性比女性多见，好发于前胸、后背、颈部及面部。皮损为多发性淡青色囊性丘疹，可以

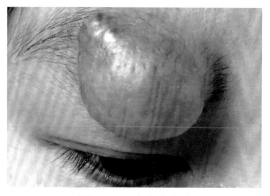

图 28-23　皮脂腺囊肿

达数百个，微微隆突于皮肤，无自觉症状，终身不会消退。有时父女两人患同病来诊。本病容易诊断，治疗较难，对影响外观的皮损可予手术切除（图 28-24）。

28.25　毛发上皮瘤（trichoepithelioma）　本病过去称为囊性腺样上皮瘤（epithelioma adenoides cysticum），属于常染色体显性遗传病，多见于青年或成年人，女性比男性多见。皮损好发于面部，尤其是面部正中，为粟粒至绿豆大小半隆突的肤色肿瘤，面正中部多发，向外皮损逐渐减少，为对称性分布，无自觉症状。组织病理学检查见典型的真皮内基底样细胞中有大量的角质囊肿。本病一旦确诊，无有效治疗方法，激光治疗可以去除影响美观的皮损（图 28-25）。

28.26　毛母质瘤（pilomatrixoma）　本病又称为钙化上皮瘤（calcifying epithelioma），为常染色体显性遗传，多见于儿童或青年，女性比男性多见，好发于头、面、颈或躯干、四肢。皮损为单发，偶尔也可为多发，单发者为直径 0.5～2cm 的坚硬结节，表面可以不光滑，甚至于表面可见钙化物质。肿瘤位于表皮内，有基底样细胞和影子细胞，皮损

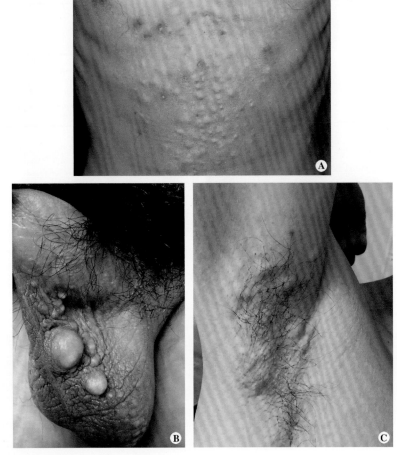

图 28-24　多发性脂囊瘤

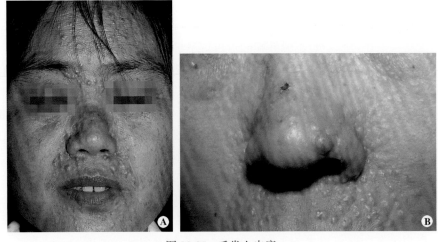

图 28-25　毛发上皮瘤

处可见钙盐沉积。对本病的治疗，单发者给予手术切除即可（图28-26）。

28.27 内翻性毛囊角化病（inverted follicular keratosis） 本病又称为末端毛囊瘤（acrotrichoma），是一种受到刺激的脂溢性角化病，多见于成年人，男性多发，好发于头皮及颈部，偶尔发于躯干或四肢。皮损为直径2～10mm的疣状角化性丘疹或结节，于中央有孔样开口，其中充满角质物。组织病理学检查为脂溢性角化症的损害，但增殖向真皮内翻转。本病可行激光治疗或小手术切除（图28-27）。

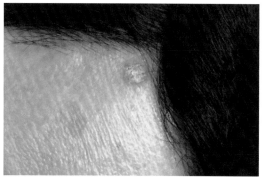

图28-26 毛母质瘤

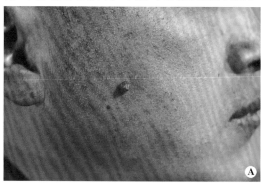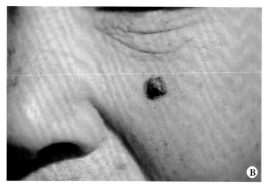

图28-27 内翻性毛囊角化病

28.28 皮脂腺痣（sebaceous nevus） 本病最早由Jadassohn首先报道，是一种皮脂腺的错构瘤，多见于儿童和成年人，绝大多数好发于头皮，但也可发于颜面部，多数为单发，少数可为多发，女性比男性多见。皮损为淡黄色粟粒至米粒大小的结节，互相融合，形成突出于皮面的斑块。皮损处毛发缺损，触之有油腻感，质柔软。多发性者皮损与单发性者相同，除头皮多处损害外，于额部、面部有散在的皮损。治疗本病只能做激光治疗或行手术切除（图28-28）。

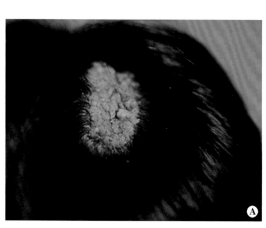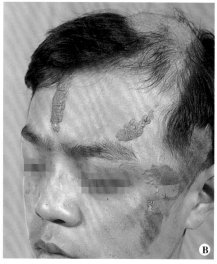

图28-28 皮脂腺痣

28.29　汗管瘤（syringoma）　本病于1876年由Kaposi首先报道，是起源于汗腺导管的小肿瘤，临床上多见，好发于女性，尤好发于上、下眼睑处，早期发病皮损较少，病期长久后皮损增多，也可见于额部或面颊部。皮损为芝麻粒大之肉皮色小丘疹，密集分布，互不融合。组织病理学检查见真皮浅层有两层细胞构成的汗管，切片上看呈蝌蚪状，其腔内有汗液。治疗本病现在常采用激光治疗（图28-29）。

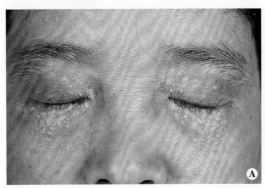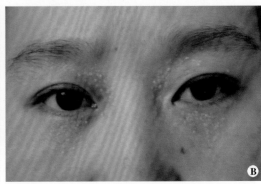

图 28-29　汗管瘤

28.30　发疹性汗管瘤（eruptive syringoma）　本病是多发性播散性汗管瘤，多见于青壮年，女性发病率高，除眼睑、面部有汗管瘤外，在前胸、腹部、后背和外阴部有多发性粟粒大小的暗褐色丘疹，广泛分布，触摸稍有棘手感。夏季皮损略有增大，冬季皮损略有缩小，无自觉症状。组织病理学检查为典型的汗管瘤改变。对于全身性患者无有效治疗方法，裸露部位的皮损可以分期分批地用激光治疗（图28-30）。

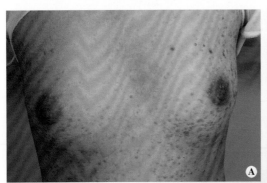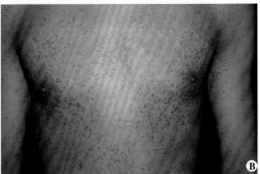

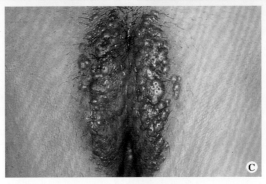

图 28-30　发疹性汗管瘤

28.31 皮肤混合瘤（mixed tumor of the skin） 本病又称为软骨样汗管腺瘤（chondroid syringoma），多见于中年人，男性比女性多见，好发于头皮、颈部、鼻部、颊部、躯干或四肢，皮损为真皮或皮下脂肪内缓慢生长的坚实半球形隆突的肤色肿瘤，直径可达 5～30mm，边界清晰，无自觉症状。组织病理学检查见其为小汗腺的肿瘤，可以有肌上皮、脂肪组织和骨化。本病应采用手术切除（图 28-31）。

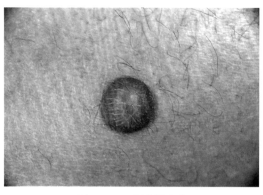

图 28-31 皮肤混合瘤

28.32 纤维瘤（fibroma） 本病又称为皮肤纤维瘤（dermatofibroma）或单纯性纤维瘤（fibroma simplex），见于任何年龄，好发于四肢伸侧，本病变多数为单发，少数为多发。皮损为肤色结节、斑块，直径在 1cm 左右，质地坚实，稍高出皮肤表面，呈扁球形，表面光滑，它与表面皮肤粘连在一起，与皮下组织不粘连，故可移动，偶有阵发性刺痛，长期存在。组织病理学检查可见真皮浅层大量纤维细胞排列成旋涡状。本病应采用手术切除（图 28-32）。

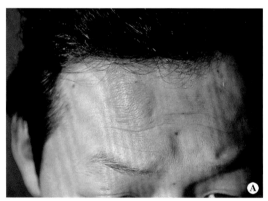
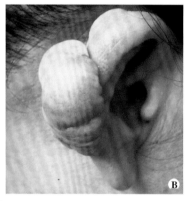

图 28-32 纤维瘤

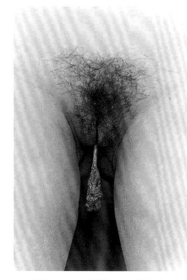

图 28-33 纤维上皮性息肉

28.33 纤维上皮性息肉（fibroepithelial polyp） 本病又称软纤维瘤（soft fibroma），发于阴道者专称为基质纤维上皮息肉（fibroepithelial stromal polyp），多见于育龄期妇女，主要发生于阴道下 1/3 处，也可发于外阴部。皮损为肉皮色，有细而长的蒂，顶端为膨大的软纤维瘤。当病人站立时皮损下垂，可清楚地看见悬垂性软纤维瘤，无自觉症状，但影响活动。组织病理学检查为有蒂的息肉，由纤维血管组成。治疗本病应从蒂的根部切除，缝合后可以完全治愈（图 28-33）。

28.34 眼睑软垂疣（acrochordon of the eyelid） 本病属于皮肤纤维瘤，多见于老年人，男性比女性多见。皮损发于上眼睑缘处，多半为单侧发生，在上眼睑缘处发生正常皮肤色的柔软肿瘤，因重力导致向下垂直生长，呈软的纤维瘤，虽然无痛痒，但因阻挡眼睛，影响视物。治疗本病可在局麻下从底部削除肿瘤，再用电灼机点凝止血、包扎，7 天后可痊愈（图 28-34）。

28.35　婴儿指部纤维瘤（infantile digital fibromatosis）　本病又称为包涵体纤维瘤病（inclusion body fibromatosis），多见于 3 岁以下的儿童，而且是先天性的，发病率无性别差异，好发于肢端，尤其是手指背面，偶尔也可发于其他部位。皮损为皮下结节，直径为 1cm 左右，生长迅速，可先后发生，故为多发，切除后易复发，但不转移，也不恶变，肿瘤可自行消退。组织病理学检查为真皮内增生的肌纤维母细胞，可见正常的核分裂相。治疗本病可予手术切除，但易复发，而且手术后瘢痕会影响手指功能，可用曲安西龙混悬剂于病损内注射（图 28-35）。

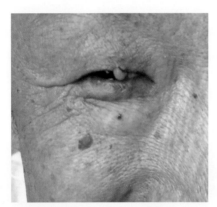

图 28-34　眼睑软垂疣

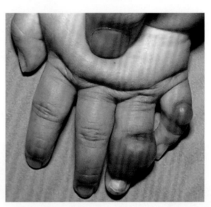

图 28-35　婴儿指部纤维瘤病

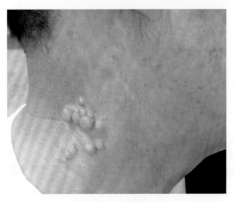

图 28-36　项部纤维瘤

28.36　项部纤维瘤（nuchal fibroma）　本病又称为项部胶原瘤（collagenosis nuchae），多见于 21 ～ 50 岁男性，好发于项部，也可见于其他部位，如肩、背部。肿瘤为多发性皮色肿瘤，呈集簇状分布，无自觉症状，手术切除后容易复发，不具破坏性。组织病理学检查见真皮内有粗大的胶原束形成的小叶状结构。治疗本病应彻底手术切除，以防止复发（图 28-36）。

28.37　硬纤维样瘤（desmoid tumor）　本病是一种深在性纤维性肿物，可分为 5 种类型，即腹壁型、腹外型、腹内型、多发型、发生于 Gardner 综合征型，60% 为腹外型，而且是散发性，多见于青年；腹外型者可以为多发型，在皮下有大小不一、突出皮肤表面的肿瘤、结节，触之坚硬，无弹性，可有疼痛。这种纤维瘤切除不干净容易复发。组织病理学检查见在透明样变或黏液样的胶原组织中有外形肿大的梭形细胞，偶有核分裂。本病无有效治疗方法，只能做尽可能彻底的手术切除（图 28-37）。

28.38　指节垫（knuckle pads）　本病多见于儿童或青年人，男性比女性多见。本病好发于手指背关节处，对称性分布，呈圆形斑块，纤维性增厚，状似垫子样，呈皮肤色或淡褐色，以第 2 指关节背面最为突出，无自觉症状。组织病理检查见其为纤维组织增生，但表面可有角化过度，与表皮粘连，与其下方的组织不粘连，故可以移动。本病可外用

10% 尿素软膏或 10% 水杨酸软膏治疗，病变能有所改善（图 28-38）。

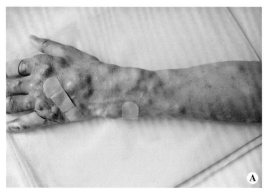
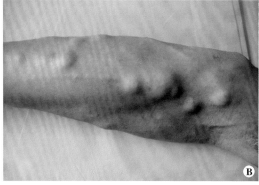

图 28-37　硬纤维样瘤

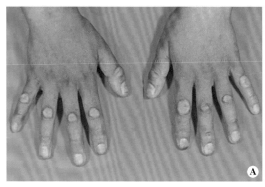
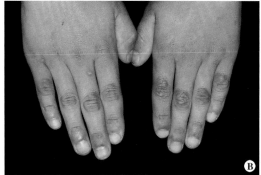

图 28-38　指节垫

28.39　肥大性瘢痕（hypertrophic scar）　由于烧伤、烫伤、外伤、刀伤或车祸等情况，皮肤完整性被破坏，组织修复后就会形成肥大性瘢痕，可发于任何人和任何部位，只要损伤达到真皮层以下，由纤维组织修复便可形成瘢痕。因为外伤造成的皮肤损害是极不规则的，所以形成的瘢痕也是不规则的。瘢痕形成后，高出皮面，终身不会消退，老年后瘢痕可变浅一些，多数病人无自觉症状，少数病人有刺痛、瘙痒，阴天较为明显，极个别情况下瘢痕组织可发生癌变。对瘢痕组织无有效治疗方法，任何药物都不能治愈。于病损内注射曲安奈德注射剂能使瘢痕组织变薄、变平，但不能消退（图 28-39）。

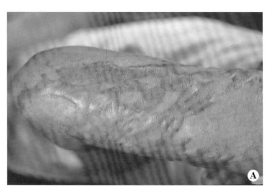
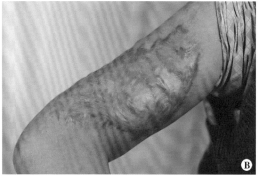

图 28-39　肥大性瘢痕

28.40 萎缩性瘢痕（atrophic scar） 发生皮肤病或受到创伤后可能留下瘢痕，有的瘢痕是低于正常皮肤的。面部播散性粟粒狼疮治愈后会留下小坑样的瘢痕。严重的痤疮病也会留下小坑样的瘢痕，分布于面部两侧，有的囊肿留下的瘢痕较大。现在对这样的小坑样萎缩性瘢痕可以做皮肤磨削术（dermabrasion），也可以做激光治疗（图28-40）。

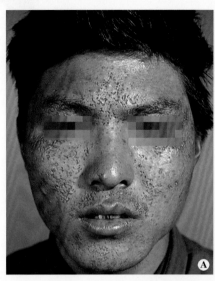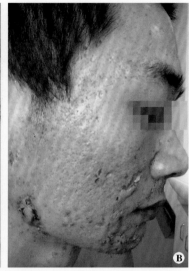

图 28-40　萎缩性瘢痕

28.41 瘢痕疙瘩（keloid） 本病属于特异性体质，无任何原因在皮肤张力较大的部位，特别是胸骨部、肩背部以及其他部位皮肤上自发性地产生肥大性的瘢痕，多见于成年人，男性比女性多见。皮损为在胸骨部皮肤上呈横形、竖形、错综复杂的条状瘢痕，周围有许多卫星状瘢痕。瘢痕疙瘩可以扩展到很大，明显高出皮面，触之甚硬，每遇阴雨天又痛又痒。在胸骨部瘢痕主体向四面延伸出瘢痕条纹，形如螃蟹爪样故也称蟹足肿。对瘢痕疙瘩无特效药治疗，口服曲尼司特有一定的止痛变软的效果，也可于皮损内注射复方倍他米松注射剂（图28-41）。

28.42 雨滴状瘢痕疙瘩（rain drop keloid） 本型瘢痕疙瘩见于儿童和青年，女性多见。本病多发于双下肢，为急性进行期，迅速同步出现多发性米粒大小的暗褐色瘢痕疙瘩，散在地广泛分布，像雨滴落在皮肤上一样，有自觉瘙痒，可以伴有斑块状瘢痕疙瘩。本病可予服用曲尼司特或赛曲司特治疗（图28-42）。

28.43 脂肪瘤（lipoma） 脂肪瘤在临床上很常见，多见于成年人，男性比女性多见，四肢比躯干部多发。脂肪瘤在脂肪层局限性地发生，大小不等，形状不一，稍隆突于皮肤，上面覆盖的是正常皮肤，可以单发，多数为多发。本病发生在骨突出部位有时会有疼痛，一般无自觉症状，触摸为局限性柔软的皮下结节，边缘清楚，局部多处发生的脂肪瘤使皮肤高低不平。对本病如行手术切除会留瘢痕，故可以不用处理，现在可以采取抽脂术去除脂肪瘤（图28-43）。

28.44 鲜红斑痣（nevus flammeus） 本病又称为葡萄酒色痣（portwine nevus）或毛细血管扩张痣（nevus telangiectatisis），是一种先天性毛细血管畸形，见于婴幼儿，发病率无性别差异。好发于面部、颈部、躯干和四肢，常为单侧，偶尔可为双侧分布。皮损为边界清晰的毛细血管扩张的弥漫性红斑，不高出皮肤，呈葡萄酒色，压之可退色，去压后红色又复原，患者无自觉痛痒。组织病理学检查为真皮浅层毛细血管扩张。少数皮损到儿童期可消退，对持续存在者行激光治疗可达到满意的效果（图28-44）。

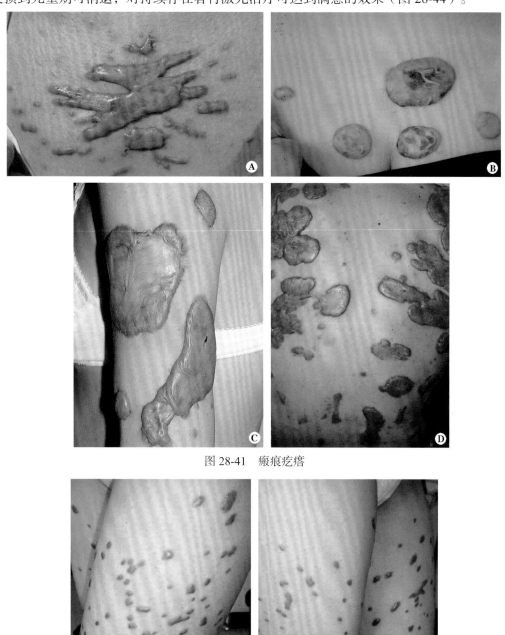

图 28-41　瘢痕疙瘩

图 28-42　雨滴状瘢痕疙瘩

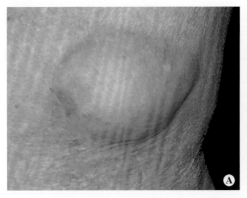
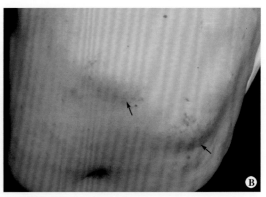

图 28-43　脂肪瘤

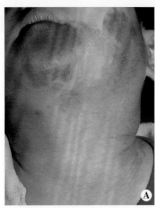
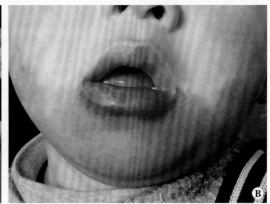

图 28-44　鲜红斑痣

28.45　单纯性血管瘤（hemangioma simplex）　本病又称为毛细血管瘤（capillary hemangioma）或草莓状血管瘤（strawberry hemangioma）。多见于儿童，发病率无性别差异，可发于全身任何部位，但以头面部多发。皮损为大小不等、形态不一的红色斑片，突出于皮肤表面，表面凹凸不平，像草莓状，发于头皮的单纯血管瘤，占据了毛发部位，故该处没有毛发生长，因而治疗前要考虑血管瘤治好后局部无毛发的处理。治疗本病现在采用激光治疗，具有一定的效果（图 28-45）。

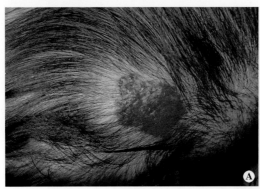
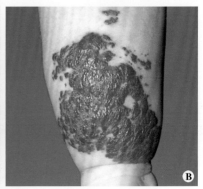

图 28-45　单纯性血管瘤

28.46　海绵状血管瘤（cavernous hemangioma）　本病属于先天性血管畸形，患者出生时已有血管瘤，可发于全身任何部位，但面、颊部等处更好发，发病率无性别差异。血管瘤大小不等，一般较大，深浅不一，明显地隆突于皮肤，呈鲜艳红色结节状、肿瘤状，压之可缩小，松开后很快恢复原状。由于皮损大，可以造成严重的畸形，有时不慎碰破后会有较多出血。大的血管瘤只能手术切除或硬化剂注射治疗（图28-46）。

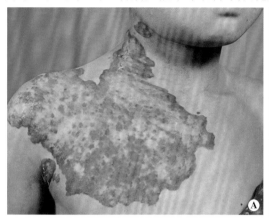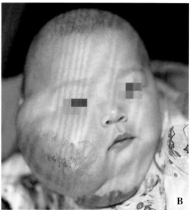

图 28-46　海绵状血管瘤

28.47　蓝橡皮疱性痣综合征（blue rubberbleb nevus syndrome）　本病属于海绵状血管瘤的异型。多见于青少年和中年人，女性比男性多见，可有家族史，为常染色体显性遗传病。皮损好发于腰背部及臀部，为大小和形态不一的血管性肿瘤，最大特点是因为静脉畸形，使血管性结节呈青紫色、淡蓝色，有隆起的柔软乳头样中心，损害较深，重压下可以排空，感觉松弛，去压后又可恢复，患者有夜间疼痛是本病的特点。胃肠道内也可有静脉畸形的大大小小血管瘤，如果由于肠道蠕动而使血管瘤破溃出血，就会出现黑便。如果其他组织和系统发生血管瘤可出现相应的临床症状。组织病理检查为与海绵状血管瘤相同的改变。对本病可采取对症治疗，治疗胃肠道血管瘤更为重要，可行肠道内血管瘤手术切除，皮肤血管瘤可做激光治疗（图28-47）。

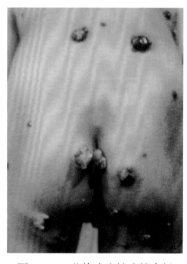

图 28-47　蓝橡皮疱性痣综合征

28.48　血管球瘤（glomus tumor）　本病是由血管球细胞（glomus cell）所构成的肿瘤，多见于成年人，发病率无性别差异，好发于肢端处，尤其是甲板下，也可发于其他部位。皮损为甲板下蓝色到紫红色小结节，一般直径不会超过1cm，因为上面是甲板，不能隆起，透过甲板可以看到结节，可有触痛，也可有自发痛。发于光滑皮肤者呈蓝红色小结节，有明显触痛，多数只发1～2个，多发性者临床上少见，可为广泛性分布。组织病理学检查为真皮内大量血管球细胞和微小的血管。本病诊断后应手术切除，以解除疼痛（图28-48）。

28.49　匐行性血管瘤（angioma serpiginosum）　本病属于痣样疾病，多见于青年人，女性比男性多见，好发于下肢、肩部。皮损为红色或紫红色小点，互相融合而成大片或网状，压之不完全退色。斑片缓慢地不规则地向外扩展，呈匐行性。由于真皮血管扩张使局部稍隆起，一面向外扩展，一面中央吸收，无自觉症状。本病偶尔有家族性发病。组织病理学检查见真皮内为一簇管壁较厚的毛细血管。对本病行激光治疗有效（图 28-49）。

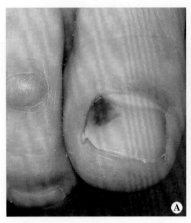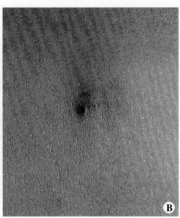

图 28-48　血管球瘤

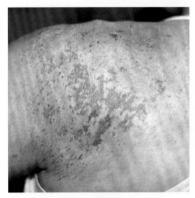

图 28-49　匍行性血管瘤

28.50　肢端型血管角化瘤（acral angiokeratoma）

本病又称为 Mibelli 血管角皮瘤，为一种常染色体显性遗传病，多见于儿童和青年，女性比男性多见，好发于指（趾）端。皮损为粟粒大、表面有角化的暗红色或紫黑色血管瘤，双侧对称性分布，呈圆形，疣状。皮损为多发，手足部常发绀并发凉。组织病理学检查见角化过度，颗粒层增厚，乳头下血管扩张，形成腔隙。对本病可行电灼术、激光术或做冷冻治疗（图 28-50）。

28.51　阴囊型血管角化瘤（angiokeratoma of the scrotum）

本病又称 Fordyce 血管角化病，多见于中老年人，好发于阴囊，女性大阴唇上也可以发生。皮损为粟粒至米粒大暗紫红色角化性丘疹，散在性分布，表面光滑，无自觉症状。患者不容易发现皮损，于无意中碰破致其出血或其自发性出血裤子上沾染血迹才发现病变。本病的组织病理学改变与肢端血管角化瘤相同，治疗方法同肢端型血管角化瘤（图 28-51）。

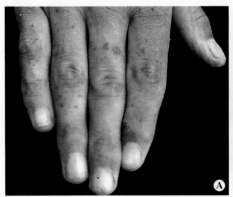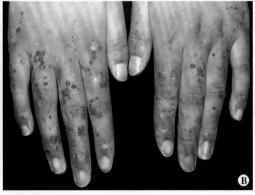

图 28-50　肢端型血管角化瘤

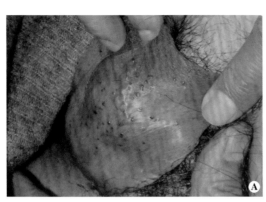
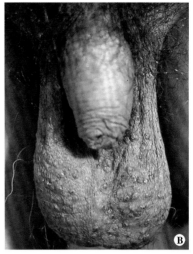

图 28-51 阴囊型血管角化瘤

28.52 弥漫性躯体血管角化瘤（angiokeratoma corporis diffusum） 本病又称 Fabry 病，病因为缺乏 α- 半乳糖苷 A，属于 X 连锁隐性遗传病。因缺乏 α- 半乳糖苷 A 而使糖鞘脂（glycosphingolipids）在皮肤和内脏积累，全身皮肤上有广泛的血管角化瘤，呈毛细血管扩张的星状血管性丘疹，其表面角化不如血管角化瘤那样明显。皮损分布于全身，也分布于腋窝、耳、口腔黏膜，无自觉症状，因其神经酰胺三己糖苷（ceramide trihexoside）的糖脂沉积于内脏，特别是心脏、肾脏、自主神经而发生多脏器疾病。本病变的组织病理学有独特的电子致密小体——

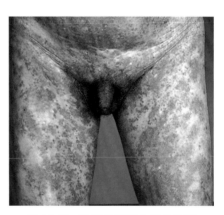

图 28-52 弥漫性躯体血管角化瘤

斑马小体（zebra bodies），具有确诊意义。对本病采用酶替代治疗有效，应治疗相应内脏疾病（图 28-52）。

28.53 孤立性血管角化瘤（solitary angiokeratoma） 本病于 1967 年首先由 Imperial 和 Helwig 报道并命名，也可以称为丘疹性血管角化瘤，多见于儿童和青年，发病率无性别差异，好发于下肢。皮损为局限性 1～2 个小的蓝黑色略带红色的疣状丘疹，隆突于皮肤，质地较硬，可能继发于外伤。组织病理学检查见血管角化瘤改变。对本病可采用激光治疗（图 28-53）。

28.54 局限性痣样血管角化瘤（angiokeratoma circumscriptum naeviforme） 本病又称为疣状血管畸形（verrucous vascular angiokeratoma），是一种真皮和皮下组织的毛细血管和静脉畸形，多见于婴幼儿、青少年，发病率无性别差异，好发于臀部、腿部等处。皮损的基本损害为血管角化瘤，但面积大，呈暗红色大斑片，表面有角化、肥厚、疣状增生，可向上、下发展成线状，可长达数厘米，无自觉症状。本病行手术及激光治疗有效，因皮损较深，治疗后可留瘢痕（图 28-54）。

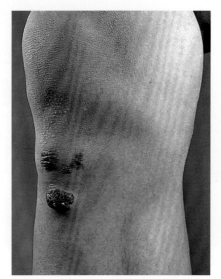
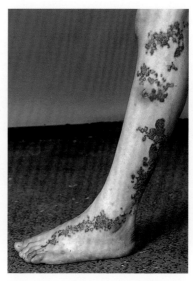

图 28-53　孤立性血管角化瘤　　　图 28-54　局限性痣样血管角化瘤

28.55　疣状血管畸形（verrucous vascular angiokeratoma）　本病属于毛细血管扩张和静脉的畸形，它属于先天性皮肤肿瘤，好发于下肢。皮损为红色或暗红色界限清楚的丘疹、结节损害，初起表皮角化不明显，病期久长后表面可有角化过度性疣状损害，有的病变呈现线形节段性损害，中间断断续续呈线形。组织病理学检查为表皮角化过度、棘层肥厚，真皮和皮下有毛细血管和静脉畸形。治疗本病可以做外科切除，也可采用激光、冷冻或电灼术治疗（图 28-55）。

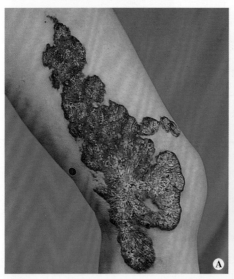
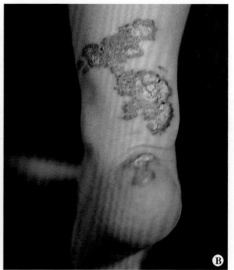

图 28-55　疣状血管畸形

28.56　斑块型血管角化瘤（plague angiokeratoma）　本病属于血管角皮瘤的一种异型，多见于婴幼儿和青少年，好发于下腹部与腹股沟部。皮损为典型血管角化瘤损害，但呈大小不一的多发性斑块状损害，数块损害互相为邻，但不融合，表面有角化，斑块角化明显者呈暗红色，角化不明显者呈红色，无自觉症状。组织病理学检查为血管角化瘤改变。本病的治疗以激光治疗效果较好（图28-56）。

28.57　疣状列序状血管瘤（verrucous linear angioma）　本病是众多血管瘤中的一种特殊类型，多见于婴幼儿，发病率无性别差异，好发于四肢的某一侧，从手指尖端向上延伸到前臂、上臂，一直到肩背部，沿着 Blaschko 线走行。皮损表现为暗红到紫红

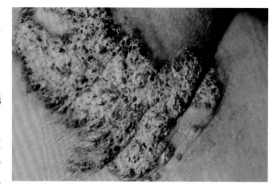

图 28-56　斑块型血管角化瘤

色血管性损害，形态不一，表面上有角化疣状损害，血管瘤损害之间皮肤正常。当患儿长大一些后，患肢因供血比健侧多而发生肥大，功能正常。本病激光治疗效果好，需要分期、分批进行治疗，可留下痕迹（图28-57）。

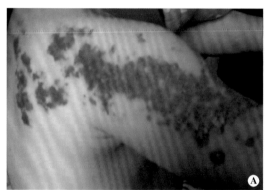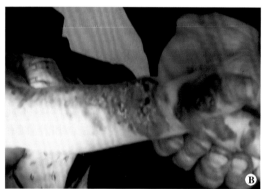

图 28-57　疣状列序状血管瘤

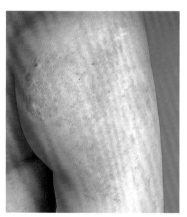

图 28-58　静脉畸形

28.58　静脉畸形（venous malformation）　本病又称海绵状静脉畸形（cavernous venous malformation），属于先天性静脉畸形，多见于儿童、青年，发病率无性别差异，好发于躯干部。皮损为浅蓝色到深蓝色斑片状损害，可以压缩，持续地存在。畸形的静脉主要通过深部静脉进入静脉循环，无自觉症状。大片状损害影响外貌，偶尔皮损破溃时，有大量出血。静脉畸形的手术效果差，因为静脉是互通的，激光治疗效果也不好，穿紧身弹力衣裤会有效果（图28-58）。

28.59　静脉湖（venous lake）　本病又称为静脉扩张（phlebectasia），属于长期慢性阳光照晒而发生静脉扩张的损害，多见于老年人，好发于下唇（阳光照晒之故）。皮损为粟粒至绿豆大的暗紫红色血管瘤，隆突于唇黏膜上，单发或多发，无自觉症状，不慎咬破后会有出血。组织病理学检查见真皮浅层扩张的静脉，充满血液，周围有日光弹力纤维变性。组织病理学检查证明其发病原因为阳光照射的结果，因在显微镜下一大片血液呈湖状，故名为"静脉湖"。

本病可以不予治疗，进行观察，必要时可做电灼术、激光治疗（图 28-59）。

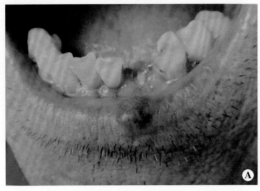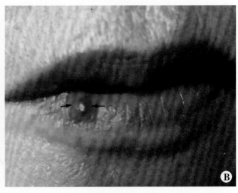

图 28-59　静脉湖

28.60　淋巴管瘤（lymphangioma）　本病是一种淋巴管的畸形，又称淋巴管扩张症（lymphangiectasis），临床常见的是局限性淋巴管瘤，属于表浅淋巴管瘤，全身任何部位均可发生，多见于儿童、青少年，发病率无性别差异。皮损为集簇性半透明的肤色水疱样损害，芝麻粒大小的水疱透明、发亮，状似蛙卵样，融合成片，很不规则。淋巴管瘤常常可因有血液成分而呈红色，但还是能看到透明的淋巴管瘤。淋巴管是呈网络状的，所以手术不容易彻底切除，彻底切除会导致淋巴回流发生障碍，并且常在手术瘢痕处又出现新的皮损。应嘱患者注意保护皮肤（图 28-60）。

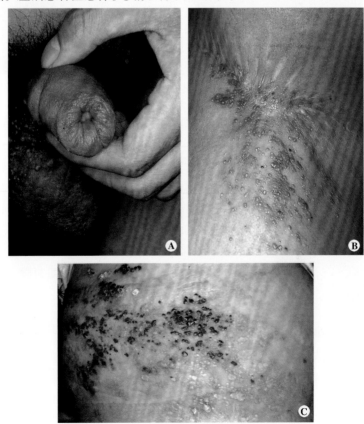

图 28-60　淋巴管瘤

28.61　囊性水囊瘤（cystic hygroma）

本病属于海绵状淋巴管瘤（cavernous lymphangioma），患者出生后即发病，表现为大的囊性肿块，好发于下腹部及腹股沟部。皮损因经常破溃流出淋巴液，容易发生感染，而软组织发生纤维化和增生，在纤维化增生组织上又呈囊性淋巴管瘤。因为淋巴管有浅层和深层两种，而且相互连通，所以手术不容易切除干净，即或是彻底切除后还会复发（图28-61）。

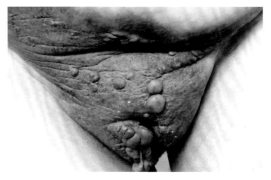

图 28-61　囊性水囊瘤

28.62　嗜酸性粒细胞增多性淋巴样增生（angiolymphoid hyperplasia with eosinophilia）

本病又称为上皮样血管瘤（epithelioid hemangioma），多见于女性，好发于中年人，经常发生在耳郭周围、额部、耳后或头皮。皮损为淡红色到暗红色结节，一般为豆粒至葡萄大小，密集融合，较集中，触之坚实，但可移动，可有自觉疼痛或瘙痒。组织病理学改变有特征性，在增生的小血管和淋巴样结节周围有嗜酸性粒细胞浸润。本病无有效治疗方法，可行手术切除或激光治疗（图28-62）。

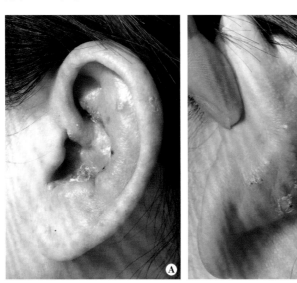

图 28-62　嗜酸粒细胞增多性淋巴样增生

28.63　平滑肌瘤（leiomyoma）

本病是来源于皮肤平滑肌的良性肿瘤。皮肤平滑肌有三种：①毛发竖毛肌（立毛肌）；②阴囊或大阴唇竖毛肌；③皮肤血管壁的平滑肌；这三种平滑肌均可发生平滑肌瘤。平滑肌瘤可以发于躯干，也可发于四肢和外阴部。皮损为米粒到绿豆粒大小的皮下结节，略隆突于皮肤，表面呈淡红色，呈集簇状分布，在躯干部有从外上向内下走行的趋势，有数十到上百的多发性损害，可以有自觉疼痛。组织病理学检查可以很清楚看到皮内有平滑肌的肿瘤。对本病的手术切除只适用于单发性者，多发性者手术不可能切除干净。可予口服加巴喷丁等止痛（图28-63）。

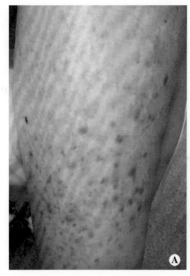
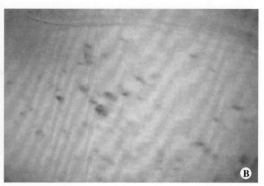

图 28-63　平滑肌瘤

28.64　多发性皮肤平滑肌瘤（multiple cutaneous leiomyoma）　本型是皮肤平滑肌瘤最常见的类型，为常染色体显性遗传，成年女性多见，而且常常伴发子宫平滑肌瘤。本病好发于躯干或四肢，常发于 2 个以上的部位。皮损为半球形隆起的肉红色肿瘤，密集分布，可有成百上千个肿瘤，触之甚坚硬，可融合成大斑块，密集的平滑肌瘤使皮肤表面凹凸不平；皮损可沿着皮节分布排列，患者有自觉疼痛。组织病理学检查为皮肤平滑肌构成的肿瘤。本病确诊后无有效治疗方法，可口服止痛药对症治疗（图 28-64）。

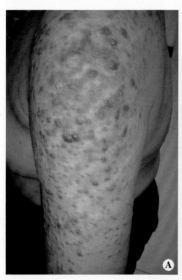
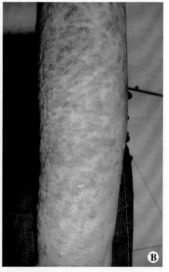

图 28-64　多发性皮肤平滑肌瘤

28.65　单发性神经纤维瘤（solitary neurofibroma）　本病可见于儿童、青少年或成年人，发病率无性别差异，好发于躯干部，皮损只有一个，为花生粒到枣大，半球形隆突于皮肤，基底稍宽，顶部稍窄，类似于锥体状；肿瘤较松弛，质柔软，呈淡红色，最大特点是可用指尖插入肿瘤压入脂膜内，放手后又复原，称为纽孔征（button holing）；

肿瘤一般不会扩大，也不会吸收。组织病理学改变为真皮内有疏松的神经纤维。对本病的治疗为必要时予以手术切除（图28-65）。

28.66　丛状神经纤维瘤（plexiform neuroma）　本病多见于儿童，发病率无性别差异，好发于头部、颈部或耳郭处。皮损为大小不等的神经纤维瘤肿瘤，突出于皮肤表面，触诊有"蠕虫袋"样感觉，即用指压迫可被压缩，而且有囊袋样感觉。组织病理学检查见真皮内有许多被拉长的有包膜的神经纤维。治疗本病只有手术切除，但可能复发（图28-66）。

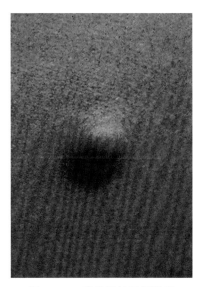
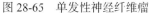
图 28-65　单发性神经纤维瘤

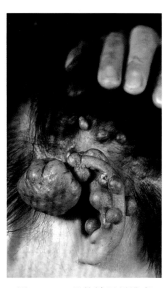
图 28-66　丛状神经纤维瘤

28.67　甲下外生骨疣（subungual exostosis）　本病常于外伤诱发，多见于成年人，男性比女性多见，足趾比手指发病率高，足趾以大拇趾为多见。病变在甲外缘的甲床上发生一个骨疣，骨疣发出于末节趾或指骨的顶端，逐渐增大，最后将组织顶起，进而把甲板顶起。因向前突出于表面而角化、粗糙，常被误诊为寻常疣行手术切除，实际上并没有切到骨疣，术后病变仍有增大。给患趾或指正侧位各拍摄一张X线片，可以清晰地见到骨疣。对本病可进行外科手术治疗，用骨钳切除、缝合可治愈（图28-67）。

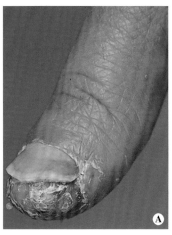
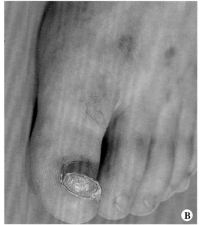
图 28-67　甲下外生骨疣

28.68　阴茎中线囊肿（median raphe cyst of the penis）　本病多见于青年男性，好发于阴茎中线处，尤好发于尿道口下。皮损为直径数毫米至 1cm 大小的囊性肿瘤，内含清亮的黏液，呈半球形，底部与阴茎相连，触之有囊肿样感觉。本病可能与性交外伤有关，患者无自觉症状。组织病理学检查见囊肿由复层柱状上皮构成。手术切除病变可能会留一小瘢痕，用复方倍他米松注射液加等量的 2% 利多卡因，在囊肿的底部注射，黏液会被挤出，一次注射即能治愈，而且不留瘢痕（图 28-68）。

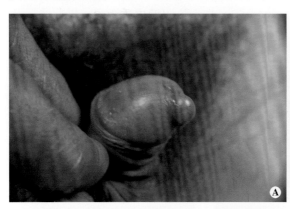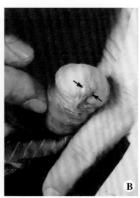

图 28-68　阴茎中线囊肿

28.69　非典型性纤维黄瘤（atypical fibroxanthoma）　本病是由梭形细胞组成的真皮肿瘤，可能与受过多阳光照射有关，多见于 60 岁以上的老年人，好发于裸露部位，如面部、颈部和胸部。皮损为 1～2 个坚硬的皮肤结节，直径 1～3cm 大小，隆突于皮肤表面，表面可有糜烂、渗出及结痂，发生于遮盖部位者为缓慢增大的肿瘤。组织病理学检查见真皮深层的肿瘤由不典型梭形细胞、多核巨细胞、上皮样细胞和黄瘤细胞组成。本病确诊后应行大范围的、较彻底的手术切除（图 28-69）。

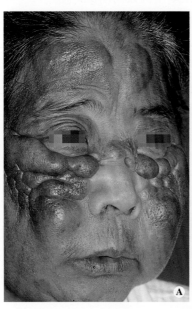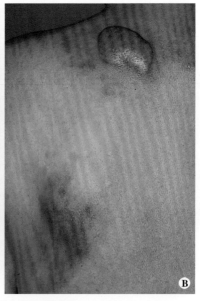

图 28-69　非典型性纤维黄瘤

28.70　多中心网状组织细胞增生病（multicentric reticulohistiocytosis）　本病又称为类脂质-皮肤-关节炎（lipoid dermato-arthritis），病因不明，多见于中老年妇女。皮损发于头面、躯干、四肢，为广泛性丘疹、结节，呈淡红色、淡黄色或皮肤色，米粒大小，广泛分布，融合成片，无自觉症状。大小关节均可被侵犯，致关节肿大、变形，关节处皮肤有大量类脂质沉积的丘疹、结节，黏膜上也可以发生。本病约有 2% 的病例可伴发癌症或肉瘤。组织病理检查为皮下组织内有大量畸形巨细胞、黄瘤细胞和异物巨细胞，胞质丰富呈毛玻璃样。本病尚无有效治疗方法，可用糖皮质激素、氮芥或环磷酰胺等治疗（图 28-70）。

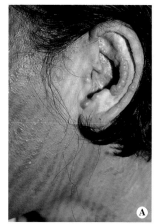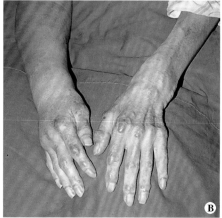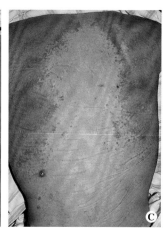

图 28-70　多中心网状组织细胞增生病

28.71　Jessner 皮肤淋巴细胞浸润症（Jessner's lymphocytic infiltration of the skin）　本病属于皮肤淋巴样增生疾病，其发病与阳光照晒有关，多见于壮老年，女性比男性多见，好发于裸露部位，如面部、上肢等处。皮损为浸润性斑块，边界清楚，一般为一分钱硬币大小或稍大，呈平皿状隆突于皮肤，除少许潮红外，无明显浸润，无自觉症状。组织病理学检查为真皮血管及附属器周围淋巴细胞浸润，无侵蚀性。本病可予口服羟氯喹或沙利度胺、外用糖皮质激素治疗（图 28-71）。

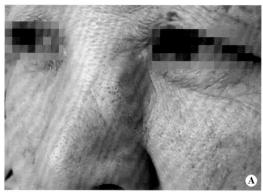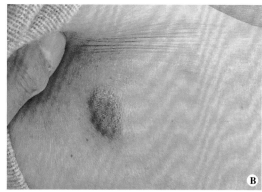

图 28-71　Jessner 皮肤淋巴细胞浸润症

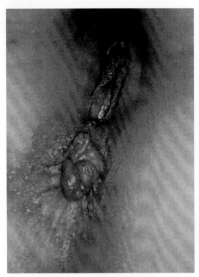

图 28-72　外痔

28.72　外痔（external hemorrhoid）　外痔是在齿状线下方，由痔外静脉丛形成，它可分为血栓性外痔、结缔组织性外痔、静脉曲张性外痔和炎性外痔，常因便秘、排便、咳嗽时用力过猛和持续剧烈运动而诱发，多见于成年人和老年人，只发于肛门处。皮损在肛门处可见呈团块状的暗紫色圆形硬结，直径可达 1 ～ 2cm，界限清楚，有明显压痛和自觉疼痛，患者因此走路不便。确诊为外痔后应转外科做手术切除（图 28-72）。

第二十九章 皮肤恶性肿瘤
（malignant tumors of the skin）

29.1 基底细胞癌（basal cell carcinoma） 本病又称基底细胞上皮瘤（basal cell epithelioma），基底细胞上皮瘤的病名在临床上更为适宜，因基底细胞癌会给患者带来精神压力。本病多见于 40 ～ 50 岁的人，发病率无性别差异，发病与长期阳光照晒有关，故好发于头、面、颈和上肢远端等处，临床上可以分为浅表型、色素型、结节型、溃疡型、弥漫型和巨大型等。开始发病时为一浸润性结节，有十分清晰的卷曲状或堤状边缘，中央组织破溃、坏死，形成溃疡面，呈离心性向外扩展，表面为毛细血管扩张，很容易破溃，可向深部组织侵蚀，形成侵蚀性癌。有的皮损因色素较深而呈黑色，有的皮损溃疡面较大呈巨大的侵蚀性溃疡，近卫淋巴结可肿大，但很少发生转移。皮损向深部和周围扩大，可以侵蚀很深，破坏性很大，但不影响生命。组织病理学检查见真皮内有基底细胞的肿瘤，周边呈栅栏状排列，中央基底细胞呈溶浆状斑片，肿瘤四周包裹较完整。确诊本病后较小的皮损可以进行激光、液氮冷冻、外用 5% 氟尿嘧啶软膏治疗，较大者应予手术切除（图 29-1）。

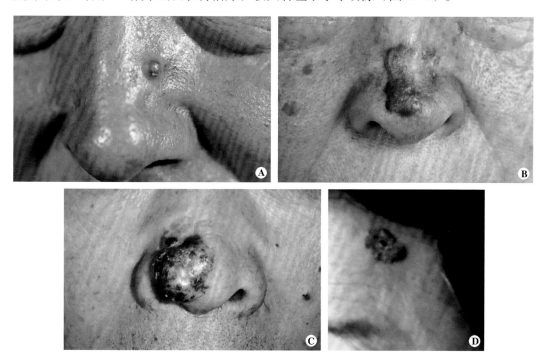

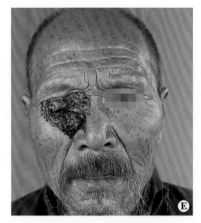

图 29-1　基底细胞癌

29.2　表皮内鳞状细胞癌（intraepidermal squamous carcinoma）　本病于 1912 年由 Bowen 首先命名，故又名 Bowen 病，又称为鳞状细胞原位癌（squamous cell carcinoma in situ），多见于壮年和老年人，好发于躯干、四肢，也可见于裸露部位，偶尔发于外生殖器及肛门处。皮损为浸润性红斑，边界清楚。一般多为一个浸润性红斑，形态不规则，呈红色、暗红色和褐色，表面有鳞屑、结痂、糜烂，有大小不一的浸润结节。皮损逐渐扩大，直径可达 1～2cm，个别皮损上可发生肿块，近卫淋巴结可肿大。组织病理学检查见表皮范围内细胞排列紊乱，细胞呈异形性，大小不等，形态不一，胞核大而深染，分裂相较多，有角化不良细胞。对本病可予手术彻底切除，也可进行激光、液氮冷冻等治疗（图 29-2）。

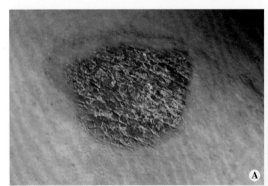
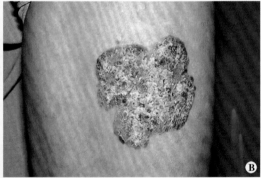
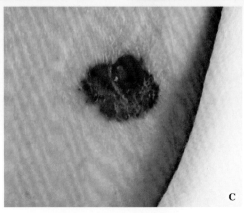

图 29-2　表皮内鳞状细胞癌

29.3　鳞状细胞癌（squamous cell carcinoma）　本病多见于壮年和老年人，发病率无性别差异，长期的阳光暴晒容易导致本病。本病好发于头、面、手等裸露部位，也可发于遮盖部位。皮损为侵蚀性癌，由于癌细胞生长迅速，肿瘤发展较快，显著地隆凸于皮肤，呈半球形或球形，表面为癌性溃疡，因毛细血管丰富，很容易被碰破出血，使表面被有血痂。由于癌组织发展很快，可发生缺血、坏死、溃烂，形成癌性溃疡，周边呈堤状隆起，中心为癌性溃疡，表面为坏死的癌组织，很容易破坏组织，患者有自觉疼痛。本病多数为单发，少数为多发，近卫淋巴结肿大，癌细胞可转移。组织病理学检查见真皮范围内有鳞状细胞癌巢，表皮缺损。本病以手术切除最为彻底，以 Mohs 四象限法检查，彻底切除为标准；也可以用液氮冷冻、激光等治疗（图 29-3）。

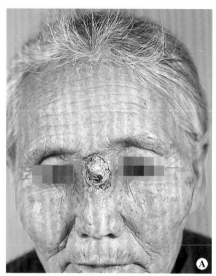

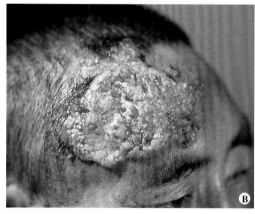
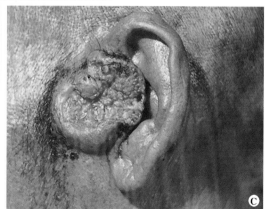

图 29-3　鳞状细胞癌

29.4　乳房湿疹样癌（eczematoid carcinoma of the breast）　本病又称佩吉特病（Paget's disease），起源于乳腺导管，癌细胞沿着乳腺导管侵犯到乳头，多见于壮老年女性，好发于乳头，也可扩大到乳晕，多数为单侧发病。本病开始在乳头上有浸润性糜烂及渗出浸润，向外扩张达到乳晕处，进一步发展可累及乳晕外光滑皮肤，表现为边界清楚的癌性浸润性斑片，乳头被破坏、凹陷，可有自觉痒、痛，近卫淋巴结可肿大。组织病理学检查见表皮范围内有大量的"鹰眼"样佩吉特细胞，浸润仅在表皮范围内。治疗本病以早期乳房切除为宜，以免扩散（图29-4）。

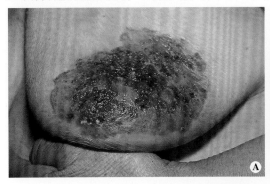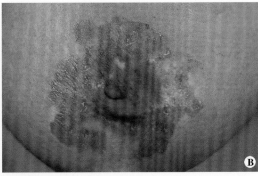

图 29-4　乳房湿疹样癌

29.5　乳房外湿疹样癌（extramammary eczematoid carcinoma）　本病又称乳房外佩吉特病（extramammary Paget's disease），是发于乳房外的汗腺癌，多见于中老年人，最常见于阴囊，也可发于阴唇。损害与乳房湿疹样癌一样，为浸润性潮红糜烂面，有少许浆液渗出，发于阴囊的一侧，近卫淋巴结可肿大，偶有瘙痒。皮损可以扩大成大片，若不彻底治疗，可转移到内脏最终导致患者死亡。确诊本病后应及时行手术治疗（图29-5）。

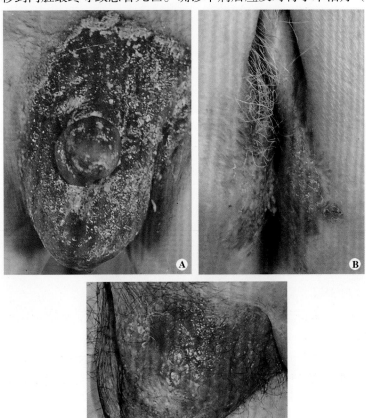

图 29-5　乳房外湿疹样癌

29.6　男性乳腺癌（breast cancer of man）　本病仅占乳腺癌的 1%，多发于50 ～ 60 岁及以上的男性，比女性的发病年龄要晚，单侧发生，常为硬癌，主要侵犯乳头、乳晕，表现为癌性浸润或癌性溃疡，周围组织亦有浸润。因本病多发现较早，皮损面积不会太大，可有疼痛，进展较快，经组织病理学确诊后，应及早手术切除（图 29-6）。

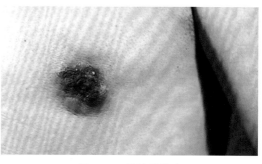

图 29-6　男性乳腺癌

29.7　疣状癌（verrucous carcinoma）

本病又称为巨大性尖锐湿疣（giant condyloma acuminatum），也称为 Baschke-Lowenstein 病，多数为 HPV6 或 HPV1 型病毒感染，多见于壮年和老年人，发病率无性别差异，好发于外生殖器上。皮损为巨大的尖锐湿疣，生长非常迅速，很快就达到核桃至鸡蛋大，表面呈典型的乳头瘤状、菜花状。对于这种皮损只有行手术切除或用激光治疗（图 29-7）。

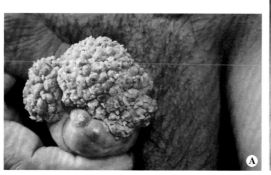

图 29-7　疣状癌

29.8　巨大型基底细胞癌（giant basal cell carcinoma）　患有免疫功能低下及抵抗力差的患者常发生本病，可见于儿童，也可见于老年人。本病可发于任何部位，发于头面部者为大斑片状癌性组织坏死，破坏组织和器官，毛发不能生长。癌组织呈离心性扩大，边缘如同刀切样整齐，患者有自觉疼痛，身体消瘦。本病可进行手术或放射治疗，也可用平阳霉素（pingyangmycin）（也称为博莱霉素 A5，bleomycin A5）静脉滴注治疗（图 29-8）。

29.9　阴茎癌（penis carcinoma）　阴茎癌与包皮过长有关，有包茎、包皮过长者发病率高，多见于中壮年，见于龟头部。皮损表现为隆起的肿瘤组织，可以破溃、出血，逐渐增大，为呈乳头瘤样肿瘤。癌组织破溃阴茎后导致龟头残缺或完全破坏，中央仍可有尿道口，患者有自觉疼痛，以及消瘦、贫血、衰弱表现。组织病理学检查为鳞状细胞癌。本病应行手术切除治疗（图 29-9）。

29.10　瘢痕癌（squamous cell carcinoma from scar）　各种原因导致的皮肤瘢痕，包括放射治疗留下的瘢痕，若干年后会在瘢痕上发生鳞状细胞癌，多见于壮年和老年人。

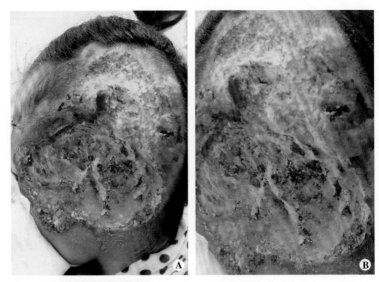

图 29-8　巨大型基底细胞癌

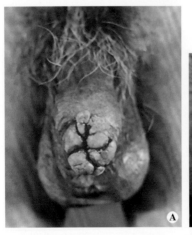
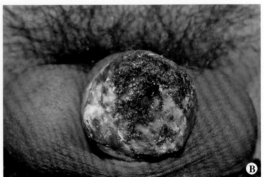

图 29-9　阴茎癌

在陈旧的瘢痕上发生的鳞状细胞癌呈现典型的鳞状细胞癌增生、隆起，也可在挛缩的瘢痕上发生较深的具有破坏性的癌组织，破坏外貌，损害功能。本病诊断明确后，应进行切除植皮术（图 29-10）。

29.11　汗管样小汗腺癌（syringoid eccrine carcinoma）　多见于中老年女性，好发于头皮等汗腺较多的部位，也可以发于手掌。病变局部为浸润性斑块，以后形成癌性溃疡，患者有自觉疼痛。皮损发生于掌心处，因该处皮肤紧张，又有疼痛，使患者常保持手掌、手指屈曲位，癌组织则顺势扩展，使手掌伸不开。癌组织呈侵袭性生长，可以发生转移，病程较长，即使手术切除也易复发。组织病理学检查见真皮深处肿瘤细胞排列成窄的条索状，伴管腔形成，有蝌蚪样肿瘤团块形成。本病只能手术切除治疗，切除不彻底很容易复发（图 29-11）。

29.12　隆突性皮肤纤维肉瘤（dermatofibrosarcoma protuberans）　本病多见于中年人，男性比女性多见，好发于躯干或下肢。皮损为单发或多发，肿瘤从皮肤上隆突起来，呈半球形红蓝色，直径可达 2～3cm，表面皮肤相当紧张，发展较缓慢。组织病理学检

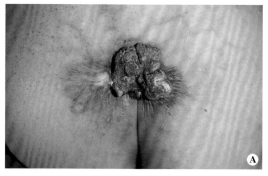
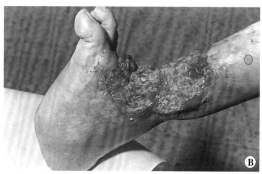

图 29-10　瘢痕癌

A. 骶尾部放射性瘢痕癌；B. 足踝部挛缩性瘢痕癌

查证明为本病后，应彻底予以手术切除，但很容易复发，其肿瘤长在原切口的皮肤上，生长过快时可以发生破溃。组织病理学检查见真皮内及皮下脂肪梭形瘤细胞排列成车轮状。本病化疗无效，只有行手术彻底切除（图 29-12）。

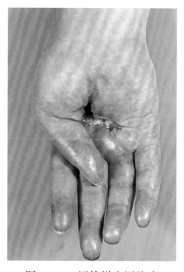
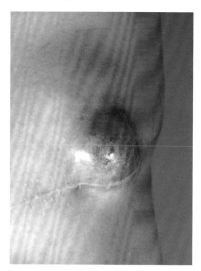

图 29-11　汗管样小汗腺癌　　　图 29-12　隆突性皮肤纤维肉瘤

29.13　胚胎性横纹肌肉瘤（embryonic rhabdomyosarcoma）　横纹肌肉瘤在临床上少见，而本病相对多见，好发于 1 岁以内的儿童，发病率无性别差异，多见于鼻腔周围和面部。肿瘤为暗红色，呈分叶状或蕈状，在鼻腔内和鼻翼处生长，因肿胀、炎症使患儿呼吸困难。本病临床上常不容易诊断，需要做组织病理学检查方能确诊。本病的治疗应行手术切除，并应配合化疗，但预后较差（图 29-13）。

29.14　血管肉瘤（angiosarcoma）　本病又称恶性血管内皮瘤（malignant hemangioendothelioma），是起源于血管内皮细胞的一种恶性肿瘤，多见于

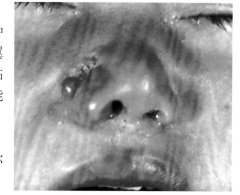

图 29-13　胚胎性横纹肌肉瘤

老年人，也可见于儿童，好发于头皮。肿瘤常为多发，表现为暗红、暗紫或蓝色结节或斑块，直径为数毫米到十余厘米，质较柔软，可有破溃、出血，恶性程度较高，容易转移，可因侵犯重要脏器而危及生命。组织病理学检查为血管内皮细胞的恶性组织，瘤细胞巢被网状纤维组织包围。本病确诊后应立即手术彻底切除病灶，但面积较大者手术不易成功，可行放射治疗（图 29-14）。

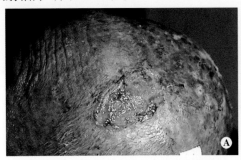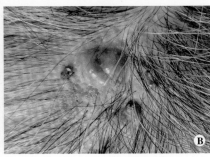

图 29-14　血管肉瘤

29.15　卡波西肉瘤（Kaposi sarcoma）　本病又称多发性特发性出血性肉瘤（multiple idiopathic hemorrhagic sarcoma）。经典型卡波西肉瘤见于老年人，好发于足部。病变为淡红、紫罗兰色或蓝黑色斑块或结节，可逐渐融合，有橡皮样硬度。皮损缓慢地进行性发展，可导致淋巴水肿而出现下肢肿胀。艾滋病相关性卡波西肉瘤多发于青年人，因患有艾滋病，免疫功能极度低下，使皮损泛发于全身，病情进展极快，导致患者衰竭、死亡。组织病理学检查具有特征性。本病对放射治疗很敏感，晚期病人需要用干扰素、长春碱等治疗（图 29-15）。

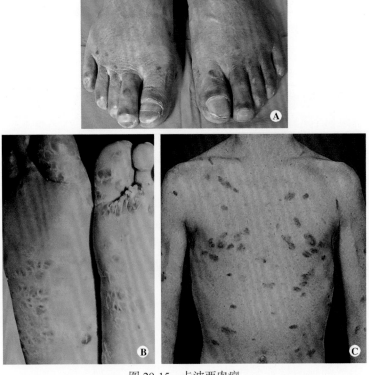

图 29-15　卡波西肉瘤
A、B. 足部经典型卡波西肉瘤；C. 前胸部艾滋病相关性卡波西肉瘤

29.16　恶性雀斑样痣（lentigo maligna）

本病又称为恶性雀斑样黑素瘤（lentigo maligna melanoma），多见于老年人，好发于颧部、鼻部、颞部和指端，在慢性日光性皮炎的基础上发生。皮损为褐黑色、黑色斑片，色素不均匀，初期呈水平扩展，后期可因垂直生长而隆起。组织病理学检查见表皮与真皮交界处有异型黑素细胞增生。本病应

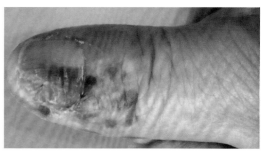

图 29-16　恶性雀斑样痣

早期发现、早期诊断、早期治疗，最好做手术彻底切除（图 29-16）。

29.17　肢端型恶性黑素瘤（acral malignant melanoma）

本病多见于壮年和老年人，发病率无性别差异，既可发于手指，也可发于足趾末端，还可见于足后跟部。皮损为黑色或深黑色的浸润性斑块和结节，可将甲板顶起。发于足后跟部的皮损为深黑色浸润性斑块、结节或肿瘤。近卫淋巴结可有肿大。组织病理学检查见真皮浅层有大的异型黑素细胞，核大而奇形怪状，核仁明显，胞质中充满黑素颗粒。本病经常需要对患肢行截肢术（图 29-17）。

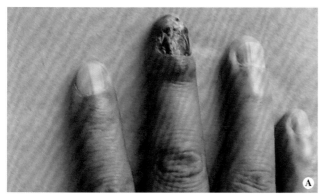
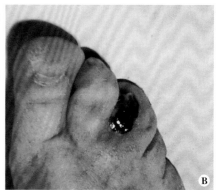

图 29-17　肢端型恶性黑素瘤

29.18　结节型恶性黑素瘤（nodular malignant melanoma）

本病多见于壮年和老年人，男性比女性多见，好发于躯干或四肢，也常见于四肢末端。皮损为半球形隆突于皮肤的肿瘤，大小不等，呈淡红色、褐黑色、黑色，可以一半是肉红色、一半是黑色，在皮损旁常有新的肿瘤发生。肿瘤可以破溃、渗出、糜烂及结痂。近卫淋巴结明显肿大。组织病理学检查见真皮内有多种类型的瘤细胞，其中主要是上皮样细胞和梭形细胞（图 29-18）。

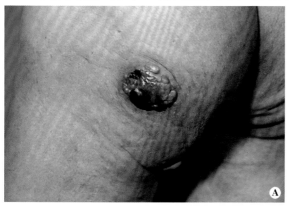
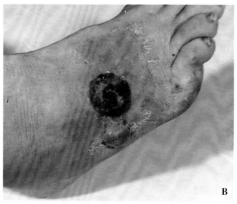

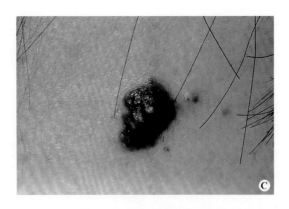

图 29-18　结节型恶性黑素瘤

29.19　浅表扩散性黑素瘤（superficial spreading melanoma）　本病多见于壮年和老年人，好发于躯干或四肢，发病率无性别差异。皮损开始为黑色扁平的浸润性斑块，表面可有鳞屑，逐渐发展为侵蚀性生长的蓝色或蓝黑色结节，斑块和结节形状不规则，直径可达 1 ～ 3cm，典型皮损的边缘呈扇形。近卫淋巴结可有肿大。恶性黑素瘤恶性程度较高，死亡率也较高，最好的治疗方法是行外科手术彻底切除肿瘤，包括扩大到肿瘤外周 1cm 处和行截肢术。黑素瘤对放疗不敏感，激光治疗只适用于很小的皮损。可以应用细胞因子、特异性免疫疗法，也可应用卡莫司汀、司莫司汀、福莫司汀等药；或在外科手术彻底切除的基础上配合化疗治疗（图 29-19）。

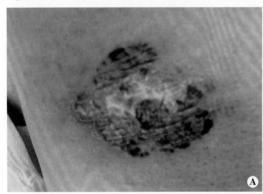
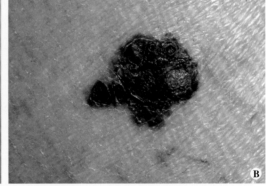

图 29-19　浅表扩散性黑素瘤

29.20　色素痣恶变黑素瘤（nevus malignant degeneration melanoma）　许多恶性黑素瘤是从色素痣恶变而来。本病多见于壮年和老年，发病率无性别差异，身体任何部位的色素痣均有可能发生恶变而成黑素瘤，裸露和摩擦部位的色素痣更容易发生。色素痣恶变时有以下表现：近期增大，出现不规则或贝壳状边缘，不对称，颜色改变呈斑驳状，表面有脱屑、糜烂、渗出、结痂、溃疡、出血，触之厚度增加，有炎症表现，出现卫星状色素沉着，患者自觉疼痛、瘙痒或触痛。组织病理学检查证实为色素痣向黑素瘤改变后，应做大面积的病损切除（图 29-20）。

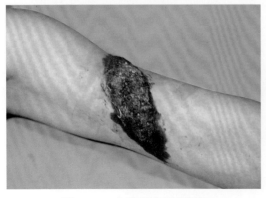

图 29-20　色素痣恶变黑素瘤

29.21　黑色癔疽（melanotic whitlow）　　本病又称甲下黑素瘤（subungual melanoma），是一种特殊类型的黑素瘤，多见于成年人，男性比女性多见。病变发于甲床上，呈暗红色或黑色肿瘤，发展很快，隆突于整个指趾末端背面，破坏甲板。有自觉疼痛，近卫淋巴结肿大。本病实际上是发生在甲床上的结节性恶性黑素瘤，需要行截指（趾）术，并配合化疗治疗（图29-21）。

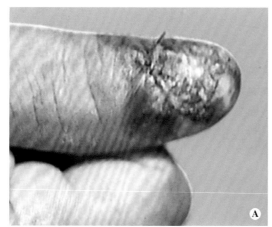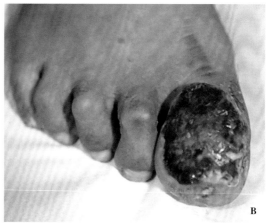

图 29-21　黑色癔疽

29.22　女阴黑素瘤（melanoma in vulva）　　女性外阴部黑色素较身体其他部位多，颜色较黑，局部又容易受到刺激和外伤。本病多见于壮老年女性，在阴唇处发生黑素瘤，阴唇受浸润而肥厚、色黑。本病发展很快，可蔓延到周围皮肤和黏膜，可破溃、出血、皮肤黏膜变硬，近卫淋巴结肿大。皮肤活检可确诊。本病应早期诊断并及时行外科手术切除，配合化疗（图29-22）。

29.23　蕈样肉芽肿（granuloma fungoides）　　本病以前称为蕈样霉菌病（mycosis fungoides），现在已知与霉菌无关，是一种皮肤T淋巴细胞性淋巴瘤（cutaneous T cell lymphoma），属于亲上皮性皮肤淋巴瘤。本病可分为三期，即蕈样前期（红斑期）、浸润期（斑块期）、肿瘤期。蕈样肉芽肿是一种慢性恶性肿瘤，多见于壮老年人，男性比女性多见，皮损为多发性，可侵犯全身任何部位。

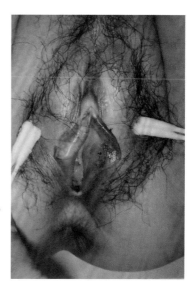

图 29-22　女阴黑素瘤

红斑期皮损无特殊性，表现为红斑，其上有少许秕糠状鳞屑，伴有瘙痒，边界也不十分清楚，有的皮损可伴有色素减退。浸润期皮损为浸润性斑块，呈红色或暗褐色，形态不规则，可稍高于皮肤，可有瘙痒，发于头皮可破坏毛囊。有的患者皮损处可伴有皮肤萎缩、毛细血管扩张、色素沉着和色素减退，表现为血管萎缩性皮肤异色症（poikiloderma vasculare atrophia）样改变。肿瘤期是在红斑期、浸润期的皮损上发生形态不一、大小不等的暗红色肿瘤，明显高出皮肤，破溃后中央组织破坏、溃烂，如同熟透了的西红柿样。患者非常消瘦、痛苦。笔者诊治1例蕈样肉芽肿患者，病人早期表现为浸润期皮损，10

年内未予治疗，表现为全身广泛性的浸润性溃疡，几乎是千疮百孔，病人极度衰竭，因内脏转移而死亡。蕈样肉芽肿应早期诊断、早期治疗，方可延长寿命。应对本病的不同时期采用不同的治疗方法，早期可用糖皮质激素制剂、0.01% 氮芥溶液、卡莫司汀酒精液、维 A 酸制剂外用治疗，全身外用补骨脂加长波紫外线照射。晚期可采用电子束照射、化疗、X 线照射和免疫治疗等方法治疗（图 29-23）。

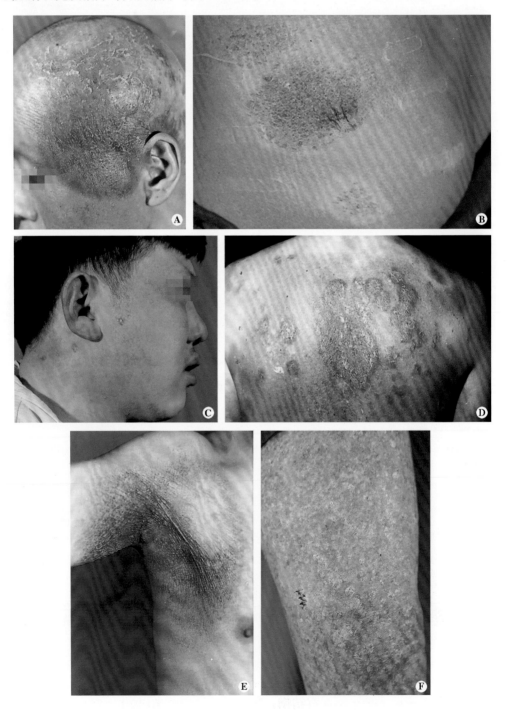

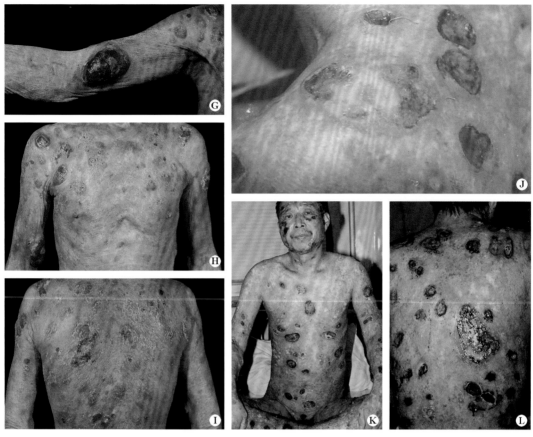

图 29-23　蕈样肉芽肿

29.24　恶性组织细胞增生症（malignant histiocytosis）　本病多见于青壮年，也可见于儿童和老年人。本病发病急骤，有发热、疲惫、消瘦和水肿。特异性皮损为丘疹、结节或斑块，一般直径为 1～3cm，很容易破溃。皮损可以发于某一局部或全身广泛发生。实验室检查患者血液红细胞减少（贫血）、白细胞减少、血小板减少。皮肤和黏膜可有出血、黄疸、紫癜、带状疱疹或脱发；也可以出现心、肝、脾、肺、肾等多脏器损害，因此病情错综复杂。组织病理学检查见真皮深层及皮下组织浅层血管周围有大量形态各异的组织细胞和多核巨细胞。本病需要采用环磷酰胺、长春新碱等联合化疗治疗（图 29-24）。

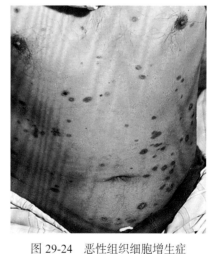

图 29-24　恶性组织细胞增生症

29.25　网状细胞肉瘤（reticulum cell sarcoma）　本病又称为组织细胞性淋巴瘤（histiocytic lymphoma），属于恶性淋巴瘤的范畴。本病多见于成年男性，开始为局限性的皮肤肉瘤，以后广泛地发于头皮、躯干和四肢。皮损为暗红色或紫红色群集性结节、肿瘤，大小不等，容易发生破溃，表面有结痂，其损害与蕈样肉芽肿的肿瘤期损害类似，两者不太容易鉴别。发生在头皮上的肿瘤为暗红色或黄红色橡皮样硬度的肿瘤，呈半透明状，皮损发生的同时也侵犯淋巴结、扁桃体、肝、脾及骨髓。组织病理检查见真皮内大量不成熟的组织细胞，在表皮内也可见少量不典型组织细胞聚集，也可见 Pautrier 微脓疡。本病应使用糖皮质激素、化疗药、电子加速器等治疗（图 29-25）。

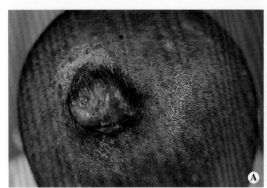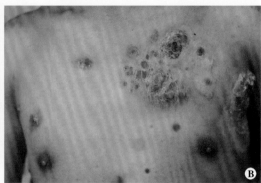

图 29-25　网状细胞肉瘤

29.26　平滑肌肉瘤（leiomyosarcoma）　本病为起源于平滑肌的恶性肿瘤，多见于 40 岁以上，男性比女性多见，既可发于下肢，也可发于上肢。皮损为密集的圆球形淡红色结节，互相融合成大斑片，有自觉疼痛。晚期肿瘤可破溃、坏死、出血。组织病理学检查见皮下肿瘤内梭形肿瘤细胞可延伸到真皮乳头处，呈浸润性生长，有明显的核分裂相。本病在治疗上较困难，因为手术不容易切除干净，很容易复发，目前尚无有效的化疗方案，只能做手术切除（图 29-26）。

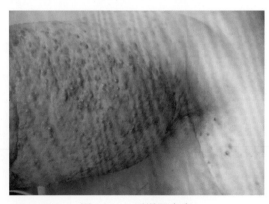

图 29-26　平滑肌肉瘤

第三十章　小腿溃疡
（leg ulcers）

30.1　慢性小腿溃疡（chronic leg ulcer）　小腿溃疡是长期从事体力劳动者的常见皮肤病，多见于老年人，祖国医学称为"臁疮腿"。小腿溃疡的病因很复杂，主要是小腿血管营养不良引起，也可能是由慢性病所致，有的病例有外伤史，有的有血管疾病史。本病好发于小腿伸侧，为边界清晰的溃疡，边缘高起呈堤状，周围可有湿疹化或色素沉着，也可有血痂、浆液性渗出，患者自觉疼痛，行走受影响。治疗本病可外用莫匹罗星软膏或夫西地酸乳膏包扎；应注意防止外伤（图30-1）。

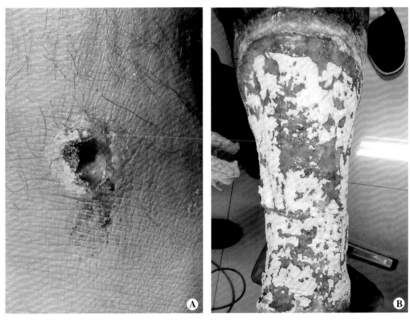

图 30-1　慢性小腿溃疡

30.2　静脉曲张性溃疡（varicose ulcer）　长期从事体力劳动者的小腿容易发生静脉曲张，即静脉功能不全，因此导致静脉淤滞，加上外伤的因素，使小腿下 1/3 处经常会发生慢性溃疡，由静脉曲张导致的含铁血黄素沉积，又好发于局部血管较少的部位，因局部营养不良而发生慢性溃疡，尤好发于小腿下 1/3 处皮下脂肪很少的部位。在含铁血黄素沉积处有形态不整、单发或多发的溃疡。本病呈慢性经过，不容易愈合，需要行曲张静脉结扎术（图30-2）。

30.3　绿脓杆菌性溃疡（pseudomonas aeruginosa ulcer）　绿脓杆菌（铜绿假单胞菌）是一种革兰阴性杆菌，小腿外伤时容易感染伤口，使局部组织发生较严重的坏死和溃疡。

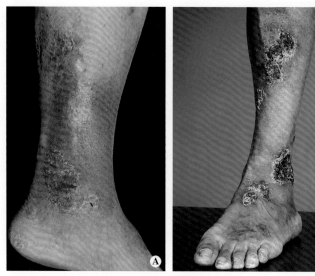

图 30-2　静脉曲张性溃疡

溃疡较深，表面被有坏死组织的绿色结痂，溃疡周边呈堤状隆起，也有绿色坏死组织，其破坏性强，会导致残缺，患者有自觉疼痛。病变处标本细菌培养为绿脓杆菌。治疗本病可应用多黏菌素、庆大霉素或羧苄西林，保持局部干燥，外用上述抗生素软膏（图 30-3）。

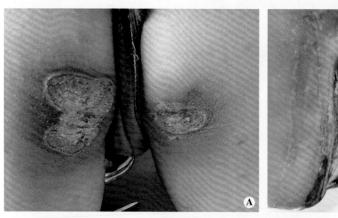
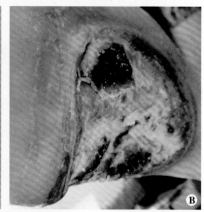

图 30-3　绿脓杆菌性溃疡

30.4　细菌性溃疡（bacterial ulcer）　本病多见于壮年和老年人，男性比女性多发。本病常在皮肤外伤后感染了化脓性球菌而发生细菌性溃疡。溃疡形态不整齐、深浅不一，脓性或血性分泌物较多，溃疡边界不清。细菌培养多数为耐药性金黄色葡萄球菌。治疗可于局部用 1∶8000 高锰酸钾溶液或 1∶5000 呋喃西林溶液将创面清洗干净，外敷莫匹罗星乳膏或夫西地酸乳膏，每日换药包扎，治愈后会留下瘢痕（图 30-4）。

30.5　高血压性溃疡（hypertensive ulcer）　本病多见于壮年和老年人，女性比男性多见，好发于外踝部，双侧均发生。病变表现为外踝周围皮肤缺血、有含铁血黄素沉着，中央为缺血、坏死性溃疡。因该处皮下组织少、血运差，溃疡长期不愈合。溃疡边缘呈堤状隆起，渗出不多。本病呈慢性经过，不易愈合，有自觉疼痛。本病应以治疗高血压为主，局部可外用莫匹罗星乳膏或夫西地酸乳膏包扎，注意防止外伤，促进愈合（图 30-5）。

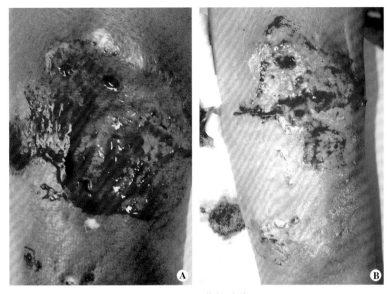

图 30-4 细菌性溃疡

30.6 结核性溃疡（tuberculous ulcer） 本病常由于外伤后感染了结核杆菌，没有及时予以治疗而发病。溃疡边缘卷曲，基底为不新鲜的肉芽，呈慢性经过，无明显自觉症状。组织病理学检查为结核改变。本病可给予利福平、异烟肼（雷米封）、乙胺丁醇联合治疗，治愈后可留下萎缩性瘢痕（图 30-6）。

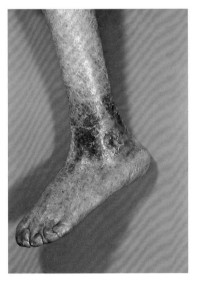

图 30-5 高血压性溃疡

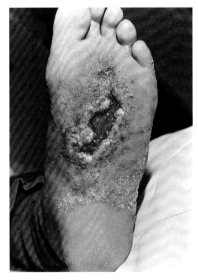

图 30-6 结核性溃疡

30.7 麻风性溃疡（lepromatous ulcer） 晚期瘤型麻风会发生周围神经炎，致温觉、痛觉和触觉消失，足部发生畸形，走路时容易发生外伤。因神经功能障碍和运动障碍、皮肤营养差，足趾和足跖部可发生营养不良性溃疡。足部溃疡呈缓慢扩大，骨质吸收，指、趾端变尖细，无疼痛感。本病应采用系统性抗麻风治疗，注意保护足部，防止外伤（图 30-7）。

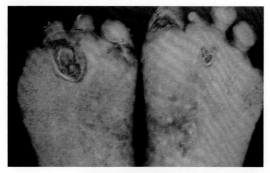

图 30-7　麻风性溃疡

30.8　糖尿病性溃疡（diabetic ulcer）

糖尿病患者常患有末梢神经炎，足部感觉不良，走路常会碰伤足部皮肤，导致足部发生营养不良性溃疡。因患者组织中糖含量高，容易发生细菌感染，使溃疡扩大、加深。因末梢神经炎使溃疡处痛觉减弱而导致病情加重。对本病患者应积极治疗糖尿病，同时对溃疡局部进行保护治疗，外用糖皮质激素和抗生素的复方制剂（图 30-8）。

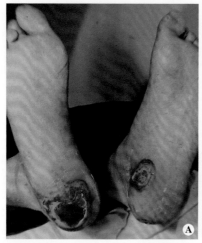
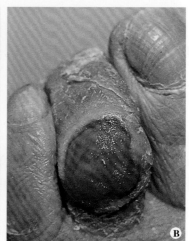

图 30-8　糖尿病性溃疡

30.9　癌性溃疡（carcinomatous ulcer）

本病是一种病期长久的慢性皮肤病，尤其是破溃性皮肤病，在溃疡的基础上可以发生癌变。溃疡的边缘呈堤状隆起，周围潮红、水肿，有自觉疼痛。已经癌变的溃疡发展比一般慢性溃疡要快，治疗更困难，可外用 5% 氟尿嘧啶软膏，或予以手术彻底切除病变并植皮（图 30-9）。

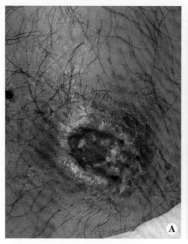
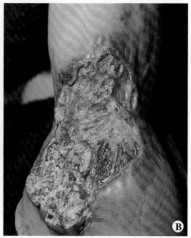

图 30-9　癌性溃疡

30.10　营养性溃疡（trophic ulcer）　　本病又称为神经营养性溃疡（neurotrophic ulcer），也称为无痛性溃疡（anaesthetic ulcer）。本病发生于小血管及末梢神经病，多见于糖尿病、酒精中毒、麻风或晚期神经梅毒的患者。因上述疾病导致末梢神经炎，患者走路时步履蹒跚，经常受外伤而发生营养性溃疡。发病后患者因无痛感未及时发现而照常走路、活动，足跖部接触地面处组织发生坏死性溃疡，并容易继发细菌感染，使病情加重。治疗本病应注意保护皮肤，加强看护，局部外用夫西地酸乳膏并包扎（图30-10）。

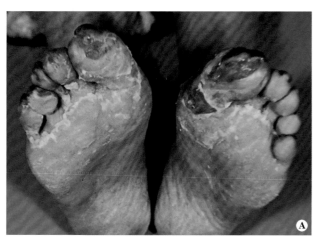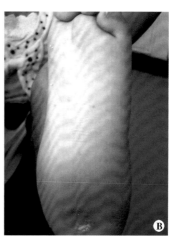

图 30-10　营养性溃疡

30.11　外伤性溃疡（traumatic ulcer）　　在日常工作和生活中，足部常会受到外伤，当外伤发生在内踝或外踝等皮下组织很少的部位时，伤口不易愈合，表现为中心部位为外伤引起的溃疡，并伴有充血及周围组织红斑、水肿，形成糜烂、结痂，因为缺乏组织的支持，这种溃疡很难自愈。治疗本病可外用抗生素软膏并包扎，注意保护局部皮肤，使上皮缓慢生长，最后形成瘢痕愈合（图30-11）。

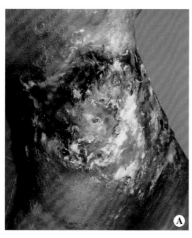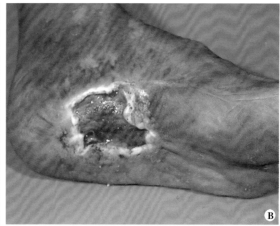

图 30-11　外伤性溃疡

30.12　臁疮（ecthyma）　　本病又称为溃疡性深脓疱疮（ulcerative impetigo），多见于营养不良的老年人、贫血患者，溃疡好发于小腿伸侧，偶见于臀部或腰部。本病初起

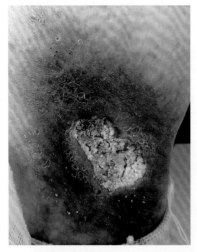

图 30-12 臁疮

时为脓疱，破溃后逐渐向深部发展，形成溃疡，缓慢扩大，中央坏死，表面被有黄色或褐黑色痂。溃疡为不规则形，边缘陡峭，底部有脓性分泌物。治疗本病应注意加强营养，防止外伤，外用卤米松/三氯生软膏涂包（图 30-12）。

30.13 酒精皮下注射坏死（necrosis due to alcohol subdermal injection） 在下腹部注射局麻药时，误将酒精注射到皮下组织，导致局部立即发生组织坏死，拆线后形成深在性溃疡、坏死，表面结痂，愈合后形成瘢痕。治疗本病应每天消毒、换药，直至愈合，有遗留瘢痕（图 30-13）。

30.14 硬红斑性溃疡（ulcer due to erythema induratum） 硬红斑属于皮肤结核病，多见于青壮年，女性比男性多见，好发于小腿屈侧中下部。皮损为坚硬的红斑结节或斑块，侵犯部位较深，溃破后流出脓血分泌物，形成圆形或椭圆形的溃疡，数目不定，通常在 10 个以内。本病呈慢性病程，最后为瘢痕愈合。组织病理学检查早期为坏死性肉芽肿性血管炎，晚期为纤维变性。治疗可用抗结核药如利福平、异烟肼、乙胺丁醇等（图 30-14）。

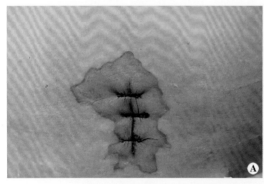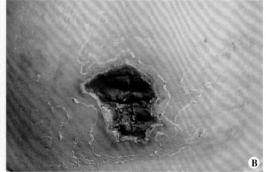

图 30-13 酒精皮下注射坏死

30.15 缺血性溃疡（ischemic ulcer） 本病多见于壮年和老年人，男性比女性多见。病变为小腿或足背处皮肤动脉血流阻塞，足背皮肤供血不足而发生缺血性溃疡，表现为大面积的皮肤坏死，表面结黑色坏死性痂，有自觉疼痛，足趾部皮温低，呈极慢性经过。本病应注意保护患足，可予口服硝苯地平，外用夫西地酸乳膏治疗（图 30-15）。

30.16 神经性溃疡（neuropathic ulcer） 小腿溃疡可分为静脉性、动脉性和神经性三大类。神经性溃疡多见于成年人和老年人，男性比女性多见，好发于受压部位，如第一、第五趾跖侧、足弓前部等处。溃疡呈"钻孔"状，较深，溃疡周围有很厚的角质物。因系神经源性受阻，故无自觉疼痛症状，针刺试验无痛觉，病程较长。治疗本病以改善下肢神经病变为主，注意保护皮肤，避免受压，可外用氯己定或聚维酮碘预防细菌感染，促进溃疡愈合（图 30-16）。

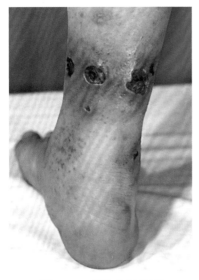

图 30-14　硬红斑性溃疡

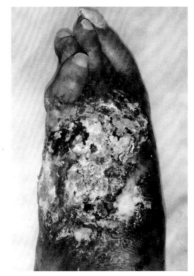

图 30-15　缺血性溃疡

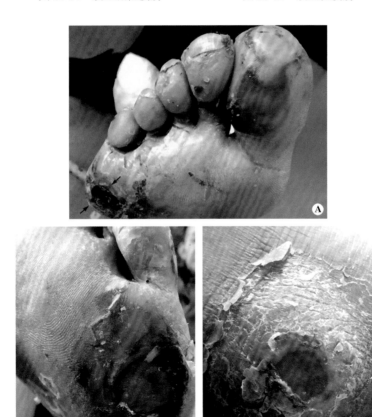

图 30-16　神经性溃疡

第三十一章　老年性皮肤病
（geriatric dermatoses）

31.1　老年性毛细血管扩张（senile telangiectasia）　本症多见于生活在寒冷或高山地区的老年人，好发于面颊部，表现为有纤细、多纹路的毛细血管扩张的血丝，群集呈面颊部大片毛细血管扩张。本症与高山阳光照晒、高原缺氧有关，患者无自觉症状，也无治疗意义（图 31-1）。

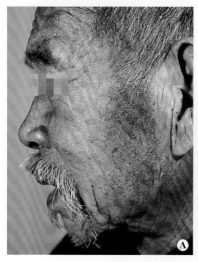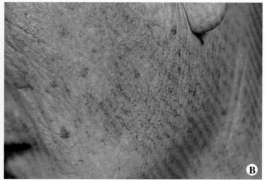

图 31-1　老年性毛细血管扩张

31.2　老年性色素斑（senile pigmentation）　老年人的面部和上肢伸侧等处会出现斑点状的色素沉着，大小不等，形态不一，随着年龄增长，色素沉着斑可逐渐增多，不高出皮面，无自觉症状，也无危害，只是单纯色素沉着，男性比女性多见，80～90岁的老年人面部色素斑增加更快，无治疗意义。激光治疗能使皮损消退从而改善容貌（图 31-2）。

31.3　老年性点状白斑（senile guttate leukoderma）　本病一般自30岁左右开始发病，随着年龄的增加而增多、明显，主要发生在躯干和四肢，皮损为芝麻粒至黄豆大的白色斑点，一般为多发，散在分布。白斑数目随着年龄的增长会增加、增大。皮损的最大特点是稍有凹陷，无自觉症状，无治疗意义（图 31-3）。

31.4　脂溢性角化症（seborrheic keratosis）　本病又称老年疣（senile verruca）或脂溢性疣（seborrheic wart），多见于40岁以上的人群，男性比女性多见，好发于头、面、躯干部位，可以单发，绝大多数为多发。皮损为绿豆粒到钱币大，从褐色到黑色，稍隆突于皮肤表面，呈轻度乳头瘤样表现，表面油腻。脂溢性角化症是老年人的一个体征，无自觉症状，极少癌变。本病有许多治疗方法，如外用 5% 氟尿嘧啶软膏、液氮冷冻，因皮损数目众多以激光治疗见效最快，效果最好（图 31-4）。

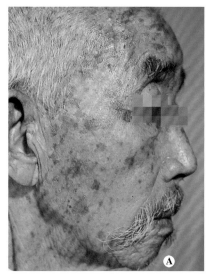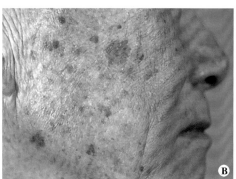

图 31-2 老年性色素斑

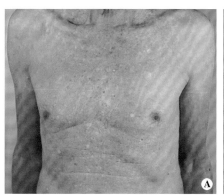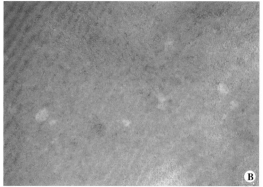

图 31-3 老年性点状白斑

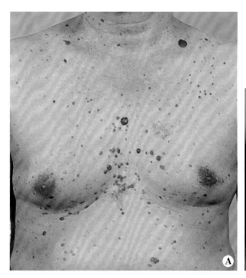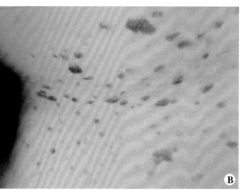

图 31-4 脂溢性角化症

31.5　老年性血管瘤（senile angioma）　　本病又称为樱桃样血管瘤（cherry hemangioma），也称为宝石痣（ruby nevus），是一种老年性血管改变，多见于 30 岁以上的男女，年龄越大、皮损越多，发病率无性别差异。病变始发于躯干、四肢近端，呈散在多发，最初为帽针头大的红色小点，以后可增大到粟粒至绿豆大小，呈半球形，隆突于皮肤，呈鲜艳的红色，表面光滑呈红宝石样，无自觉症状，这也是老年人特征性的皮损，无需治疗。必要时以激光治疗效果最好（图 31-5）。

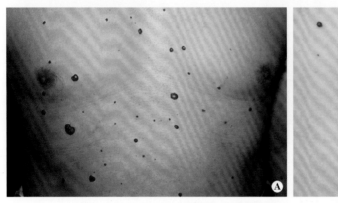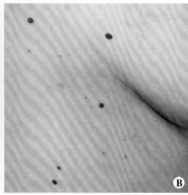

图 31-5　老年性血管瘤

31.6　光化性角化病（actinic keratosis）　　本病多见于高龄老年人，尤其是长期从事户外劳动者，发病率无性别差异，好发于头皮、面部、手背或前臂等阳光照晒部位。皮损多为单发，也可多发，表现为隆突于皮肤的角质性损害，呈褐色或黑色，角质增厚，触之甚硬，表面常有结痂，无自觉症状。皮损紧紧贴在皮肤上，角化很硬。本病可外用 5% 氟尿嘧啶软膏、维 A 酸软膏或激光治疗（图 31-6）。

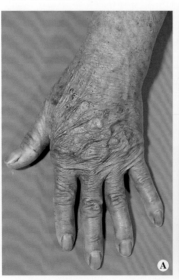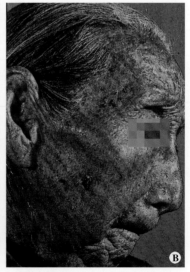

图 31-6　光化性角化病

31.7　老年性皮脂腺增生症（senile sebaceous hyperplasia）　　本病多见于 50 岁以上的老年人及皮脂分泌较多的男性，好发于面部，尤其是双面颊和额部。皮损为绿豆大小的淡黄色或瓷白色结节，隆突于皮肤，边缘高起，中间凹陷，类似传染性软疣样，无自觉症状。其组织病理学有特点，用直径 6～7mm 环钻将皮损取下，于显微镜下观察可见病损似垂吊的葡萄串，四周为肥大、增生的皮脂腺细胞（像葡萄串样），中央为又粗又大的皮脂腺导管，开口处膨大，正好是肉眼所见的中央凹陷处。本病无治疗意义（图 31-7）。

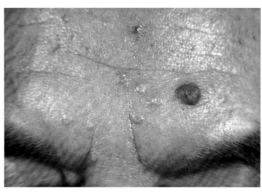

图 31-7 老年性皮脂腺增生

31.8 老年性紫癜（senile purpura）

本病多见于高龄老人，女性比男性多见，与长年阳光照晒、老年人血管脆性增加有关。好发于手背、前臂等处，皮肤上有暗红色出血斑片，初发时出血斑片颜色鲜红，陈旧者色泽暗黑。出血斑片吸收较慢，持续时间较长，可以是单发，也可以多发，无自觉症状，先发出血斑片消退后，又可以出现新的皮损。检查病人出凝血时间正常，只是血管脆性增大所致。本病无治疗意义，可予以口服多维元素片或维生素 C（图 31-8）。

31.9 皮赘（skin tag）

本病多见于 40～60 岁以上的壮年和老年人，青壮年肥胖者也可发生，发病率无性别差异。本病好发于颈部、腋下、腹股沟等处，即皮肤较松弛的部位。皮损为粟粒至米粒大淡褐色或褐色丘疹，其特点是头部较大，蒂部较细，质地柔软，皮损可贴在皮肤上，无自觉症状，洗澡牵拉时有疼痛。皮损呈散在多发，色污秽，病人常要求治疗。治疗本病可采取电烧术、激光治疗均可（图 31-9）。

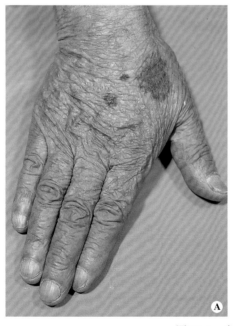

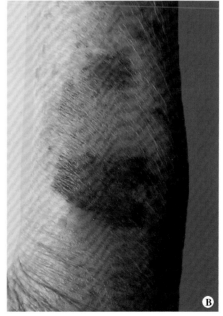

图 31-8 老年性紫癜

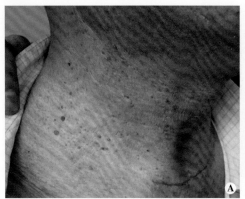
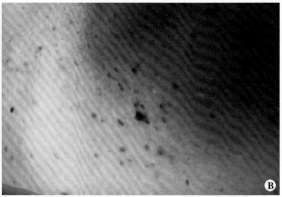

图 31-9 皮赘

31.10 软纤维瘤（soft fibroma） 本病多见于壮年和老年人，发病率无性别差异，好发于肩背部。皮损为肤色半球形损害，紧贴在皮肤上，表面光滑，富有弹性，无蒂，无自觉症状，牵拉时有疼痛。本病无炎症，为良性皮肤病。治疗本病可用手术刀在皮损基底部将病损切除，创面上小出血点用电凝止血后，覆盖纱布即可，约 7 日痊愈，不留痕迹（图 31-10）。

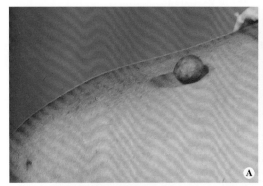
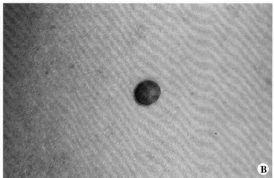

图 31-10 软纤维瘤

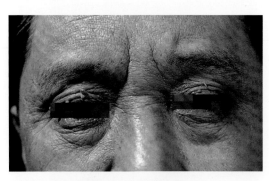

图 31-11 睑缘皮赘

31.11 睑 缘 皮 赘（eyelid skin tag）
本病多见于老年人及皮肤较松弛者。皮损为睑缘处有小的细长皮赘，呈皮肤色，长约 0.5～1.0cm。洗脸时常发生牵拉致痛，也可遮挡视线。本病变多为单发，也可发生 2～3 个。治疗本病可局部注射小剂量局麻药，用电烧机烧灼皮损的根蒂部，皮损即可脱落，不留瘢痕（图 31-11）。

31.12 老 年 性 神 经 纤 维 瘤（senile neurofibroma） 本病多见于老年人，发病率无性别差异，可发于全身任何部位。皮损为隆突于皮肤表面的淡红色或肤色瘤，触之柔软，可以压缩。可以是单发，也可以发生 4～5 个。无自觉症状，不伴发咖啡色斑等改变。组织病理学检查为真皮内无包膜的肿瘤含有大量的疏松排列的神经纤维，可呈波浪状。本病可采取手术切除术或切除后做电凝止血治疗，可治愈（图 31-12）。

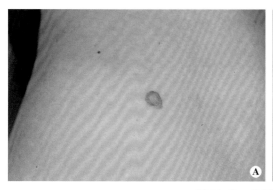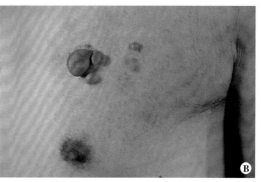

图 31-12 老年性皮肤纤维瘤

31.13 老年性黑头粉刺（senile comedo） 本病又称为结节性类弹力纤维病伴囊肿和粉刺（nodular elastosis with cysts and comedones）或 Favre-Recouchot 综合征，是一种老年性光老化导致的皮肤粗糙、纤维化变性的皮肤病，多见于皮脂分泌较多的老年人，只发于男性。皮损主要发生于颧骨和面颊处，表现为有许多光老化的深沟纹，其上有群集的黑头粉刺，严重者伴有囊肿。患者身体较健壮，无自觉症状。对要求治疗者可做阿尔法羧酸换肤术，也可做激光治疗（图 31-13）。

31.14 光化性肉芽肿（actinic granuloma） 本病属于日光性皮肤病，多发于40～60 岁以上的老年人，为长年在户外劳动的人群，男性比女性多见。本病变好发于后颈项部，皮损为多发性圆环形肉芽肿损害，有堤状边缘，大小不等，但形态一致，均为圆环状肉芽肿改变。皮损表面有光泽，数个皮损可互相融合而呈弧形或匐形性。组织病理学检查见真皮内有大量淡染的变性弹力纤维，纤维变粗、卷曲。本病患者应注意防晒，可给予口服羟氯喹或烟酰胺治疗（图 31-14）。

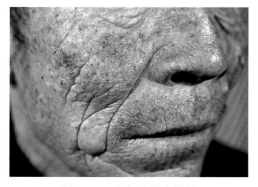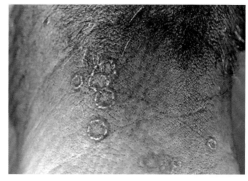

图 31-13 老年性黑头粉刺　　　　　图 31-14 光化性肉芽肿

第三十二章　外生殖器皮肤病
（external genital skin diseases）

32.1　阴茎结核疹（penile tuberculoid）　本病多见于青壮年，好发于龟头部。皮损为暗红色坏死性丘疹、结节，可发生破溃、坏死、结痂，一面形成萎缩性瘢痕，一面发生新的损害，其破坏性较大，可破坏龟头。本病病程呈慢性进行性，患者无自觉疼痛。当老年人发生阴茎结核疹，并有严重破坏时常被误诊为阴茎癌，有些病人同时患有丘疹坏死性结核疹。组织病理学检查可见结核性改变。本病应采用抗结核药联合治疗（图 32-1）。

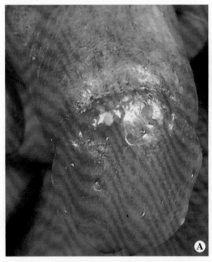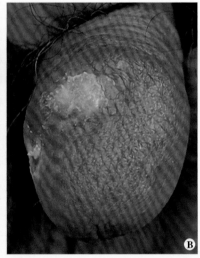

图 32-1　阴茎结核疹

32.2　疥疮（scabies）　疥疮除发生在指间、腕、腋、四肢屈侧外，常侵犯龟头、阴茎及阴囊，尤其是阴茎龟头皮肤较薄，疥螨容易钻进去，并向前爬进，从而发生瘙痒性丘疹、结节，还可以找到隧道，在阴茎及阴囊上也有疥疮炎性结节，其瘙痒程度较重，病期也比光滑皮肤上的疥疮为长。治疗本病可用 10% 硫磺软膏全身涂抹，连用 3 日能杀灭疥螨，但瘙痒可能还会持续一段时间，疥疮炎性结节则持续时间更长一些（图 32-2）。

32.3　接触性皮炎（contact dermatitis）　男女外用的避孕药或避孕工具、高浓度消毒剂等物可导致男性阴茎发生接触性皮炎。外生殖器部位的皮肤比较松弛，一旦发生接触性皮炎，局部就会发生红斑、丘疹、水疱、糜烂、渗出等病损，而且有明显的水肿，患者自觉瘙痒、肿胀不适。用致病的药或消毒剂做皮肤斑贴试验呈阳性可诊断。治疗本病可给予口服抗组胺药，必要时用 1% 硼酸溶液或 1：5000 过锰酸钾溶液做冷湿敷，并外用弱效糖皮质激素霜（图 32-3）。

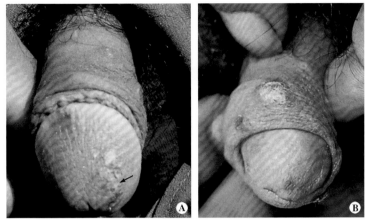

图 32-2 疥疮炎性结节

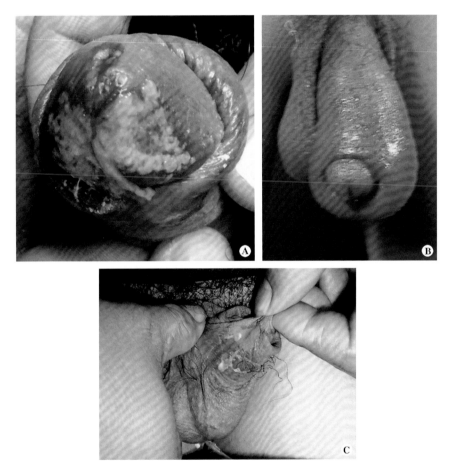

图 32-3 接触性皮炎

32.4 药物性皮炎 (dermatatitis medicamentosa) 外生殖器部位也是药物不良反应的好发部位,各种抗生素、磺胺药、解热止痛药、抗癫痫药等在导致全身广泛发疹的同时,在外生殖器部位也可发生较明显的损害,既可发生麻疹、猩红热样皮疹,更多的是固定性药疹样皮损，表现为局部潮红，发生大疱，而且很容易破溃，并出现糜烂、渗出。缺乏临床经验的医师常将其误诊为性传播疾病。医师应为病人查明致敏药物，告知其今后不再使用。本病可予口服抗组胺药加外用弱效糖皮质激素霜治疗，能很快治愈（图32-4）。

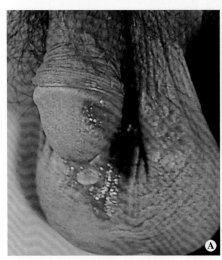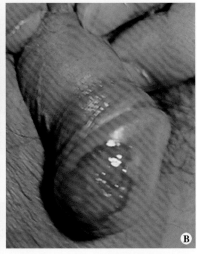

图 32-4　药物性皮炎

32.5　念珠菌性龟头炎与女阴阴道炎（candida balanitis and candida vulvovaginitis）
在性传播疾病发病率升高的情况下，外生殖器的念珠菌感染的发病率也很高。卖淫妇女常患有念珠菌性女阴阴道炎，发生性交后男性很容易出现念珠菌性龟头炎。女性阴道、男性阴茎及龟头的念珠菌感染表现为念珠菌性薄膜、丘疹、小脓疱，女性外阴有红斑、丘疹、白膜及乳酪状分泌物，有自觉瘙痒。对病损标本行显微镜检查和念珠菌培养可呈阳性。本病服用氟康唑、伊曲康唑治疗有效（图32-5）。

32.6　扁平苔藓（lichen planus）　阴茎出现扁平苔藓的发生率较高，多见于青壮年，好发于龟头部位。皮损为多发，与皮肤上的扁平苔藓改变一样，阴茎的扁平苔藓更多表现为圈环形、椭圆形斑片，周边呈浅灰白色，窄条状隆起，使边界十分清晰。皮损中央为暗紫红色浸润及色素沉着，呈离心性扩大，患者有自觉瘙痒，常同时在病人的口腔或皮肤上发现扁平苔藓的损害。本病可以口服羟氯喹，外用弱效糖皮质激素制剂治疗（图32-6）。

32.7　银屑病（psoriasis）　外生殖器发生银屑病改变属于屈位银屑病。在泛发性银屑病和银屑病进行期的病人有时可侵犯阴茎和外阴部，在阴茎上尤其是龟头上有典型的浸润性红斑，覆有银白色鳞屑，皮损边界清晰。发生在大小阴唇的银屑病损害因局部有汗液和尿液使银屑有些浸渍，潮红更明显，而银白色鳞屑不明显。外阴部皮损可伴有瘙痒，该部位银屑病皮损的转归与全身皮损保持一致。本病的治疗在外生殖器部位不能用刺激性的药物，以外用弱效糖皮质激素为佳，而外用维A酸制剂可能会有局部刺激（图32-7）。

32.8　大疱性皮肤病（bullous dermatoses）　本病也会侵犯外生殖器部位，红斑性天疱疮侵犯外阴部位为红斑、糜烂、渗出性改变，大疱不容易看到，但在其他部位皮肤上可见大疱。增生型天疱疮在外阴部的皮损较重，在大皱褶及外阴部有增生性损害，呈疣状，其上有污秽的厚痂。大疱性类天疱疮的皮损仍为典型的张力性大疱，较易确认。本病可予口服糖皮质激素，必要时可外用免疫抑制剂治疗（图32-8）。

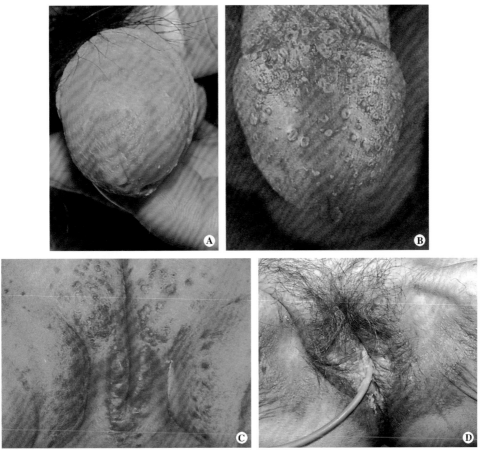

图 32-5　念珠菌病

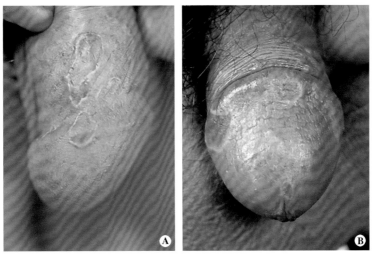

图 32-6　扁平苔藓

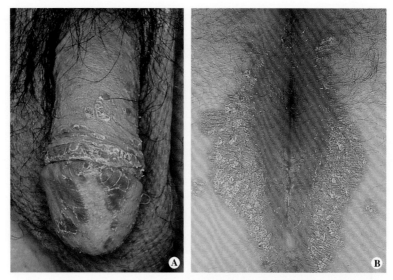

图 32-7　银屑病

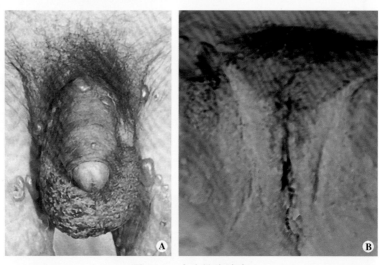

图 32-8　大疱性皮肤病

32.9　硬化性苔藓（lichen sclerosis）　本病又称萎缩硬化性苔藓（lichen sclerosis et atrophicus），有时也称为龟头硬化性苔藓（lichen sclerosis of the penis）。本病可见于皮肤，也可单独发生在男女外生殖器及肛门处，属于皮肤黏膜的慢性疾病，多见于儿童、成年人和老人。发于男女外生殖器部位的皮损为白色或瓷白色浸润性斑片，表面光滑亮泽，逐渐向深部侵犯。男性在阴茎、龟头上发生乳白色浸润斑，逐渐硬化、萎缩发皱，使包皮不能翻转，有的皮损增厚呈云雾状，表面不光滑，缓慢扩大。女性在大阴唇上发生白斑，质硬，大阴唇周围均可发白、硬化、萎缩，在会阴和肛门处可发生白色硬化苔藓，而呈哑铃状或沙漏状。本病病情呈慢性进行性发展、加重，大约 15% 硬化性苔藓患者可以发生鳞状细胞癌。组织病理学检查见角质形成、细胞空泡化，表皮变薄，表皮突消失，真皮浅层胶原均质化，其周围或血管周围有淋巴细胞浸润。治疗本病主要是外用弱效糖皮质激素乳，也可外用 0.1% 他克莫司软膏或钙泊三醇软膏（图 32-9）。

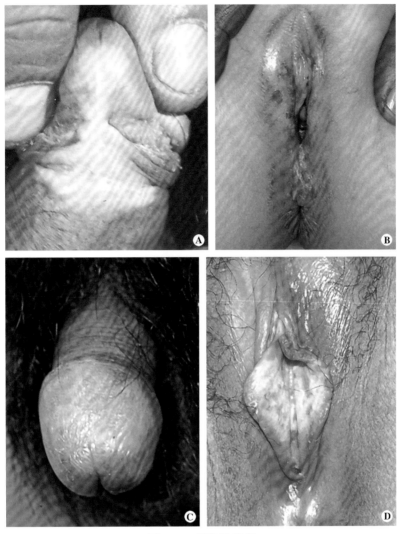

图 32-9　硬化性苔藓

32.10　闭塞干燥性龟头炎（balanitis xerotic obliterans）　本病实际上可能是发生于龟头的硬化性苔藓，多见于儿童和青壮年。在阴茎龟头部有浸润性红斑，边界不清，红斑逐渐硬化、萎缩及干燥，表面有少许鳞屑，损害颜色有些发白，病变部位与正常部位有明显的分界线，严重时可以侵犯整个龟头，不侵犯尿道口时，排尿不受影响，当尿道口也受累时，轻者排尿尿线变细，重则排尿不畅。治疗本病以外用弱效糖皮质激素制剂为佳，也可外用氟芬那酸丁酯软膏（图 32-10）。

32.11　浆细胞性龟头炎（balanitis plasmacellularis）　本病又称 Zoon 浆细胞性龟头炎（Zoon balanitis plasmacellularis），多见于包皮过长的老年人，只发于龟头部。皮损一般为单发，表面为有光泽的红斑，最大特点是有出血症状，可无自觉症状或伴有痒感。本病临床上常不能确诊，皮肤活检见黏膜下有慢性炎细胞浸润，其中有较多的浆细胞。治疗本病外用弱效糖皮质激素霜可很快痊愈（图 32-11）。

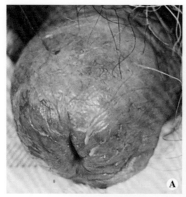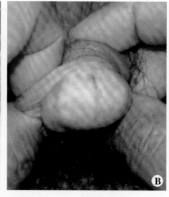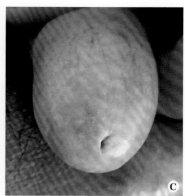

图 32-10　闭塞干燥性龟头炎

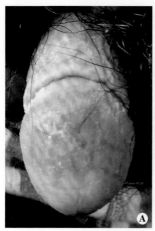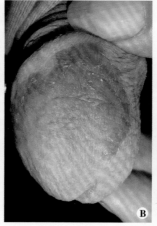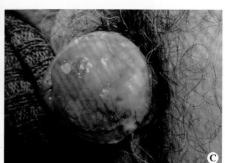

图 32-11　浆细胞性龟头炎

32.12　云母状和角化性假上皮瘤性龟头炎（micaceous and keratotic pseudoepitheliomatous balanitis）　本病多见于壮年和老年，只发于龟头部。皮损表现在龟头上有浸润、慢性炎症，局部角质物逐渐堆积、增厚，乳白色角质物堆积呈云母状，由于裸露不适，患者将包皮反转下来进行遮盖，使云母状角化含有较多的水分，乳白色更加明显，损害边界清晰，未受累的部位仍为正常。组织病理学检查显示为高度角化过度，呈假上皮瘤样。治疗本病可外用 5% 水杨酸软膏或 10% 尿素软膏厚敷、包扎，将堆积的角质物清除即可（图 32-12）。

32.13　寻常型龟头炎（balanitis vulgaris）　本病多见于儿童、青少年和成年人，主要是局部清洁卫生差、刺激龟头而发生的慢性疾病，尤其是在包皮过长的病人。病变表现为龟头部有较多的包皮垢，龟头上有边界不清的红斑伴轻度水肿，有层层干性鳞屑，伴有臭味，患者自觉轻度瘙痒或不适。本病主要侵犯龟头、冠状沟等有包皮垢处。治疗方法为注意清洁卫生，每日清洗局部，外用硅霜即可恢复正常（图 32-13）。

32.14　色素痣（nevus pigmentosum）　阴茎上不仅可以出现色素斑，也可以出现色素痣，色素斑见于老年人，而色素痣见于青少年。龟头上的色素痣为边界清晰的圆形、长圆形的深褐色斑，表面稍粗糙，无自觉症状，不影响功能，达到一定大小后不再扩大。龟头上的色素痣不易进行治疗，电灼术、冷冻或激光治疗愈后均会有瘢痕，故可以长期观察，无变化可以不予处治，如有恶化迹象时再做彻底切除（图 32-14）。

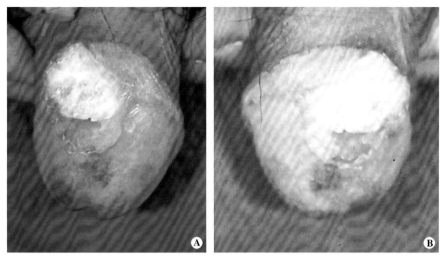

图 32-12 云母状和角化性假上皮瘤性龟头炎

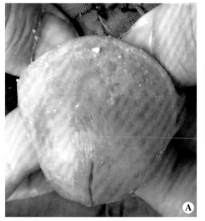
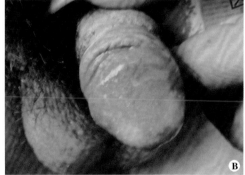

图 32-13 寻常型龟头炎

32.15 疣状痣（verrucous nevus） 本病属于一种错构瘤，多见于儿童和成年人，好发于阴茎和阴囊，一般发于一侧。病变呈线条状走行，高度角化、明显增生，呈疣状改变，有的部位疣状损害消失而呈淡红色，若未侵犯尿道口，排尿可正常。本病虽无自觉症状，但患者精神负担较重。治疗本病要考虑尽量防止瘢痕的发生，激光治疗的效果更可靠，如果没有完全除去可以再次做激光治疗（图 32-15）。

32.16 外生殖器血管瘤（hemangioma of external genitalis） 本病为一种侵犯阴茎或女阴的血管瘤，多见于儿童和青年人。在阴茎、龟头上或女性大阴唇上发生的血管瘤从花生粒到核桃大，突出于皮肤表面，呈暗红色，境界清晰，压之可消退，去压后又隆突，无自觉症状，不影响排尿。病变处血管丰富，很难切除干净，而且会有瘢痕。治疗血管瘤以皮损内注射血管硬化剂为宜，如 5% 鱼肝油酸钠溶液或 5% 柳酸盐溶液，每 1～2 周注射一次，直至痊愈（图 32-16）。

32.17 阴茎包皮过长（prepuce redundant） 包皮口小、包皮紧包阴茎头而遮盖尿道口，不能翻转露出阴茎头称为包茎。包皮虽全部遮盖尿道口但可向上翻转露出阴茎头

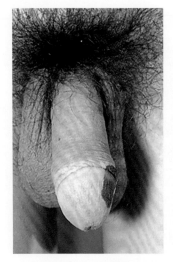
图 32-14　色素痣

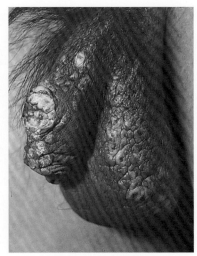
图 32-15　疣状痣

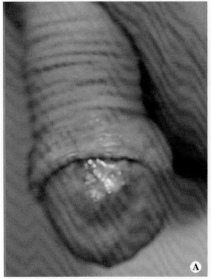

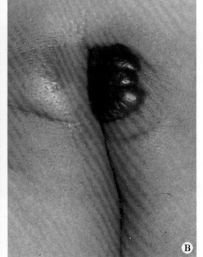

图 32-16　外生殖器血管瘤

称为包皮过长，当包皮过长而反复发生包皮阴茎头炎引起粘连，包皮口形成瘢痕性狭窄，称为继发性包茎。包茎时可以形成包皮与阴茎头紧密粘连，影响阴茎头发育，当包皮与阴茎头粘连，排尿时只能点滴排尿，尿液排出不畅时易患病（图 32-17）。

32.18　增殖性红斑（erythroplasia）　本病又名 Queyrat 病，青年到老年均可发病，仅发于阴茎龟头上，一般为单发，皮肤损害为表面皮肤消失而呈现鲜红色斑块，边界清晰，呈圆形、卵圆形的糜烂面，表面呈天鹅绒样，带有光泽。本病呈慢性病程，病损可逐渐扩大，糜烂面裸露，有疼痛感，病期久长后可能会转变为阴茎癌。组织病理学检查为类似于皮肤原位癌。本病可外用 5% 氟尿嘧啶软膏治疗，必要时予以手术切除（图 32-18）。

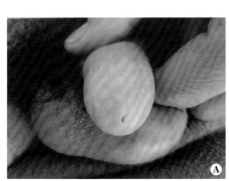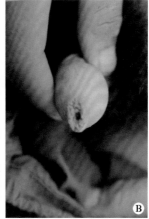

图 32-17　阴茎包皮过长

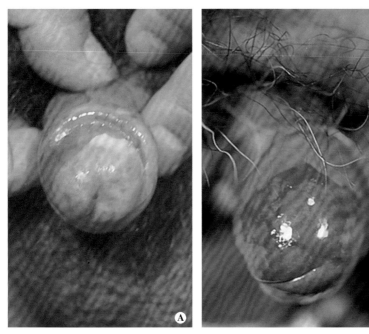

图 32-18　增殖性红斑

32.19　皮脂腺异位症（ectopic sebaceous gland）　本病又名 Fordyce 病，皮脂腺分布在皮肤部位，当皮脂腺出现在黏膜部位时称为皮脂腺异位，多见于成人，两性均可发生。男性发于阴茎处，女性发于大阴唇，皮损为针头大小的丘疹，呈淡黄色或黄白色，密集成群，这种损害无自觉症状，只是皮脂腺发生在异常部位，对健康无不良影响，确诊后可告知患者无大碍，无需治疗（图 32-19）。

32.20　女阴假性湿疣（pseudo-condyloma of vulvae）　本病又称绒毛状小阴唇或多毛样乳头瘤，与珍珠状阴茎丘疹一样，只是一种组织上生理变异，并非疾病；表现为在大阴唇内侧有绒毛样、乳头瘤样丘疹，为正常黏膜色，密集成群，无自觉症状；需要与女阴尖锐湿疣相鉴别。女阴假性湿疣不是疾病，只是一种变异，无需治疗（图 32-20）。

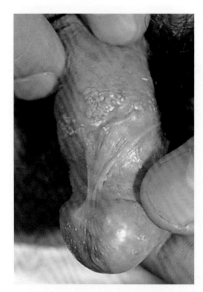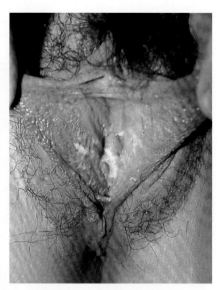

图 32-19　皮脂腺异位症　　　　　　图 32-20　女阴假性湿疣

32.21　慢性外阴营养不良(chronic vulvar dystrophy) 　本病为女阴营养障碍性病变，过去称为外阴白斑，1975 年国际外阴病研究会决定废用"外阴白斑"的病名。本病可分为 3 型，即增生型营养不良、硬化苔藓型营养不良和混合型营养不良。皮损为大小阴唇上发生粉红色或白色浸润性斑片，表层黏膜增厚、粗糙，明显角化，触之发硬，边界清晰，可有瘙痒。组织病理学检查见黏膜增生，上皮脚延长，真皮乳头水肿，慢性炎细胞浸润。本病可外用 1% 氢化可的松霜、10% 尿素软膏或 2% 丙酸睾酮软膏治疗（图 32-21）。

32.22　尿道下裂（ hypospadias ） 　本病属于一种先天性畸形，发生于男性，绝大多数为尿道下裂。在胚胎发育期尿道沟在腹侧从后向前闭合，如发育障碍、尿道沟未完全闭合，就形成尿道下裂。本病多见于儿童和青年，在正常尿道口和龟头的下方另有一个裂隙，排尿时有 2 条尿线。治疗本病比较简单，做手术把下尿道口缝合即可（图 32-22）。

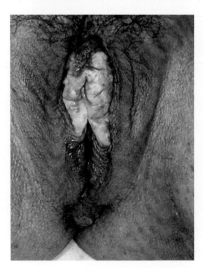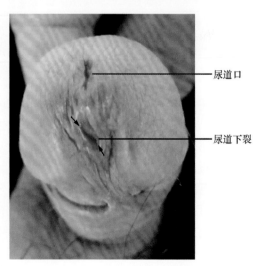

尿道口

尿道下裂

图 32-21　慢性外阴营养不良　　　　图 32-22　尿道下裂有两个尿道口

32.23　阴茎带状疱疹（herpes zoster of the penis）　当水痘 - 带状疱疹病毒侵犯骶神经时，其集簇性水疱发于阴茎处，但仅发于患病侧。皮损为阴茎上有集簇的水疱，局部可有水肿并有自觉疼痛，呈烧灼样、搅拧样、针刺样疼痛。本病经 10 ～ 15 天能吸收、结痂，痂脱落而痊愈。治疗本病可口服伐昔洛韦 300mg，每日 2 次，服用 7 天能治愈（图 32-23）。

32.24　阴茎结节性淀粉样变（nodular amyloidosis of the penis）　本病多见于成年人，好发于皮肤和阴茎。皮损为深在部位的结节，触之坚硬，其上皮肤肿胀和紧张，无自觉症状，触之为皮下边界不清的结节、斑块，排尿和性功能正常，但勃起之后阴茎稍有弯曲。本病在临床上不能确诊，只有做病理组织学检查才能确诊。治疗本病外科手术不可取，可留下瘢痕，影响功能；可用曲安奈德混悬剂与 2% 利多卡因各 0.5ml 于病损内注射，每 7 ～ 10 日注射一次，直到吸收、消退为止（图 32-24）。

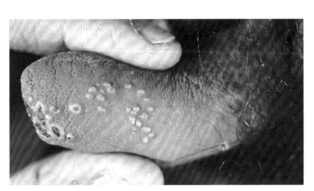

图 32-23　阴茎带状疱疹

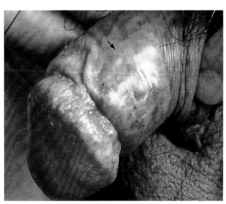

图 32-24　阴茎结节性淀粉样变

第三十三章　伴肿瘤性皮肤病
（paraneoplastic dermatoses）

33.1　恶性黑棘皮病（malignant acanthosis nigricans）　黑棘皮病可以分为 5 型，其中良性黑棘皮病、肥胖性黑棘皮病、症状性黑棘皮病和肢端性黑棘皮病均属于良性疾病，而恶性黑棘皮病属于恶性疾病。恶性黑棘皮病多见于老年人，发病率无性别差异，绝大多数为腺癌，特别是胃、食管和小肠癌。内脏癌的出现可先于或后于黑棘皮病伴发恶性肿瘤，也可同时发病。皮损好发于面颈、躯干和四肢，尤其是腋窝、腹股沟、手足、口唇和舌，表现为皮肤呈棘状肥厚、粗糙、干燥、色素沉着，呈棘皮样，手掌和足跖皮肤角化、肥厚、粗糙。患者消瘦、恶病质，甚至不能进食。影像学检查很容易查出消化道肿瘤。彻底手术切除内脏肿瘤后，黑棘皮病能缓解和减轻（图 33-1）。

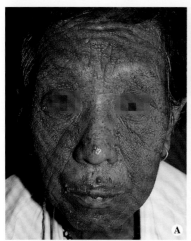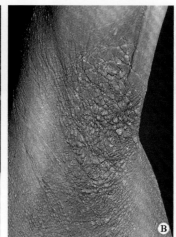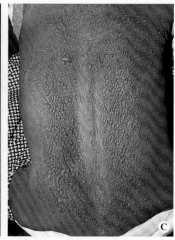

图 33-1　恶性黑棘皮病

33.2　莱泽 - 特雷拉综合征（Leser-Trelat syndrome）　1890 年德国 Leser 和法国 Trelat 先后报告脂溢性角化病可以是恶性肿瘤的皮肤标志，多见于壮老年，发病率无性别差异。当体内发生恶性肿瘤时，皮肤上会发生多发性脂溢性角化症。发病之前患者有或无少许脂溢性角化症皮损，发生内脏恶性肿瘤后，患者的脂溢性角化症皮损明显增多、增大。总之，病人发生脂溢性角化症皮损时，可能伴有癌、肉瘤或恶性血液病。彻底治疗恶性肿瘤后，脂溢性角化症也能减轻（图 33-2）。

33.3　皮肌炎（dermatomyositis）　皮肌炎分为 5 型，即成人皮肌炎、儿童皮肌炎、伴重叠综合征皮肌炎、无肌病性皮肌炎和伴恶性肿瘤皮肌炎。伴恶性肿瘤皮肌炎多见于 50 ～ 60 岁者，发病率无性别差异。皮肌炎与恶性肿瘤可以先后或同时发病，其伴发的恶性肿瘤可以是癌、肉瘤或恶性血液病。患者有皮肌炎的表现，如典型的 Gottron 征、眶周融

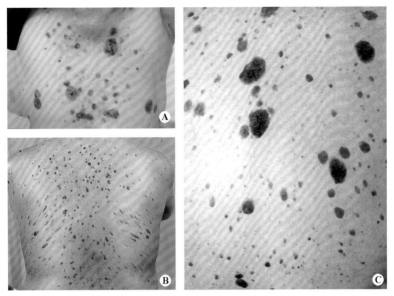

图 33-2 多发性脂溢性角化症

合性紫红斑、甲周毛细血管扩张和对称性大片紫红色斑；也有典型的肌炎、肌痛和肌无力。检查患者的肌酸肌酶值升高、肌电图异常、肌肉活检为肌炎的改变。彻底治疗恶性肿瘤后，皮肌炎的症状可减轻或缓解（图 33-3）。

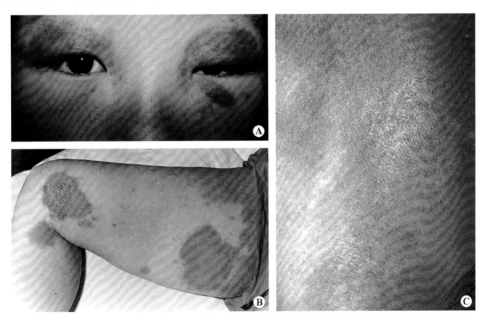

图 33-3 皮肌炎

33.4 获得性鱼鳞病（acquired ichthyosis） 鱼鳞病属于遗传性皮肤病，最迟在 5 岁前会出现典型的鱼鳞病改变。获得性鱼鳞病发于成年人或老年人，发病率无性别差异，病人可能患有恶性淋巴瘤等恶性疾病。随着恶性肿瘤的发病，患者全身皮肤可以出现鱼鳞病样损害，与遗传性鱼鳞病的全身性均匀分布不同，而是呈不规则的斑片状鱼鳞病样损害。本病应首先治疗引发获得性鱼鳞病的恶性疾病，同时对症治疗皮肤损害，外用10%尿素软膏可有效。恶性肿瘤治愈后，皮损可缓解（图33-4）。

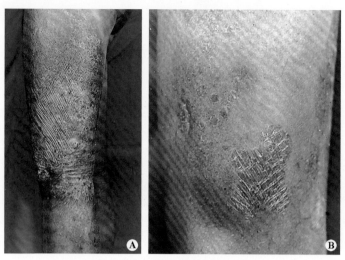

图33-4　获得性鱼鳞病

33.5　离心性环形红斑（erythema annulare centrifugum）　本病是一种红斑性疾病，在临床上比较多见，其特点是病变呈离心性扩张，形态千变万化，而且经常复发。离心性环形红斑病人可伴发内脏恶性肿瘤，多见于壮老年人，发病率无性别差异，好发于躯干部。皮损为边界十分清晰的圆环形红斑，各个皮损因发疹的先后不同而大小不一，病人可患有癌、肉瘤、恶性淋巴瘤等。病人如先有恶性肿瘤，后有皮损，诊断就比较容易；如果只有多发性不典型的离心性环状红斑，应高度警惕内脏恶性肿瘤的可能性。本病可对症治疗皮损，患者应注意定期进行体格检查（图33-5）。

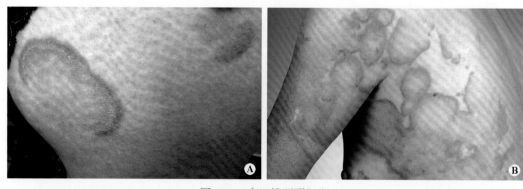

图33-5　离心性环形红斑

33.6　坏死松解性游走性红斑（necrolytic migratory erythema）　本病是胰高血糖素瘤（glucoganoma）伴发的特殊皮肤表现，是因发生于胰尾部的胰高血糖素瘤分泌大量的胰高糖素而诱发的一系列皮肤改变，多见于中年男性，可伴有消瘦、贫血、低氨基酸血症、高胰岛素血症。患者全身的皮肤上可见广泛分布的红斑性损害，特点是呈圈环形红斑并有坏死，以及结成漆片样亮泽的鳞屑，而且皮损形状每日均有改变。皮损无痒感，可伴有毛发脱落，甲营养不良性改变。确诊本病有三大关键，即组织病理学检查见表皮上1/2

呈淡染、色浅，下 1/2 正常，真皮浅层血管周围有淋巴细胞和组织细胞浸润；血清学检查血胰高血糖素显著增高（放射免疫测定法＞ 143.5pmol/L）；选择性腹腔血管造影、B 超或 CT 检查在胰腺尾部可见胰高血糖素瘤。本病应行外科手术彻底切除胰高血糖素瘤，皮损会逐渐吸收、消退（图 33-6）。

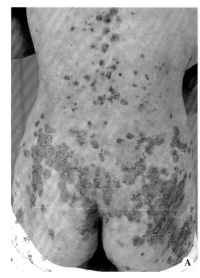
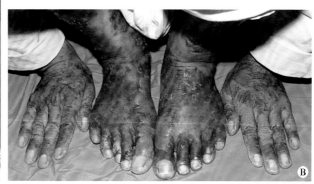

图 33-6　坏死松解性游走性红斑

33.7　皮肤瘙痒症（pruritus）　本病多发于壮老年人，发病率无性别差异，系无明显原因地发生全身性皮肤瘙痒。皮肤瘙痒症是冬季常见的皮肤病，病人全身皮肤瘙痒，但又无任何原因，通常临床医师不会想到可能是体内恶性肿瘤所致，而予口服抗组胺药、镇静剂和外用止痒剂常无效。如果发现有肿大的淋巴结，应考虑皮肤瘙痒症是恶性肿瘤所致。治疗恶性肿瘤后，皮肤瘙痒可得到缓解（图 33-7）。

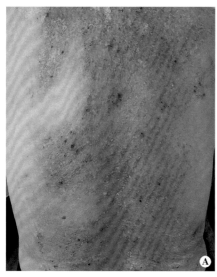
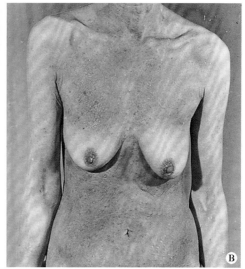

图 33-7　皮肤瘙痒症

33.8 大疱性类天疱疮（bullous pemphigoid） 在大疱性皮肤病中，类天疱疮患者伴发恶性肿瘤的概率比天疱疮患者高。本病多见于壮老年人，发病率无性别差异。皮损为全身皮肤上有张力性大疱，疱壁比较紧张，不容易破溃，尼氏征阴性，口腔无大疱，按类天疱疮治疗效果欠佳。经仔细对病人进行全面检查可以发现直肠癌、结肠癌、胃癌、乳腺癌、前列腺癌和肺癌等。本病应彻底治疗体内肿瘤，对症治疗皮损，肿瘤治愈后，皮损会自行吸收、消退（图 33-8）。

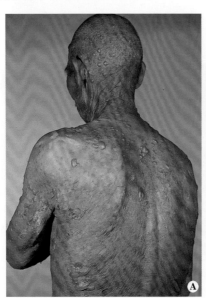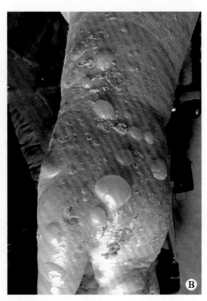

图 33-8　大疱性类天疱疮

33.9 寻常性天疱疮（pemphigus vulgaris） 寻常性天疱疮在中年人群中发病率较高，其中少数病例是由体内恶性肿瘤引起。病变为全身皮肤和口腔及外生殖器黏膜处出现多发性松弛性大疱，破溃后形成糜烂面。大多数寻常性天疱疮侵犯口腔黏膜，口腔内可见大片糜烂面，患者感觉非常疼痛，导致进食困难；外生殖器和肛门处也有大疱、糜烂。此时按天疱疮常规治疗效果甚微。组织病理学检查为表皮内大疱，进一步全身检查可发现胃肠道、生殖器、支气管或肺部肿瘤。当彻底治疗肿瘤后，天疱疮的病情也随之减轻、好转（图 33-9）。

33.10 播散性带状疱疹（generalized herpes zoster） 带状疱疹是皮肤科常见病、多发病，一般于发病后 10 ～ 20 天可自愈。播散性带状疱疹是侵犯数根神经而发生多发性皮损，皮损不完全沿神经走行分布，表现为播散性疱疹损害，也可以是数根神经分布部位同时发病。病人通常较衰弱，营养情况差，精神委靡，伴突然全身不定部位集簇性、疼痛性疱疹，病损分布面积较大。急性发作的集簇性疱疹，有的尚为丘疱疹，有的已为疱疹，有的皮损呈血性疱疹或坏疽性疱疹。患者可伴有发热、乏力，对其行全面体检可以早期发现内脏肿瘤。本病应在积极治疗内脏肿瘤的同时使用核苷类抗病毒药，如更昔洛韦 5mg/（kg·d）静脉滴注，每日 2 次，共 7 ～ 10 日（图 33-10）。

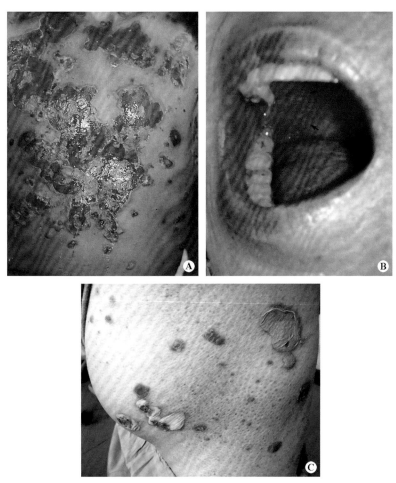

图 33-9　寻常性天疱疮

33.11　疣状表皮结构不良（epidermodysplasia verruciformis）　本病属于遗传性疾病，对人乳头瘤病毒（HPV）有易感性，多见于青少年，男性比女性多发。皮损几乎广泛地发于全身皮肤，为扁平疣样丘疹，可密集融合成片。本病具有光敏性，故皮损更多地发生在裸露部位。在遗传性和光敏性的特点下皮损容易发生癌变，特别是致病病毒为 HPV5 和 HPV8 时更容易发生，而且是多个部位，癌变容易发生在裸露部位，所以 HPV 是易致癌性病毒。给予患者口服阿维 A 治疗对本病有效，患者同时应注意防晒（图 33-11）。

33.12　着色性干皮病（xeroderma pigmentosum）　本病为常染色体显性遗传病，有家族史，其发病机制为受紫外线照射后患者细胞的 DNA 损伤修复功能发生障碍，因此发生皮肤癌的概率达 100%，多见于儿童和青年，发病率无性别差异。皮损为在裸露部位皮肤上有密集分布的雀斑样损害，伴有角化、萎缩、毛细血管扩张，全面部均为着色性干皮病损害，在持续阳光照射下可发生基底细胞癌、角化棘皮病及鳞状细胞癌，而且是多发性。本病无有效治疗方法，患者应严格防晒，对已发生的皮肤癌可进行手术或激光治疗（图 33-12）。

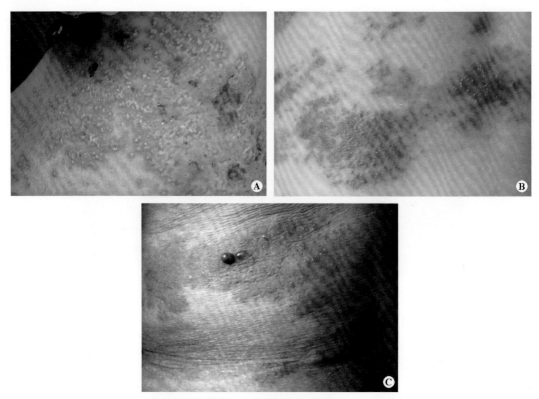

图 33-10　播散性带状疱疹

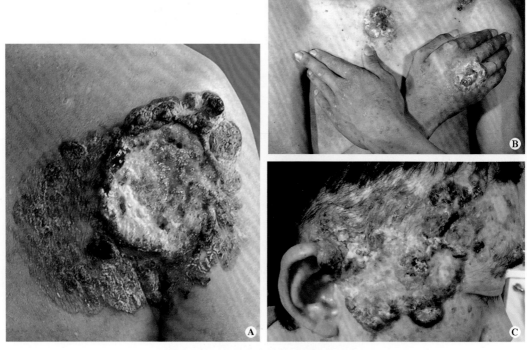

图 33-11　疣状表皮结构不良皮损癌变

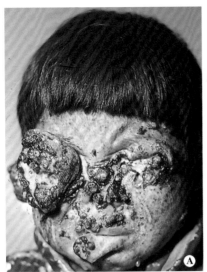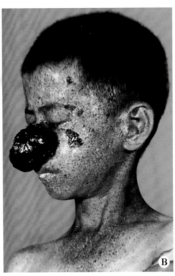

图 33-12　着色性干皮病伴发多发性鳞状细胞癌

33.13　真性红细胞增多症（polycythemia vera）　本病属于骨髓增生性疾病，是一种克隆性的、以红细胞异常增殖为主的慢性骨髓增生性疾病，多见于老年人，男性比女性多见。本病的皮肤黏膜症状为面部、手掌和结膜潮红、充血，似醉酒状；血管神经系统的症状为头痛、头晕、头胀、耳鸣、眩晕等；出血症状有鼻出血、牙龈出血、皮肤黏膜瘀点；组胺增高症状有消化道出血、皮肤瘙痒、荨麻疹等；血栓症状有动脉、冠状动脉或外周动脉血栓形成，也可有肝大、脾大等症状。检查患者的血浆红细胞可达（70 ～ 1000）×10^{12}/L，血红蛋白达 180 ～ 240g/L。本病需要用放血疗法，用羟基脲、白消安（马利兰）或苯丁酸氮芥（瘤可宁）进行化疗，也可用放射性核素 ^{32}P 治疗（图 33-13）。

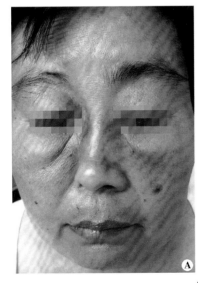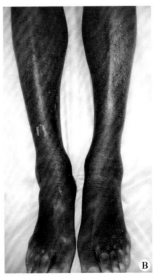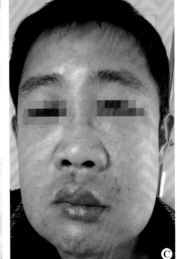

图 33-13　真性红细胞增多症

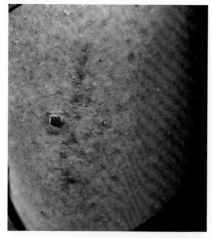

图 33-14　银屑病继发鳞状细胞癌

33.14　银屑病继发鳞状细胞癌（squamous cell carcinoma from psoriasis）　银屑病是终身不愈的慢性皮肤病，病人因接受过各种治疗方法，包括紫外线、长波紫外线照射治疗等，可引发鳞状细胞癌，多见于病期长久的男性患者。皮损好发于裸露部位皮肤，在银屑病损害上或正常皮肤上发生癌性肿瘤。本病宜早期行手术切除。组织病理学检查为鳞状细胞癌。因此，银屑病患者应谨慎进行紫外线和长波紫外线照射治疗（图 33-14）。

33.15　汗孔角化病伴发鳞状细胞癌（porokeratosis associated squamous cell carcinoma）　汗孔角化病属于常染色体显性遗传病，为显著角质异常性疾病。患者本身可以伴发鳞状细胞癌，应用免疫抑制剂、紫外线照射等治疗可促进皮肤癌的发生。汗孔角化病是全身性皮肤疾病，经受慢性刺激可增加癌变的可能性。在汗孔角化病损害上发生鳞状细胞癌、癌性溃疡，一般为Ⅰ级鳞状细胞癌，彻底切除可以治愈。患者应加强防晒、防癌变的意识，治疗上可用 Mohs 外科手术彻底切除病变（图 33-15）。

33.16　硬化性苔藓伴发鳞状细胞癌（lichen sclerosis associated squamous cell carcinoma）　硬化性苔藓是一种原因不明的皮肤黏膜疾病，除发于光滑皮肤外，可更多地发于外阴及肛门处，女性发病率高于男性。发生于女阴部的皮损为白色硬化性斑片，逐渐发生萎缩。外阴部硬化性苔藓容易伴发鳞状细胞癌，有的妇女患此病，因讳疾忌医，不肯启齿，直到癌变晚期才来治疗。鳞状细胞癌可将硬化性苔藓完全掩盖，而且可发生淋巴转移，常导致患者死亡（图 33-16）。

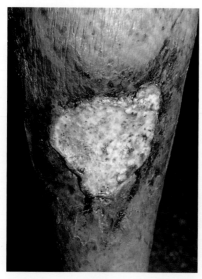

图 33-15　汗孔角化病伴发鳞状细胞癌

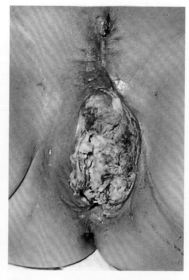

图 33-16　硬化性苔藓伴发鳞状细胞癌

第三十四章　皮肤病相关综合征
（dermatological related syndrome）

34.1　阿伯克龙比综合征（Abercrombie syndrome）　本病又名淀粉样变性综合征（amyloidosis syndrome），病因不明，与淀粉样变物质有关。分为局限型和系统型两种。也可分为原发性和继发性两种。局限型者，淀粉样变物质沉积于皮肤、眼、下尿道、呼吸道、心脏、淋巴组织等，形似肿瘤，无全身症状。系统型者常累积多个系统，可以进一步分为原发性与继发性两种，临床上有多系统受累的表现，常累积心脏，可有心脏扩大、心律不齐、房室传导阻滞和心力衰竭，可导致死亡（图 34-1）。

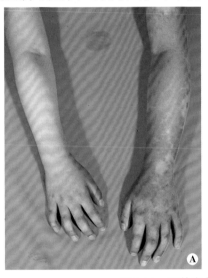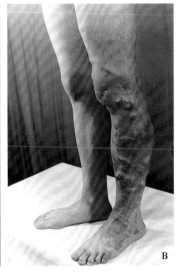

图 34-1　阿伯克龙比综合征

34.2　白化、聋哑综合征（albinism deaf and dumb syndrome）　本病由 Tietz 于1963 年首次报道，故又称 Tietz 综合征。本病是一种常染色体显性遗传病，男女均可发病，出生时即已发病，表现为皮肤白化、皮肤和毛发色素完全缺乏，两眼正常。伴有先天性完全性聋哑，眉毛稀疏短小，发生日光角化病，皮角和皮肤癌发生率较正常人高。本病应与白化病相鉴别，后者两眼也缺乏色素，但无聋哑（图 34-2）。

34.3　神经淀粉样变性综合征 I 型（amyloidosis neuropathic syndrome I type）本病为常染色体显性遗传病。国内外均有报道。11 ～ 40 岁发病，初期表现为直立性低血压，其后隐袭性发生下肢周围性、对称性感觉异常，痛温觉丧失，缓慢发展至运动无力，步行困难，最终累及上肢和躯干，可出现周期性腹泻和便秘、阳痿、早泄、声嘶，偶有视力障碍、瞳孔不规则和不等大、对光反射迟钝、腱反射逐渐消失等症状，下肢可发生营养不良性溃疡，偶有心脏肥大、贫血、心电图异常改变等（图 34-3）。

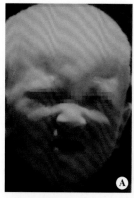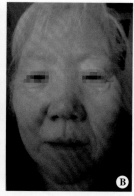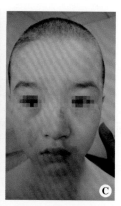

图 34-2 白化、聋哑综合征

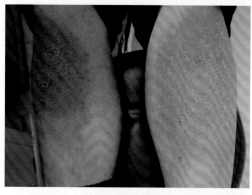

图 34-3 神经淀粉样变性综合征 I 型

34.4 非典型性痣综合征（atypical mole syndrome） 本病又名发育不良性痣综合征（dysplastic nevus syndrome），表现为皮肤上多痣，一般在 100 个以上，单个痣直径为 8mm 或更大，形态不一、色泽各异，可呈棕、褐、黑、红等颜色。边缘不整齐，可逐渐向周围皮肤移行，有的边缘绕有红或棕色晕，表面不平，呈乳头状或卵石状。分布以躯干上部为最多，特别是背部，其他依次为四肢和面部。痣在暴露部位比非暴露部位更密集，无自觉症状。本病又分为遗传性和非遗传性两种，易发生恶化（图 34-4）。

34.5 巴特综合征（Bart's syndrome） 本病属于常染色体显性遗传病，其特征为大疱性表皮松解症和先天性局限性皮肤缺损。家族中可表现为单独发生口腔糜烂或甲畸形，以及反复水疱疹，常见于新生儿和儿童，四肢伸侧（特别是小腿、肘部）和臀部发生机械性诱发的大疱，尤似局限性营养不良性大疱性表皮松解症。数月后能自愈，愈后留有萎缩性瘢痕，有时有粘连或粟丘疹，个别出现色素减退，出生时口腔黏膜正常，开始进食时又可发生口腔糜烂或溃疡，指（趾）甲畸形（图 34-5）。

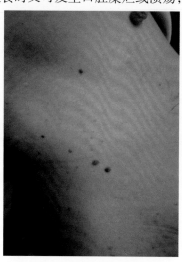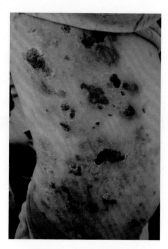

图 34-4 非典型性痣综合征   图 34-5 巴特综合征

34.6　巴斯道综合征（Basedow syndrome）　本病又称 Flajani 病、Graves 病、甲状腺功能亢进症，还称 Levi 综合征。本病是常见的内分泌疾病，属于自身免疫性疾病，多发于 20～40 岁，女性比男性多见，缓慢发病，表现为甲状腺素分泌过多，基础代谢亢进，甲状腺肿大、突眼，有时出现皮疹。由于代谢亢进，需要皮肤散发过多的热量，皮肤血管扩张时，血流增加，皮温升高，面部、胸部皮肤潮红，还可出现掌红斑，由于汗液分泌过多，皮肤潮湿，尤以掌趾更为明显，可伴色素增加（图 34-6）。

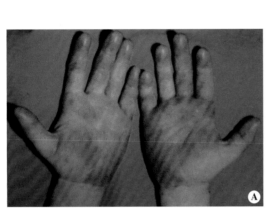
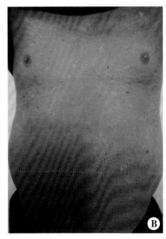

图 34-6　巴斯道综合征

34.7　贝 - 杜 - 克综合征（Bezex-Dupré-Christol syndrome）　本病于 1966 年由 Bazex 等首次报道，故也称 Bazex 综合征，又名副肿瘤性肢端角化症（paraneoplastic acrokeratosis）。本病属于常染色体显性遗传或 X 性染色体显性遗传疾病。本病有三大特征：①毛囊性皮肤萎缩，发病率最高，发于手足背、面部、肘膝伸侧，毛囊口部形成一致的圆形凹陷，呈漏斗状；②毛发稀少，85% 表现为毛发稀少，发生在局部或全身毛发稀少，伴发新生物。基底细胞癌发于青春期后，面部多见，还可伴发头面部少汗，瘢痕性痤疮等（图 34-7）。

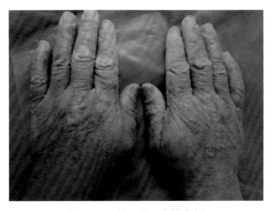

图 34-7　贝 - 杜 - 克综合征

34.8　伯纳德 - 索利综合征（Bernard-Soulier syndrome）　本病又名先天性血小板功能障碍性出血综合征，1948 年由 Bernard-Soulier 首次报道，多发于近亲结婚，本病属于常染色体隐性遗传病，婴儿期发病，临床表现为中至重度出血倾向，包括严重紫癜、鼻出血、牙龈出血、月经过多、手术或外伤后出血过多。出血倾向随年龄增长而减轻，实验室检查可见血液中有异常巨大的血小板，直径常大于 4mm 或达 7～8mm。外形类似淋巴细胞，血小板数目减少，出血时间明显延长（图 34-8）。

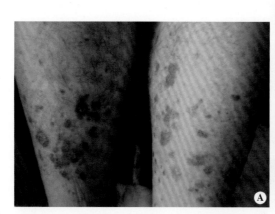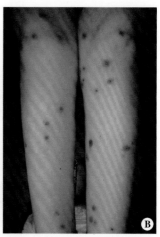

图 34-8　伯纳德 - 索利综合征

34.9　黄甲综合征（yellow nail syndrome）　黄甲、淋巴水肿和胸腔积液称为黄甲三联征。所有指（趾）甲均受侵犯，呈黄色、黄绿色或略带黑色，表面光滑，但也可见横嵴和横沟。甲板增厚，正常厚度为 1mm，病人可厚达 2.5mm，过度弯曲和甲分离，甲弧形和甲护皮消失，甲周组织常肿胀，甲生长迟缓，每周小于 0.2mm（正常人速度为每周 0.5～1.2mm）。甲板变黄是因为甲板增厚和黄色物质沉积所致。黄甲可分为两类：原发性黄甲和继发性黄甲，前者甲生长迟缓，后者正常（图 34-9）。

34.10　比格利是综合征（Bieglieri syndrome）　本病又名 C17- 羟化酶缺乏症，表现为皮质醇、雌激素和雄激素合成减少，仅见于女性，表现为疲乏，明显肌力减弱，头发部分脱落，体毛稀疏，面部皮肤多皱纹呈现早老，原发性闭经，幼稚性子宫，小卵巢，缺乏第二性征，四肢麻木、刺痛，儿童期高血压为主要症状之一。血钾低，皮质醇分泌率减低，即使是注射促肾上腺素质激素（ACTH）也不增高，雌酮和睾丸酮基本上检测不出，血浆 ACTH 显著增加。心电图显示低血钾征象，尿 17 羟皮质类固醇增加，孕三醇减少（图 34-10）。

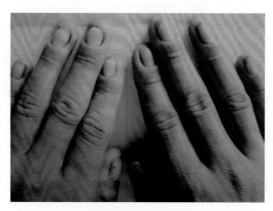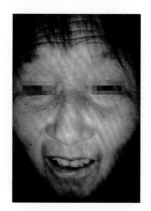

图 34-9　黄甲综合征　　　　　图 34-10　比格利是综合征

34.11　伯特 - 霍格 - 杜布综合征（Birt-Hogg-Dube syndrome，BHD）　表现为纤维毛囊瘤（FF），毛盘状瘤（TD）和软垂瘤三联症，属于常染色体显性遗传疾病，发病年龄为 20～40 岁，临床上表现为多发性、光滑、皮肤色或灰白色圆顶状丘疹。位于面、颈和躯干部上部，除外还有粉刺状丘疹和小囊肿，有的纤维毛囊瘤如毛盘状瘤会融合成同一斑块，数目 5～100 个甚至以上，软垂瘤呈多发性皮赘，位于眼睑、眼周、颈、腋和腹股沟，有的病人在口腔黏膜和牙龈上有小的、散在的软丘疹（图 34-11）。

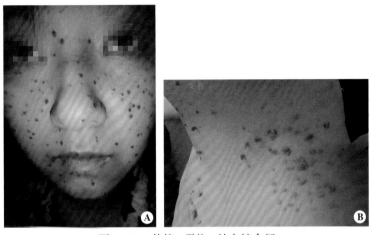

图 34-11　伯特 - 霍格 - 杜布综合征

34.12　布卢姆综合征（Bloom syndrome）　本病又名侏儒先天性毛细血管扩张性红斑、侏儒面部毛细血管扩张综合征。本病于婴儿期面部已出现毛细血管扩张性蝶形红斑，分布于面颊、鼻、眼睑、前额和耳郭，有时手背和前臂也可受累。常于日晒后、夏季加重，唇部可发生水疱、出血或结痂，对光敏感局限于面部、手和前臂等处，垂体性侏儒症为本病的另一个重要特征，体形娇弱瘦小，但成比例，还可伴发咖啡色斑、鱼鳞病、黑棘皮病、多毛症、长头及小鼻子（图 34-12）。

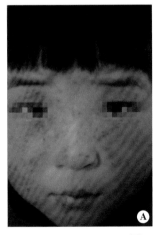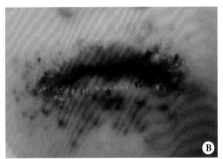

图 34-12　布卢姆综合征

34.13　肠旁路综合征（Bowel bypass syndrome）　本病属于小肠功能性缩短手术后发生的持久性腹泻、多发性关节炎和皮疹等综合征，俗称短肠综合征。约 20% 病人在手术后 1～30 个月发病，表现为反复出现感冒样症状如恶寒、发热、乏力，伴发肌痛、关节痛和皮疹，体温达 39～40℃。除多发性肌肉痛和关节痛外可发生急性关节炎和腱

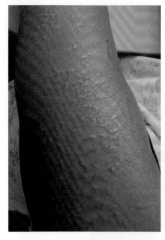

图 34-13　肠旁路综合征

鞘炎，皮疹为炎性红斑、丘疹、水疱或脓包，直径为 2 ~ 4mm，分批出现，散在分布于上肢近端或面、肩、胸、臂等处，2 ~ 4 天后消失，不再复发（图 34-13）。

34.14　类癌综合征（carcinoid syndrome）　本病属于嗜银细胞瘤（argentaffinoma），1952 年由 Bjorek 等首次报道。是一种类癌瘤及其转移灶活性分泌所引起的，以皮肤潮红、腹泻、腹痛、哮喘和心瓣膜病等为主要临床表现的少见病。由于小肠类癌发生肝脏转移后，因劳累、情绪激动、排便、灌肠、姿势改变，进食某些食物（如酒、冷饮、脂肪、干酪、茶等），以及手术过程或检查按摩压迫肿瘤时诱发，多见于年龄较大者，发病率无性别差异。出现阵发性皮肤潮红，表现为深红、青紫、苍白三色等症状（图 34-14）。

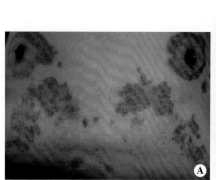
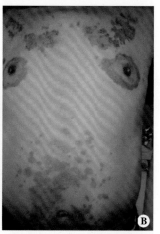

图 34-14　　类癌综合征

34.15　科布综合征（Cobb syndrome）　本病又名皮肤脑脊髓血管瘤，由 Cobb 首次报道，阐明本病的皮肤和脑脊液血管瘤间的联系。皮肤血管瘤的表现多种多样，如血管脂肪瘤、海绵状血管瘤、葡萄酒色血管瘤或血管角皮瘤等，出生时血管瘤常为斑状，随后又可发展为丘疹或结节样损害。各型血管瘤在躯干和四肢呈神经节段性分布为本病的重要特征。神经系统表现为脊髓内占位性病变，如肢体肌肉软弱、萎缩，感觉缺损、单瘫、截瘫等，由该处血管畸形压迫脊髓所致，症状逐渐加重（图 34-15）。

34.16　温纳综合征（Werner syndrome）　本病又名成人早老症（progeria of adult）。1904 年由 Werner 首先报道，故称 Werner 综合征，属于常染色体隐性遗传病，父母近亲结婚者其子女发病率高。幼年时生长发育正常，到 10 ~ 18 岁生长停止，因此身体矮小，头发开始发白，不久伴发进行性秃发，眉毛也可脱落，所有体毛发育不良，皮肤变化发生在 18 ~ 30 岁，四肢远端最严重，面、颈部次之，皮肤萎缩，常呈斑状或弥漫性色素沉着，毛细血管扩张，颜面和四肢皮下脂肪减少，肌肉萎缩，呈老人脸（图 34-16）。

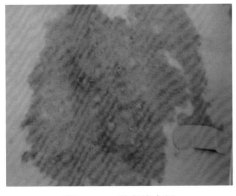

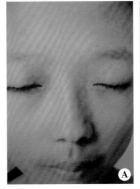

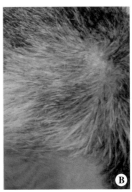

图 34-15 科布综合征　　　　　　　　　图 34-16 温纳综合征

34.17 克雷斯特综合征（Crest syndrome） 本病在第十四章"免疫结缔组织病"中已介绍。为钙盐沉积、雷诺现象、食管功能异常、指硬化、毛细血管扩张综合征。临床上有五大特征：①皮下有钙盐沉积斑块，常累及面部及手部；②肢端动脉痉挛现象，手指感觉异常，皮肤颜色苍白、发绀，指端末节溃疡；③食管功能障碍；④面及手指皮肤硬化，掌指可以发生挛缩；⑤毛细血管扩张好发于手、足、口唇及口腔黏膜，常常发生鼻出血，组织病理可见菲薄的上皮覆盖毛细血管扩张（图 34-17）。

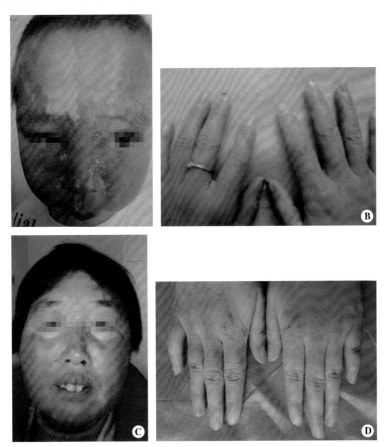

图 34-17 克雷斯特综合征

34.18 克罗恩综合征（Crohn syndrome） 本病又称节段性回肠炎（regional

ileitis），病因不明，男性较多见，好发于 15 ～ 25 岁，缓慢发病。症状反复出现，表现为腹痛、腹泻、发热、消瘦、食欲减退，恶心、呕吐和腹部斑块。末端回肠和结肠有非连续性纵行溃疡和非干酪性肉芽肿，有时可出现肛周脓肿和瘘管，皮肤上表现为结节性红斑、多形红斑、坏疽性脓皮病、皮肤血管炎、持久性隆起性红斑、获得性大疱性表皮松解症、暴发性痤疮和糜烂性皮肤肉芽肿及吸收不良导致的锌缺乏等症状（图 34-18）。

34.19　卡纳达 - 克朗凯特综合征（Canada-Cronkhite syndrome）　本病又名息肉 - 色素沉着 - 脱发 - 甲营养不良综合征（polyposispig-mentation-alopecia-onycholrophia syndrome）。临床症状为弥漫性色素沉着、脱发、甲营养不良、肠道息肉伴发的腹部症状。中年后发病，先出现厌食、恶心，腹痛、腹泻等腹部症状，继而出现皮肤、指甲症状。皮肤表现为弥漫性色素沉着，头面、颈、手掌、手指屈面明显，一般不累及黏膜，发生斑秃，发展到全秃，伴有明显的甲病变如甲营养不良等（图 37-19）。

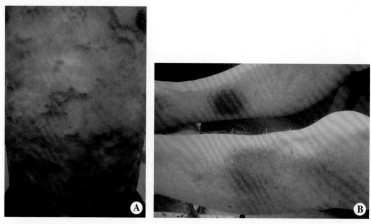

图 34-18　克罗恩综合征

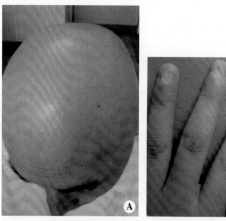

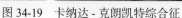

图 34-19　卡纳达 - 克朗凯特综合征

34.20　库欣综合征（Cushing syndrome）　本病表现为肾上腺皮质功能亢进，分内源性和外源性两大类，内源性为肾上腺皮质增生或腺瘤等，外源性为长期、大量皮质激素治疗，导致糖皮质激素过多所致，多见于 20 ～ 40 岁的女性，主要症状有：①满月脸，水牛背，躯干肥胖，四肢纤细；②皮肤菲薄，血管明显；③血管脆性增加；④腹部、股部紫纹；⑤面部多毛；⑥ Addison 样色素沉着；⑦痤疮样疹；⑧糖尿病；⑨高血压；⑩骨质疏松；⑪内分泌异常，女性闭经，男性阳痿；⑫精神异常、失眠（图 34-20）。

34.21 嗜酸性粒细胞增多综合征（hypereosinophilic syndrome） 本病是一种罕见的综合征，病因不明。表现为外周血和骨髓中嗜酸性粒细胞长期持续增多，伴组织和脏器中嗜酸性粒细胞浸润和功能障碍。多见于青壮年，男性比女性多见（男女比例为 7∶1）。一般症状有发热、乏力、体重减轻、水肿、胃纳减退，关节疼痛、肿胀、肌痛、触痛和肌无力，一般病人均伴有皮疹，表现为浮肿型红斑、小疱或大疱弥漫性浸润性红斑、丘疹、水疱、大疱、结节、瘀点、色素沉着、溃疡或球状红斑、多形红斑等（图 34-21）。

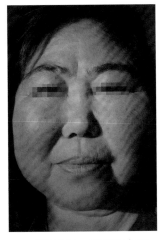 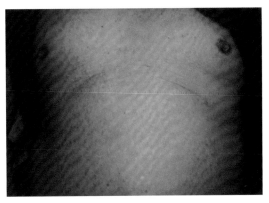

图 34-20 库欣综合征　　　　图 34-21 嗜酸性粒细胞增多综合征

34.22 坏死松解游走性红斑（necrolytic migratory erythema） 本病于 1942 年由 Becker 首次报道。1971 年由 Wilkinson 命名为坏死松解游走性红斑，其发病原因是胰腺 A 细胞肿瘤分泌大量胰高血糖素所引起，以泛发性、游走性环状或回旋状边缘的暗红色斑或条丝状皱裂为特征。肿瘤大部分位于胰尾，其次为胰体，电镜检查可见肿瘤细胞的分泌颗粒致密、均匀、无晕、大小一致，属 A 细胞的特征。皮损可为良性或恶性，发生在黏膜部位多数为恶性，62% 转移到肝脏或脊柱（图 34-22）。

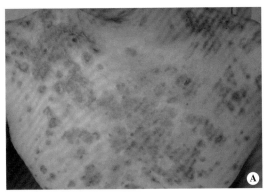 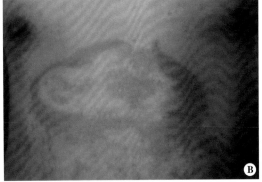

图 34-22 坏死松解游走性红斑

34.23 骨肥大静脉曲张性痣（osteohypertrophic varicose nevus） 本病又名

Klippel-Trenauray 综合征，本病最早出现且最为常见的表现为局限于单侧肢体皮肤的鲜红斑痣。鲜红斑痣常突然止于中线，表现为清晰的线状边缘，但也可以呈现斑片状并延伸至臀部或躯干，患肢常较健肢粗且长，呈现跛行，步态异常，对双侧肢体进行常规的 X 线检查，可见患侧静脉曲张明显，因患侧肢体肿大，肢体增粗且沉，活动不方便。患肢因供血过多又粗又长，而健肢显得又细又短，走路不稳（图 34-23）。

34.24　Sjögren 综合征（Sjögren syndrome）　本病又名干燥综合征（详见第十四章），临床上有干燥性结角膜炎、口腔干燥、类风湿性关节炎和其他结缔组疾病，眼干可发生，发病年龄多在 50 岁以上，且 90% 以上为女性。它是一种慢性自身免疫疾病，特征为外分泌腺尤其是唾液腺、泪腺淋巴细胞浸润，大约 1/3 的病人有外分泌腺以外的症状如血管炎。口腔干燥可造成说话或进食困难，增加龋齿的发病率，发生鹅口疮等（图 34-24）。

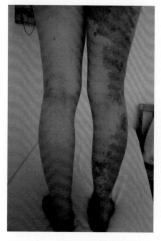 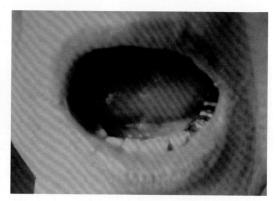

图 34-23　骨肥大静脉曲张性痣　　　　图 34-24　Sjögren 综合征

34.25　抗磷脂抗体综合征（antiphospholipid antibody syndrome）　本病又称为 Sneddon 综合征，是作用于磷脂的抗体（IgM 或 IgG）所导致的疾病，多见于中青年女性，也可见于儿童和老年人。好发于躯干部或小腿，皮损为大片瘀斑、紫癜、网状青斑、白色萎缩，以及坏疽和坏死，皮损为青紫色，皮肤发凉，由于有抗凝活性的循环磷脂抗体出现，导致小血管的血栓形成，表现为网状青斑样损害。此处的网状青斑是由小动脉或小静脉的血栓形成所致。本病常可伴发系统性红斑狼疮、缺血性脑卒中（图 34-25）。

34.26　豹斑综合征（LEDPARD syndrome）　本病又名多发性雀斑样痣综合征（multiple lentigines syndrome），表现为多发性雀斑样痣，心电图传导异常，眼距过宽，肺门狭窄，生殖器异常，生长迟缓，神经性耳聋等。雀斑样痣为小的、深棕色、多边形和不规则形斑点，直径为 2～5mm，个别损害可达 1～1.5cm。黑素瘤在本病患者中有报道，因之不典型的皮损应做出早期诊断、早期治疗。除了有轻度智力障碍外，还有语言困难，很多病例为散发，有的报道为显性遗传（图 34-26）。

34.27　毛囊闭锁三联征（follicular occlusion triad，FOT）　本病是在同一病人身上出现由同一发病机制所引起三个疾病：聚合性痤疮、化脓性汗腺炎及脓肿性穿掘性头部毛囊周围炎（perifolliculitis capitis abscedens et suffodiens，PCAS），主要发生于中青年男性，血清中雄激素水平偏高，皮肤油脂分泌极多，皮肤粗糙、油腻，多毛囊漏斗部角质细胞粘连增加，发生毛囊闭锁，进而形成结节、囊肿、瘘管、溢脓，最后形成瘢痕，在头皮、躯干、大皱褶处皮肤上呈现蜂窝织炎，脓肿互相贯通，挤之溢脓（图34-27）。

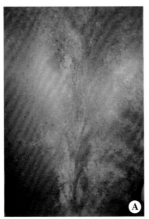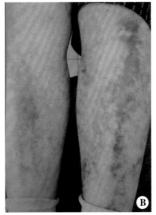

图 34-25　抗磷脂抗体综合征

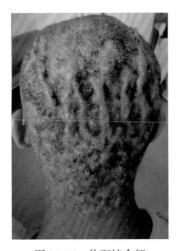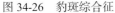

图 34-26　豹斑综合征

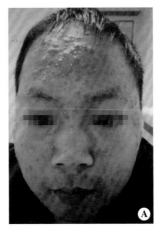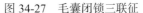

图 34-27　毛囊闭锁三联征

34.28　基底细胞痣综合征（basal cell nevus syndrome）　　本病于 1931 年首先被识别出具有皮肤肿瘤的痣样特征，是一种遗传性的、与基底细胞癌难以区别的皮肤多发性肿瘤，伴有特征性掌跖皮损及其他组织如骨的缺损。临床表现多种多样，皮肤肿瘤可于出生后或婴儿期发病，发病率无性别差异。损害为光滑圆形丘疹，呈暗红色或色素性，直径 1～15mm，可见毛细血管扩张和粟丘疹样小体。好发于眼睑、鼻、颊、前额，也常见于颈、躯干和腋部，数目从几个到数百个不等（图 34-28）。

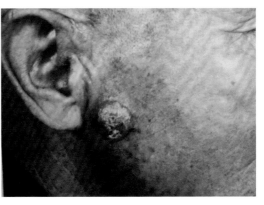

图 34-28　基底细胞痣综合征

34.29 贝克尔综合征（Becker syndrome） 本病又名色素性毛表皮痣综合征，表现为色素增加，多毛性斑片，发生于躯干上部或上肢近端，常在青春发育时期出现，几乎均发于男性。表现为肩、背或胸部等出现不规则的色素斑片，融合成直径为20cm的地图状斑片，1～2年后在色素区及其周围生长出黑色丛集毛发，其发病机制可能与皮损内的雄激素受体表达增加有关（图34-29）。

34.30 黑发白化病耳聋综合征（black looks-albinism deafness syndrome） 本病不是真正的白化病，在有色素的毛发和皮肤中黑色素正常，黑素体也正常，表现为头部呈现斑片状白发，并有成缕的黑发，皮肤上可有褐色斑疹，虹膜呈灰色到蓝色，可伴有耳聋、眼球震颤、畏光、视力障碍等（图34-30）。

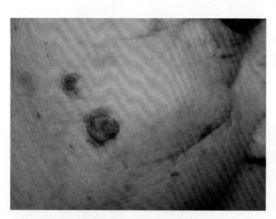 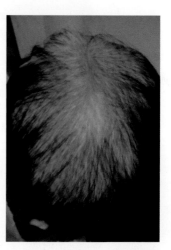

图 34-29　贝克尔综合征　　　　图 34-30　黑发白化病耳聋综合征

34.31 布卢姆综合征（Bloom syndrome） 本病又名侏儒先天性毛细血管扩张性红斑，常在婴儿期发病，面部皮肤出现毛细血管扩张性蝶形红斑，分布于面颊、鼻部，并可波及眼睑、前额和耳部，有时手背和前臂也可受累，常于日晒后和夏季加重，口唇可发生水疱、出血和结痂。对光敏感限于面部、手和前臂等处。垂体性侏儒为产后另一重要的特征，体形娇弱瘦小，但成比例，此外还可伴有咖啡色斑、鱼鳞病、黑棘皮病、多毛症、长头、小鼻、大耳、颧骨发育不良等（图34-31）。

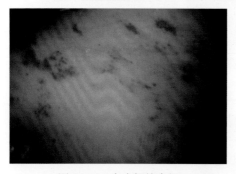

图 34-31　布卢姆综合征

34.32 念珠菌病内分泌病综合征（candidiasis endocrinopathy syndrome） 本病又名家族性内分泌病-念珠菌病综合征，属于常染色体隐性遗传病，是一种免疫调节缺陷并发慢性皮肤黏膜念珠菌病的自身免疫性疾病。出生后1年内发病，与甲状腺功能低下、肾上腺功能低下、慢性淋巴细胞性甲状腺炎、糖尿病、卵巢功能减退及促肾上腺皮质激素缺乏中的某一种疾病同发，还可伴有恶性贫血、白斑、秃发症、重症肌无力、活动性慢性肝炎、肺纤维化、牙釉质发育不良、角膜结膜炎（图34-32）。

34.33　心-面-皮肤综合征（cardio-facio-cutaneous syndrome）　本病简称为CFC综合征，1973年由Navaratnam和Hodgson首次报道，与Noonan综合征相似，但遗传方式不同。主要表现有身材矮小，特殊面容，圆脸大头，上睑下垂，两眼距离过大，牙齿发育异常，鼻梁宽，耳朵朝后卷；皮肤表现为毛发短，稀而卷曲，睫毛和眉毛稀少或缺如，甲营养不良，匙状甲，耳软，膝及躯干散在部位有过度角化的斑片，毛周角化，掌跖角化，咖啡牛奶斑，湿疹和淋巴水肿，心、肺畸形，智力发育迟缓（图34-33）。

34.34　肢端紫绀综合征（cassirer syndrome）　本病病因不明，常有家族史，主要影响因素为寒冷、情绪激动和潮湿。外周细动脉对寒冷反应过度而痉挛，而毛细血管，特别在乳头下静脉丛无张力而扩张，多见于女性，常在青春发育期发病，表现为四肢末端，特别是双手皮肤受寒冷刺激后呈紫红或青紫色，压之可退色，由于局部皮温偏低，又伴有掌跖多汗，触之有湿冷感，温暖后局部逐渐变为红色，常见于耳、鼻、唇部，颊处也可发生，有些伴肢端麻木（图34-34）。

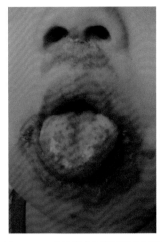

图34-32　念珠菌病内分泌病综合征

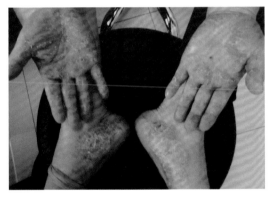

图34-33　心-面-皮肤综合征

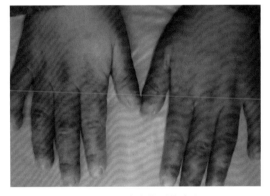

图34-34　肢端紫绀综合征

34.35　回状颅皮综合征（cutis ventices gyrata syndrome）　本病又名类肢端肥大症（acromegaloid）、角膜白斑综合征（corneal leukoma syndrome）。主要特征为回状颅皮，婴儿期开始发病。表现有回状颅皮、颅骨增生、下颌突出、掌纹出现纵行裂口，颜部眶弓的外半侧过分突出，眼初起为角膜表层出现灰白色浸润，之后出现肥厚的角膜白斑，导致视力下降，肢端肥大自幼发病（图34-35）。

34.36　齿-眼-皮肤综合征（dental ocular cutaneous syndrome）　本病病因不明，可能与遗传有关，牙齿呈单一圆锥形根而无牙冠，上睑内翻，青年型青光眼，毛发稀少，指间关节处皮肤色素过度沉着，并指畸形，弯指，指甲有水平嵴状突起，听力减低或丧失，偶有上唇增厚而失去弓形外观，人中变宽（图34-36）。

34.37　药物诱发狼疮样综合征（drug induced lupoid syndrome）　本病又名药物性狼疮样综合征、肼苯哒嗪狼疮综合征。长期应用普鲁卡因胺、肼屈嗪、避孕药、苯妥英钠、三甲双酮、青霉胺等可引发狼疮样综合征。临床上类似于系统性红斑狼疮，病程较短，症状轻，患者发病年龄偏大，无肾损害症状，神经系统很少累及，可有 Raynaud 征、荨麻疹、血管神经性水肿、多形红斑、麻疹样疹紫癜、结节性血管炎、甲下出血、甲周血栓形成导致手指坏疽，可有关节症状、胸痛等（图 34-37）。

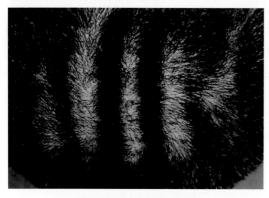

图 34-35　回状颅皮综合征

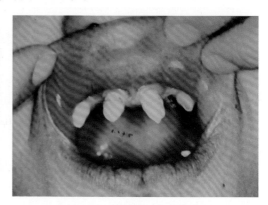

图 34-36　齿 - 眼 - 皮肤综合征

34.38　表皮痣综合征（epidermal nevus syndrome）　本病又称 Feuerstein-Mims 综合征，皮肤表现常出生即有，表皮痣、皮疹为密集淡褐色至黑褐色丘疹，表皮呈乳头瘤样，角质增厚，常多发，单侧或双侧分布，可伴有血管畸形、淡色痣、皮脂腺痣、咖啡牛奶斑、鱼鳞病、鱼鳞病样红皮病、先天性良性黑棘皮病，可伴发先天性畸形如骨骼畸形，中枢神经系统疾病，眼、齿异常，以及心脏、肾脏、内分泌异常，偶有癌变（如鳞癌或基底细胞癌）和骨骼畸形（图 34-38）。

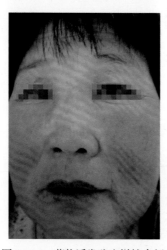

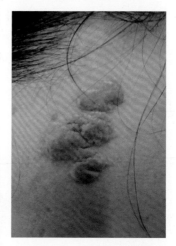

图 34-37　药物诱发狼疮样综合征　　图 34-38　表皮痣综合征

34.39　哈钦森综合征（Hutchinson syndrome）　本病为梅毒牙、耳聋、间质性角膜炎三联征（teeth-deafness-interstitial keratitis trial）：①Huteninson 齿，恒齿呈浅灰色，间隙宽，上门齿变成楔形，上宽下窄，侧面呈弓形弯曲，前后增厚，切缘中央凹陷，下门齿呈钉形，中央有切迹，下颌第一前磨牙发育不良，呈桑葚状；②神经性耳聋，一般在发育期发生，但也可早发，眼部病变，以间质性角膜炎为最常见，大多在 8～15 岁时发生，还可发生虹膜炎、脉络炎或发生视神经萎缩（图 34-39）。

34.40　多发性神经纤维瘤综合征（multiple neurofibromatosis syndrome）　本病又

名神经纤维瘤病（neurofibromatosis），是一种多发神经纤维瘤和色素斑的神经外胚层异常性疾病。皮肤表现为：①皮肤色素斑，大多为咖啡色称为牛奶咖啡色斑；②多发性皮肤结节，较色素斑迟发，好发于躯干，数目众多，表面平坦，呈皮肤色或粉红色，触之柔软如疝样；③骨骼损害，蝶骨发育不良，长骨皮质变薄；④口腔损害，口腔皮损发于上腭、颊黏膜处；⑤内分泌障碍，早熟，肢端肥大等（图34-40）。

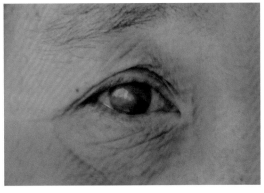

图34-39　哈钦森综合征

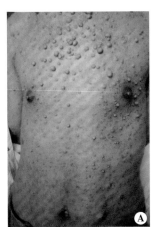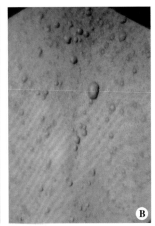

图34-40　多发性神经纤维瘤综合征

34.41　神经-皮肤综合征（neurocutaneous syndrome）

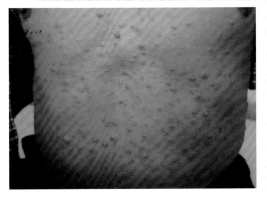

图34-41　神经-皮肤综合征

本病表现为广泛全身症状，累及神经、皮肤、眼和内脏。属于先天性常染色体显性遗传病。包括30种疾病：神经纤维瘤病、结节性硬化、Sturge-Weber综合征、色素失禁症、Louis-Bar综合征、Von-Hipple-Lindan综合征、Rendu-Osler-Weber综合征、皮肤脊柱血管瘤、Sjögren-Larsson综合征、掌跖角化病、Refsum综合征、白化病、神经皮肤黑变病、线状色素痣伴智力低下和癫痫、Melkerson综合征、Albright综合征、弥漫性血管瘤病等（图34-41）。

34.42　Peutz-Jeghers综合征（Peutz-Jeghers syndrome）

本病即色素沉着肠息肉综合征（详见第二十五章），一般出生时即发病，也有成人后发病的，主要分布于面、口腔黏膜及周围皮肤，也可发于指趾末端、掌跖和手足背处。损害为褐黑色斑点、针尖、绿豆粒大小，呈圆形、卵圆形或不规则形，群集但不融合，与周围正常皮肤分界鲜明，数目多少不一，黏膜上的色素斑与皮肤上的相同，有时仅侵犯黏膜，不侵犯皮肤（图34-42）。

34.43　史蒂文斯-约翰逊综合征（Stevens-Johnson syndrome）

本病发病与病毒感染、

变态反应有关,有的在单纯疱疹后5～10天发病,有的与服药有关,常见的有磺胺、青霉素、酚磺肽、镇静剂等。男性较多见,40岁前发病,起病较急,患者可有高热、寒战、头痛、关节痛、肌痛等全身症状。皮损为多形红斑、大疱和出血性瘀斑,黏膜损害有化脓性结膜炎、角膜炎、眼色素层炎,甚至金眼球炎,严重的临床过程为10天,病变痊愈需15～30天,常容易复发,有时可累及全身皮肤或内脏(图34-43)。

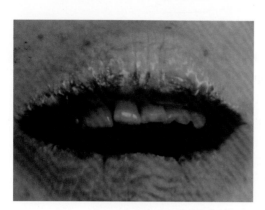 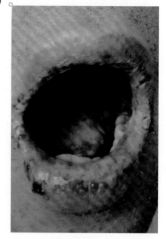

图 34-42　Peutz-Jeghers 综合征　　　图 34-43　史蒂文斯 - 约翰逊综合征

34.44　斯德奇 - 韦伯综合征(Sturge-Weber syndrome)　本病是一种颜面、眼、颅内血管病所引起的癫痫、对侧偏瘫、智力发育障碍等综合征,皮肤血管痣或瘤,发于婴幼儿者会发生惊厥,也可发生发作性痉挛性偏瘫、精神障碍,有眼症状、颅内钙化,甚至先天性异常。主要在三叉神经分布区呈现鲜红斑痣,可单侧发生,偶尔发生于双侧,甚或发生于躯干或四肢,也可侵犯唇、软腭、口腔、鼻、齿龈、咽部、小肠等(图34-44)。

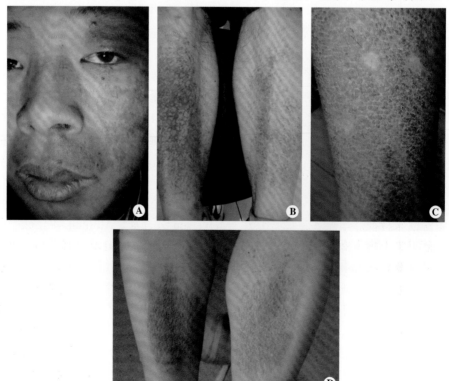

图 34-44　斯德奇 - 韦伯综合征

第三十五章　性传播疾病
（sexually transmitted disease，STD）

35.1　获得性免疫缺陷综合征（acquired immunodeficiency syndrome，AIDS）　本病又称艾滋病，由人类艾滋病病毒（human immunodeficiency virus，HIV）通过不洁性交、血液制品和母子胎盘传播而引发，其发病的潜伏期可长达 10 年，主要表现为免疫功能低下、白细胞减少，HIV 攻击 CD4 细胞并使之减少，患者因此出现消瘦、发热、疲乏、全身浅表淋巴结肿大，舌出现毛状黏膜白斑，易发生各种各样的传染性疾病、机会性感染，可发生卡波西肉瘤。本病的实验室检查有 CD4 < 200/mm³、CD4/CD8 < 1，HIV 抗体检测阳性。本病可采用 3 种抗反转录病毒药联合治疗，此种治疗只能在国家艾滋病医疗机构中进行（图 35-1）。

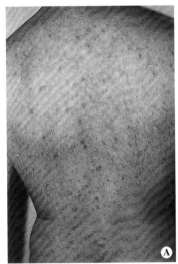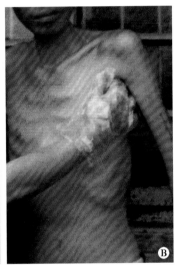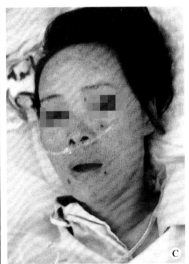

图 35-1　获得性免疫缺陷综合征

35.2　硬下疳（chancre）　梅毒（syphilis）是最传统的性传播疾病，硬下疳是一期梅毒标志性临床特征。本病多见于青壮年，发病率无性别差异。人在有不洁性行为的情况下很容易感染上梅毒螺旋体，经过 3 周潜伏期，在外生殖器上发生硬下疳，即无痛性溃疡。溃疡呈糜烂面，有浆液渗出，无疼痛，触之如软骨样硬。溃疡的渗液中含有大量梅毒螺旋体，近卫淋巴结可肿大，在溃疡的分泌物中可以找到梅毒螺旋体，梅毒血清反应亦呈强阳性。本病治疗用苄星青霉素 G（长效西林）240 万 U 分两侧于臀部肌内注射，每周 1 次，共 2 ~ 3 次（图 35-2）。

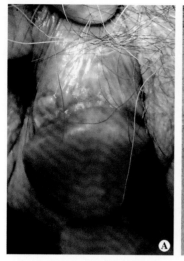
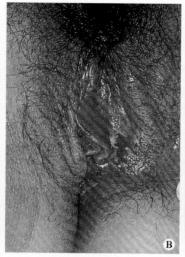
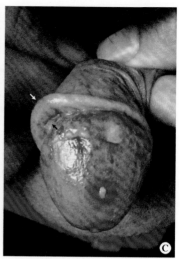

图 35-2　硬下疳

35.3　二期梅毒疹（secondary syphilis）　硬下疳发生后未进行治疗，梅毒螺旋体进入血液，传播至全身，进入二期梅毒，皮肤、黏膜可发疹。二期梅毒疹在一期梅毒后 6 ～ 12 周出现，有的病人出现更早一些。全身皮肤发生各种各样的充血性皮疹，数目众多，手掌、足跖也有充血性皮疹，皮损无自觉症状，于患者外生殖器上可以找到硬下疳的痕迹。查患者的梅毒血清学反应呈强阳性。治疗同硬下疳，至今梅毒螺旋体对青霉素尚未发生耐药性（图 35-3）。

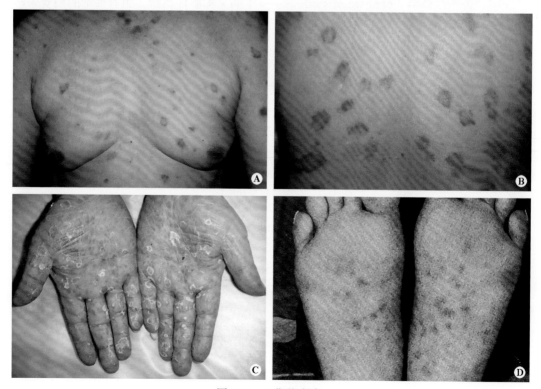

图 35-3　二期梅毒疹

35.4 扁平湿疣（condyloma latum） 扁平湿疣是发生在皮肤黏膜交界处的特殊类型的二期梅毒，好发于局部温暖、潮湿、易摩擦的部位，如外阴、肛门等处。皮损表现为集簇性扁平丘疹，能融合成斑块状，无蒂、扁平呈匍行性扩展，表面因浸渍发白而糜烂，有少许分泌物，在分泌物中有大量梅毒螺旋体，有极大的传染性。患者的梅毒血清学反应呈强阳性，在分泌物中可找到梅毒螺旋体即可确诊。临床上本病应与尖锐湿疣相鉴别。本病的治疗同硬下疳（图 35-4）。

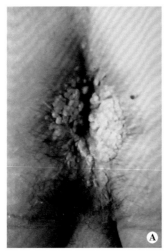
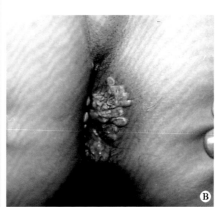

图 35-4 扁平湿疣

35.5 先天性梅毒（congenital syphilis） 本病又称胎传梅毒，患有梅毒的妇女未经彻底治疗或没有接受过驱梅治疗，妊娠后母体的梅毒螺旋体通过脐带传播给胎儿，胎儿在发育过程中受到梅毒螺旋体的伤害和破坏，分娩后产出梅毒婴儿。患婴发育差，外貌似小老头，哭声嘶哑。因梅毒性鼻组织破坏，可发生马鞍鼻，可以发生呼吸、哺乳困难。患儿全身皮肤、黏膜有充血性红斑、丘疹、脓疱和大疱，掌跖也有梅毒疹及大疱。查母亲脐带血和婴儿血梅毒血清学反应呈强阳性。本病的治疗为给予产妇肌内注射苄星青霉素 G 240 万 U 每周 1 次，共 2～3 次，给予婴儿肌内注射苄星青霉素 5U/kg，每周 1 次，共 2 次（图 35-5）。

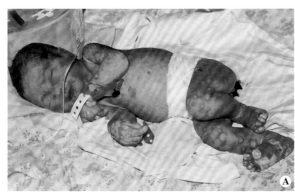
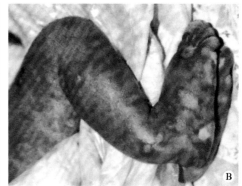

图 35-5 先天性梅毒

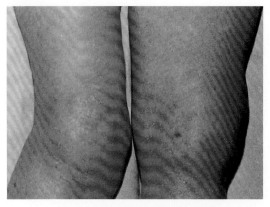

图 35-6　脊髓痨的 Charcot 关节

35.6　脊髓痨（tabes dorsalis）　脊髓痨是晚期梅毒侵犯神经系统，主要因侵犯后神经根而发生的临床症状。患者表现为肌肉松弛，缺乏张力，关节及皮肤感觉消失，关节共济运动失调，膝关节发生肿胀性关节炎、关节腔内积液，因神经受累、关节扭曲，致患者走路不稳；膝或踝关节肿胀、变形，活动幅度大，但无疼痛，此表现称为 Charcot 关节，是晚期神经梅毒中常见的症状。查患者梅毒血清学反应可为阳性，但滴度较低，脑脊液检查为梅毒性改变（图 35-6）。

35.7　鞍鼻（saddle nose）　鞍鼻是三期梅毒的一个重要症状，因患者感染梅毒后没有接受驱梅治疗或者未接受正规、足量的驱梅治疗，进入梅毒第三期而发病。从一期下疳到发生鞍鼻大概需 10～15 年，发病率无性别差异。梅毒树胶肿发生在鼻腔内，使鼻腔的骨骼、软组织发生坏死，流出树胶样分泌物，致鼻中部凹陷，鼻外观形呈"马鞍状"，这种情况也可见于先天性梅毒儿。查患者梅毒血清学反应阳性率降低，在 50% 左右。对本病患者应按晚期梅毒治疗，肌内注射普鲁卡因青霉素 G 80 万 U，每日 1 次，共 10～15 次，总量达 800 万～1200 万 U（图 35-7）。

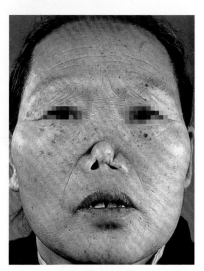

图 35-7　鞍鼻

35.8　淋病（gonorrhea）　本病是因不洁性交感染了淋病双球菌而发生的急性尿道系统炎症，在性传播疾病中发病率较高，现在淋病双球菌对抗生素已发生耐药性。本病多见于青壮年，也可见于老年人，发病率无性别差异。不洁性交后经过 3～4 天潜伏期发生急性淋菌性尿道炎，患者可以有发热、全身不适、尿频、尿急、排尿困难、尿道有黄色混浊黏稠的脓液，故尿道刺激症状严重，患者随时需要排尿，但排尿时非常疼痛，晚间因脓液刺激可发生疼痛性勃起，在内裤上浸有大片脓迹，患者还可以有头痛、关节痛等症状及双侧腹股沟淋巴结肿大。对患者的尿道分泌物做细菌涂片检查可见革兰阴性双球菌，细菌培养为淋病双球菌。治疗本病应用头孢曲松 250mg，1 次肌内注射；或头孢噻肟 1g，1 次肌内注射；也可用环丙沙星 500mg，1 次口服（图 35-8）。

35.9　非淋菌性尿道炎（nongonococcal urethritis，NGU）　本病发病率很高，流行范围也广，占性传播疾病的第 2～3 位，其病原菌为沙眼衣原体、生殖支原体或其他细菌。患者于不洁性交后 1～3 周发生尿痛、尿急、尿道溢脓，男性临床症状明显，而女性临床症状较轻。男性可发生泌尿生殖器系统并发症，如前列腺炎、附睾炎、精囊精索炎等，女性也可发生盆腔炎、前庭大腺炎、直肠炎等。实验室检查：用直接免疫荧光法查患者标本衣原体阳性率可达到 80%～90%。本病只要排除淋病即可确诊。治疗本病可予阿奇霉素 1g，口服 1 次，或口服多西环素 100mg，每日 2 次，服药 1 周（图 35-9）。

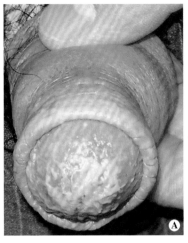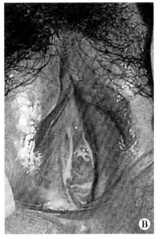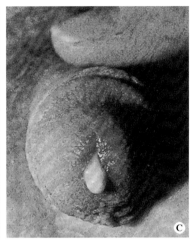

图 35-8　淋病

35.10　生殖器疱疹（genital herpes）　本病是因不洁性交感染了Ⅱ型单纯疱疹病毒（HSV-Ⅱ）而发生的，女性生殖器疱疹的临床症状较轻，可成为带菌者。男性于不洁性交后感染 HSV-Ⅱ，经 6 天左右潜伏期后开始发病，在龟头、阴茎、尿道内发生集簇性小水疱，疱液清晰、疱底部有炎性潮红，患者有自觉疼痛，容易复发。女性在外阴、阴道、子宫及附属器或肛门均可以发生疱疹。本病极易复发，长年后有发生生殖器癌的危险。治疗本病可予患者口服伐昔洛韦 200mg，每日 2 次，或泛昔洛韦 250mg，每日 2 次，连服 7～10天。生殖器疱疹容易复发，不能根治，有的病人需要连服 1 年才能达到根治（图 35-10）。

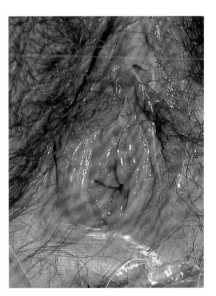

图 35-9　非淋菌性尿道炎

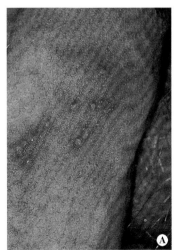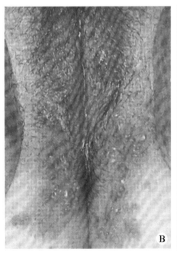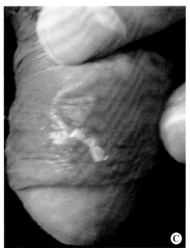

图 35-10　生殖器疱疹

35.11　尖锐湿疣（condy oma acuminatum）　本病是通过不洁性行为感染了 HPV6、11、16、18 病毒所致，经过平均 3 个月的潜伏期，在外生殖器部位发病。病变可以发生在阴茎、女阴和肛门 3 个部位，皮损均为乳头状瘤，因为患处潮湿、温度高，皮损可以呈棘刺状、鸡冠状、乳头瘤状或菜花状。病毒在生殖器正常组织中存活，形成亚临床尖锐湿疣，临床尖锐湿疣治疗后得到清除，但没有治疗的亚临床尖锐湿疣又发展成临床尖锐湿疣，因此尖锐湿疣很容易复发。本病用足叶草脂类衍化物治疗有效，近来外用 5% 咪喹莫特霜效果更好一些，也可采用激光或光动力疗法（图 35-11）。

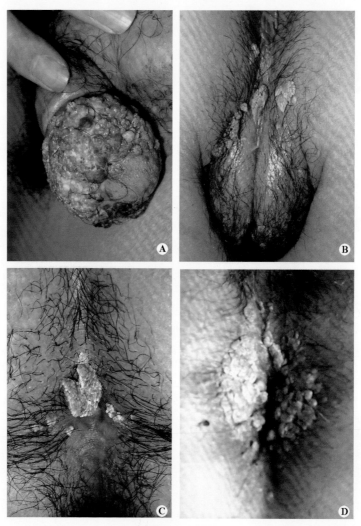

图 35-11　尖锐湿疣